コメディカルのための ピラティスアプローチ

中村 尚人 編著

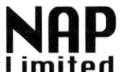

注意：すべての学問と同様，医学も絶え間なく進歩しています。研究や臨床的経験によって我々の知識が広がるにしたがい，方法などについて修正が必要となる場合もあります。このことは，本書で扱われているテーマについても同様です。

　本書では，発刊された時点での知識水準に対応するよう，著者や出版社はできるかぎり注意をはらいました。しかし，過誤および医学上の変更の可能性を考え，著者，出版社，および本書の出版にかかわったすべてのものが，本書の情報がすべての面で正確，あるいは完全であることを保証できませんし，本書の情報を使用したいかなる結果，過誤および遺漏の責任についても負うことができません。本書を利用する方は，注意深く読み，場合によっては専門家の指導によって，ここで書かれていることがらが逸脱していないかどうか注意してください。本書を読まれた方が何か不確かさや誤りに気づかれた場合，ぜひ出版社に連絡をくださるようお願い申し上げます。

序　文

　ピラティスが確立されてから約100年，考案者Pilatesの没後約50年，日本にピラティスが入って来てほぼ20年が経過する。日本でも各種団体ができ，フィットネスやパーソナルトレーニングへの利用の他に，ピラティスを医療と融合する流れも普通になって来た。

　ピラティスは，世界を健康にする方法として，Joseph Pilatesが考案した健康法である。彼がつくった代表的なイクイップメント（器具）に，「Universal Reformer」というものがある。「世界をリフォームする」というこのネーミングに，彼の志を読み取ることができる。まだリハビリテーションという概念もしっかりとは確立されていない時代に，独自のコンセプトである「コントロロジー」によって，健康を向上させ病気から身を守る予防医学を，本気で実現しようとしていたのだ。そして，ヨガやボクシング，体操など様々な身体運動を実践した彼だからこそ気づくことができた「ヒトの身体の原理原則」が，半世紀を経た現代に見直され，様々な研究や実践を通していま実証されはじめている。

　私は，理学療法士としてちょうど10年経った時に，ピラティスに出会った。出会った時にはピラティス独特の身体技法に躊躇したものの，徐々にそのいわんとしていることを理解するにつれ，これはすぐに理学療法に応用できる，いやまさにこれがこれからの理学療法だ，と直感した。全身性で連鎖のとれた効率的な動き，体幹を安定させた状態での四肢の分離運動，呼吸への意識と柔軟な胸郭，どれをみても運動学的，解剖学的に理にかなっているものばかりであった。医学的にみれば荒削りなエクササイズも多々あったことは否めないが，このピラティスという分野に，医療の分野では想像することも感じることもできない「予防」という壮大な使命がみえてきたのである。「そうか，この原則に則っていればケガはしないし，健康でいられるのだ。病気にならなくてもよい道があるのだ！」と。

　我々医療の専門家は当然のこととして，疾患を通して対象者を患者としてみていくように教育を受ける。つまり，そこにはすでに疾患という固定化されたパッケージが存在し，そのパッケージを通して対応していく。これは効率的であり，保険制度のある医療の現場では有益な方法である。しかし，これは対象者の疾患を治療するものであって，対象者本人の心身の健康をつくり出すものではない。

　Pilatesの言葉に，「多くの人々の健康を可能にするのは医療ではなく，健康のための基本原則と簡単な訓練である」というものがある。ここでいう「健康」とは，病気を治すということではなく，WHOの定義にあるように，肉体的にとどまらず精神的にも社会的にもすべてが満たされた状態といえる。Pilatesは「Body-Mind-Spirit」の包括的な視点で健康を考えている。当時，この思想は革新的であった。というよりも，時代的には時期尚早，気づきが早すぎたのかもしれない。

序　文

　　現代は，対症療法という側面が強い西洋医学の限界が明らかになるとともに，身体だけでなく心も含めた心身の健康に興味が移行し，医療業界よりもどちらかというと民間のほうから，より全人的な健康が希求されている。ようやく世界のほうがPilatesの考えに追いついてきたようである。世界各国でヨガやピラティスなどの身体技法が注目され，ヘルスプロモーションの分野にも積極的に取り入れられてきている。病院など多くの施設でも，予防の啓蒙に，また時には治療法として提供されている。特にピラティスに関しては，リハビリテーション科のある病院において，あるいは理学療法士の所有するクリニックにおいて，理学療法士自身によって提供されていることが多い。

　　日本では，ヨガと同じように，セレブリティが行うエクササイズとしてフィットネス（健康増進）の分野でいち早く取り入れられた経緯から，フィットネスとしてのイメージが強い。しかし，フィットネスであろうと医療であろうと，ヒトの動きの原則は同じであり，ピラティスの原理はそこに則っているので，医療にも共通する重要な視点であるといえる。

　　さらにいえば，半世紀以上前につくられたピラティスは，現代医学・科学の視点から再考され，より洗練された矛盾のないエクササイズへの変換が必要な部分もある。

　　本書は，著者のピラティス指導者としての経験と，理学療法士としての経験および知識を融合し，できるだけ医学的にも根拠のあるように，主にセラピストを対象読者として，臨床の現場で役立つピラティスの専門書として記した。医療分野のみならず，フィットネス分野の専門家の方にも参考にしていただくために，可能な限り平易に記述したが，専門用語に関してはそのまま記載している。医療職以外の方には若干読みづらく感じることもあるかもしれないが，インターネットや他の専門書を併用して理解していただきたい。また，近くの理学療法士などの専門家と連絡をとり，なんらかの形で相互に連携していただき，本書の内容を検証していただきたい。本書のような提言，提案は，実践に落とし込んではじめて有益になるのである。そういう意味では，本書はただのピラティスの紹介書ではなく，ピラティスの臨床実践書である。

　　私は研究者ではないため，本書には運動学，解剖学などの学問的知識以外に，臨床家として私個人が実践してきたものの見方，考え方の中から導き出された経験則も数多く存在する。エビデンスの必要性が常識になっている昨今，読者の皆様にはこの旨を敢えてご了承いただきたい。同時に，ピラティスという健康法の実践を通しての実体験こそ，実感をもった知識であり，クライアントや患者に説明できる実体のある運動感覚であるということも理解いただきたい。著者は，文献など机上の知識のみを根拠に治療や指導を行うのではなく，研究の結果などを参考にしつつも，実際の運動において自らの身をもって検証した結果を臨床に応用することが，指導者として必須であると考えている。

　　臨床サービスの提供において最も重要であることは，臨床での経験的仮説がまず先にあり，その次に根拠として適切な文献，データを説明の材料として選択することである。臨床が先にない材料は，そのままでは空論と化す。ピラティスエクササイズの実践は，自らの感性を高め，研究者の考察を鵜呑みにするのではなく，研究結果を臨床家自らが考察できる臨床脳

序　文

を身につけることにも有用である。

　ピラティスの実践によって，知識もあり，実践もできる説得力のあるセラピストが1人でも多く育つことを祈っている。そしてなによりも，予防医学の実現による人々の健康のために，Pilatesの提唱していた「コントロロジー」という概念が広がり，国民全体の健康を支え，明るい未来が実現されることを願っている。

　本書に記した内容は，常にバージョンアップするものであり，また応用する分野によって数多くの修正が必要なものも当然ある。読者の皆様のイマジネーションによって，より効果的なものをつくっていただきたい。なにか少しでも，臨床のヒントになれば幸いである。インストラクターの方々にとっては，ピラティスを客観的，医学的に把握する参考になればと思う。

　最後に，本書のモデルとして協力していただいた，理学療法士でピラティスインストラクターの久世佳典くん，ウィメンズヘルスについての章を担当していただいた，理学療法士でピラティスインストラクターの笠原可奈子さん，根気よく原稿をチェックし的確な修正をしてくれた編集の亀田由紀子さん，そしていつも陰ながら支えてくれている仲間と家族に心から感謝の気持ちを表したい。ありがとうございました。

2014年8月

中村　尚人

目 次

I. ピラティスとは　　　　　　　　　　　　　　　　　　　　　　　　　（中村　尚人）
1. ピラティスの歴史 …………………………………………………………………… 2
2. 世界のピラティス …………………………………………………………………… 4
3. マットエクササイズとイクイップメントエクササイズ ………………………… 6

II. 今なぜピラティスなのか　　　　　　　　　　　　　　　　　　　　（中村　尚人）
1. 「医療」の視点と「アート」の視点 ……………………………………………… 14
2. 治療から予防，健康増進へ ………………………………………………………… 16
3. 部位から全身へ ……………………………………………………………………… 18

III. ピラティスの基本原則　　　　　　　　　　　　　　　　　　　　　（中村　尚人）
1. ピラティスの基本原則 ……………………………………………………………… 20
2. 発達とピラティスの基本原則 ……………………………………………………… 23
3. 各原則の解説 ………………………………………………………………………… 25
4. 事前注意 ……………………………………………………………………………… 40

IV. 実践！　運動学的視点からみたピラティスの特異性　　　　　　　（中村　尚人）
エクササイズ 1　脊柱のあらゆる方向への分節的な動き ………………………… 44
エクササイズ 2　体幹の安定性 ……………………………………………………… 46
エクササイズ 3　コアの安定性に基づいた四肢の分離された運動 ……………… 48
エクササイズ 4　肩甲骨の下制と軸の伸長の関連性 ……………………………… 50
エクササイズ 5　求心性・遠心性収縮を多用した動きの制御 …………………… 52
エクササイズ 6　呼吸と運動の連動および呼吸による胸郭の柔軟化 …………… 54
エクササイズ 7　肩甲骨と胸郭の連動 ……………………………………………… 58
エクササイズ 8　日常的に使用する動きを利用した機能的なエクササイズ …… 74
エクササイズ 9　様々な環境，肢位で行うエクササイズ ………………………… 77
エクササイズ 10　キューイング ……………………………………………………… 86

V. ピラティスを指導するうえで知っておくべき筋骨格系　　　　　　（中村　尚人）
1. 上　肢 ………………………………………………………………………………… 90

2. 体　幹 ……………………………………………………………………………… 92
3. 下　肢 ……………………………………………………………………………… 96

VI. ヒトの特徴とピラティス　　　　　　　　　　　　　　　　　　　（中村　尚人）

1. 股関節の伸展 …………………………………………………………………… 105
    エクササイズ1　プローンでのヒップエクステンション ………………………… 107
    エクササイズ2　ランジでのスクワット …………………………………………… 108
2. 足部の3つのアーチ …………………………………………………………… 109
    エクササイズ3　フットワーク ……………………………………………………… 111
    エクササイズ4　つま先立ちでのスクワット …………………………………… 112
3. 腰椎の前弯 ……………………………………………………………………… 114
    エクササイズ5　オープンレッグロッカーの修正 ……………………………… 116
    エクササイズ6　デッドバグス ……………………………………………………… 118
4. 頭部が脊柱の真上にある ……………………………………………………… 120
    エクササイズ7　ネックロール ……………………………………………………… 122
    エクササイズ8　マーメイド ………………………………………………………… 124
5. 樽状の胸郭 ……………………………………………………………………… 126
    エクササイズ9　チェストリフト …………………………………………………… 128
    エクササイズ10　ダート …………………………………………………………… 130
    エクササイズ11　ソウの修正 ……………………………………………………… 132
6. 母趾の強さ ……………………………………………………………………… 134
    エクササイズ12　足部のポイント ………………………………………………… 137
    エクササイズ13　レッグサークル ………………………………………………… 138
7. 大腿骨の頚体角 ………………………………………………………………… 140
    エクササイズ14　ランジ …………………………………………………………… 142
    エクササイズ15　スクーター ……………………………………………………… 144
8. 縦に短く横に長い骨盤 ………………………………………………………… 146
    エクササイズ16　シングルレッグストレッチ …………………………………… 148
    エクササイズ17　サイドリフト …………………………………………………… 150

VII. 理学療法とピラティスアプローチ　　　　　　　　　　　　　　　（中村　尚人）

1. 運動学習 ………………………………………………………………………… 155
2. インナーマッスル ……………………………………………………………… 156
3. 抗重力筋 ………………………………………………………………………… 157
4. 正中化と安定性 ………………………………………………………………… 158

目　次

  5.　歩　行 …………………………………………………………………………… 159
  6.　自主トレーニングの指導 ……………………………………………………… 161

VIII.　ウィメンズヘルスとピラティスアプローチ　　　　　　　　（笠原可奈子）

 1.　ウィメンズヘルスとは ………………………………………………………… 164
 2.　骨盤底筋群とは ………………………………………………………………… 166
 3.　妊娠中，産後の身体的特徴 …………………………………………………… 171
 4.　産後の姿勢改善のためのエクササイズ ……………………………………… 173
  骨盤 - 股関節の動きのためのエクササイズ 1　ペルビッククロック ……… 174
  骨盤 - 股関節の動きのためのエクササイズ 2　フィーマーアークス ……… 176
  骨盤 - 股関節の動きのためのエクササイズ 3　クラム ……………………… 177
  骨盤 - 股関節の動きのためのエクササイズ 4　ベントニーフォールアウト … 178
  骨盤底筋群のエクササイズ 1　ブリッジング ………………………………… 180
  骨盤底筋群のエクササイズ 2　キャット＆カウ ……………………………… 181
  骨盤底筋群のエクササイズ 3　スクワット …………………………………… 182
  肩甲骨の可動性を促すエクササイズ 1　チェストオープナー ……………… 184
  肩甲骨の可動性を促すエクササイズ 2　ブックオープニングス …………… 186
  肩甲骨の可動性を促すエクササイズ 3　肩甲骨の突き出しと引き込み …… 188
  胸郭 - 骨盤の安定性のためのエクササイズ 1　サイドトゥサイド ………… 190
  胸郭 - 骨盤の安定性のためのエクササイズ 2　クリスクロス ……………… 191
  胸郭 - 骨盤の安定性のためのエクササイズ 3　マーメイド ………………… 192
  胸郭 - 骨盤の安定性のためのエクササイズ 4　ソウ ………………………… 194
  脊柱の伸展を促すエクササイズ 1　スワン …………………………………… 196
  脊柱の伸展を促すエクササイズ 2　ダート …………………………………… 198
  足部のエクササイズ 1　足趾・足底を動かすエクササイズ ………………… 200
  足部のエクササイズ 2　つま先立ち …………………………………………… 202

IX.　症　例　　　　　　　　　　　　　　　　　　　　　　　　　　（中村　尚人）

 症例 1　胸椎からの重心偏位による足部痛 …………………………………… 206
 症例 2　長期にわたる腰痛 ……………………………………………………… 211
 症例 3　生理的弯曲保持困難による腰痛 ……………………………………… 217

 参考文献 …………………………………………………………………………… 225
 索　引 ……………………………………………………………………………… 227

I
ピラティスとは

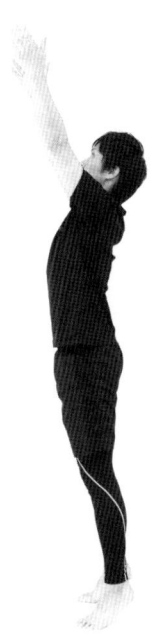

1. ピラティスの歴史

1.1 創始者 Pilates*

「ピラティス」の創始者，Joseph Hubertus Pilates（1880-1967，独）は，幼少の頃くる病や喘息の持病があり病弱であった。そのため，体操，ボクシング，格闘技，ヨガなどを通して自ら体を鍛えていった。健康になるにはどうしたらよいかということを，自身の身体を通して自然と追求していったのだろう。病弱だったことが最高のモチベーションになったと思われる。

サーカスの団員として，またはボクシングをするためになど，様々な説があるが，イングランドに住んでいた時に第一次世界大戦が勃発した。敵国民であることから捕虜となり，収容されたマン島で，看護助手のようなかたちで負傷兵のサポートに従事するようになる。その際に，ベッドのスプリングを抵抗として用いて様々な運動を指導し，多くの傷病兵のリハビリテーションに関わった。収容所の劣悪な環境のなか，Pilatesが収容されていた部屋の人達はより強くなったなど，彼の活躍は様々な逸話として伝えられている。

戦争の終息に伴いドイツに帰国するが，ヒトラーの台頭を機に祖国からアメリカへの移住を決断し，すぐにアメリカへ旅立つこととなる。この渡航の船上で，生涯の伴侶となる看護師のクララと出会う。はじめはニューヨークのボクシングジムで働き，その後そのジムを買い取り，ピラティスのスタジオを構える。そこが世界的に有名なダンサーのスタジオがあるビルだったのは，運命的だったといえる。ダンススタジオのダンサーがPilatesにより身体のケアを受けたことから，徐々にその名が広まっていった。その後，多くのダンサーの信頼を得て，スポーツ医学の分野で有名な整形外科医に認められるようになる。

Pilatesはこのスタジオから，自分の身体を自身の意志で制御することを意味する「コントロロジー（contrology）」という新しい概念を発信し続ける。これが，今日「ピラティス」という名で広まっているメソッドの始まりである。

現在，アメリカのピラティス人口は約1200万人であり，人口の約1％である。日本ではまだヨガほど普及しておらず，統計もないほどだが，多くのフィットネスクラブで取り入れられ，徐々に普及しつつある。アメリカには多くの団体が存在するため，質を保持するためにPMA（Pilates Method Alliance）という非営利組織がつくられ，学会やカンファレンスなどを実施している。

---

* 本書では，人名を英文で「Pilates」，メソッド名をカタカナで「ピラティス」とした。

1.2 著書と記録

　Pilatesは生涯に2冊の著書を残し，また多くのフィルムや写真を残している。白黒フィルムを積極的に使って自身の活動や効果を伝達しようと試みていたことがわかる。これらの貴重な資料から，彼の思いや，人柄を察することができる。

　現在では「ピラティス」という個人名がメソッド名になっているが，Pilates自身は自らつくった「コントロロジー」という言葉を広めようとしていた。「コントロール（control）」する「学問（-logy）」というこの造語には，彼のコンセプトが表現されている。著書[**]の日本語訳も出ているので，メソッドのhow toだけではなく，そこに流れる思いをぜひ感じていただきたい。思いがあるからこそ作り上げられたメソッドであることを強調しておきたい。実践を通して共感でき，腑に落ちるメソッドであり，机上の知識のみでつくられたものではない。現代の科学からみると粗さは否めないが，原著にはぜひ一度目を通していただきたい。

[**] 著　書：『Your Health』1934，『Return to Life Through Contrology』1945（日本語版：リターン・トゥー・ライフ・スルー・コントロロジー．日本ピラティス研究会 訳, 武田淳也 監, 現代書林, 2010）

2. 世界のピラティス

2.1 PMA

　ピラティスは第1世代 (1st Genaration) と呼ばれる直弟子からそのまた弟子というように，基本的には師弟関係の直伝で広がった。現在では世界各国で様々な団体が創設され，各種のコンセプトが追加され乱立している状態である。そのため，ピラティスの質を世界的に守るために，ピラティスの国際的な非営利団体であるPMA(Pilates Method Alliance) が，アメリカを本部として組織化されている。世界的な講師によるカンファレンスや，研究を発表する学会などを企画し，活発な交流が行われている。詳細はホームページ[***]をご覧いただきたい。

2.2 指導資格の認定団体

　ピラティスのエクササイズは大きく，マットエクササイズと，イクイップメント（専門の器具）を使うエクササイズの2種類に分けられる。指導資格として，マットのみのコースと，マットとイクイップメントの両方を包括的に学ぶコンプリヘンシブコースを設定している団体が多い。概ね1年ほどの期間をかけて知識と技術を学んでいく。ピラティスで重要なことは実践であり，インストラクター自身ができないことをクライアントに指導するということは，基本的にはない。そのため，インストラクターは常にエクササイズを継続している。

　ここで特定の団体を奨励することはしないが，資格発行のみのような団体も存在するようなので，受講する際には本物を見極めるよう気をつける必要がある。また，そもそもピラティスが学問体系ではないため，団体の代表が医療者であるか，ダンサーであるかなどのバックグラウンドによって，考え方やエクササイズの解釈も異なる。ピラティスから何を得たいのかを明確にして，学ぶ場を選択する必要がある。医療者として学ぶ場合は，医療者の解釈を取り入れた団体が望ましいと思われる。また，実践が何よりも重要であるので，しっかりとした実技の時間単位を有することを確認していただきたい。

2.3 ピラティスと医療

　海外では理学療法士が開業権を持っていることも多く，そのようなクリニックでピラティスを取り入れているところも多く存在する。

　病院では特にスポーツ分野やウィメンズヘルス（女性の健康）分野で取り入れられている。インターネットで「Pilates,

[***] PMA (Pilates Method Alliance) ホームページ: http://www.pilatesmethodalliance.org/

hospital」で検索すると，ピラティスを導入している海外の病院が数えきれないほど見つかる。効果としてうたわれているものには，姿勢改善，障害予防，パフォーマンス向上，腰痛・頚部痛の改善などがあり，適応疾患としてパーキンソン病，脳卒中，側弯症，脊髄損傷，切断，変形性関節症，骨粗鬆症やパーキンソン病などが紹介されている。

ウィメンズヘルスについては第VIII章で詳述するが，特に骨盤底筋に焦点を当てているところが多い。そして特記すべきは，多くの病院ではフィットネスインストラクターではなく理学療法士がピラティスを指導しているということである。ある病院ではそれを「clinical pilates」と呼んでいる。日本では，外来診療のみを行うクリニックなどで徐々に導入されてきているが，総合病院ではほとんど導入されていない。

文献では，脊柱のモビリティの向上（Carr and Day 2004），筋の柔軟性の向上（Schroeder et al 2002, Otto et al 2004, Rogers et al 2005, Segal et al 2004），筋持久力の向上（Sewright 2004, Rogers 2005），姿勢改善（McMillan 1998），テニスのサーブ速度の向上（Sewright 2004），身体の意識化（気づき）の向上（Lange 2000），腰痛の軽減（Anderson 2006），腰部の手術件数の減少（Cohen 2006），骨密度の向上（Betz 2005），腹横筋の正しい収縮方法の獲得（Herrington and Davis 2005），骨盤の制御の向上（Herrington and Davis 2005）などが報告されている。その他に，理学療法士がピラティスを取り入れることについて検討したメタアナリシスや，医療者向けの紹介記事もあり，よくまとまったものは参考に値する。統計的に有効であるという報告も多く存在するが，実際には多くの手技療法がそうであるように，インストラクターの力量に依存する部分が大きい。

ダンサーのボディケアの分野でも，多くの大学やスタジオで取り入れられている。マイケルジャクソンのドキュメンタリー映画「This is it」でも，世界最高のダンサーのケアの担い手として，ピラティスインストラクターが理学療法士と同等に語られている。イギリスのロイヤルバレエ団でも取り入れられており，団出身のダンサー，ダーシー・バッセルはピラティスについての本も著している。

3. マットエクササイズとイクイップメントエクササイズ

3.1 マットエクササイズとイクイップメントエクササイズ

　ピラティスのエクササイズは，大きく「マットエクササイズ」と「イクイップメントエクササイズ」の2つに分かれる。

　マットエクササイズは主にグループレッスンで行われる。背臥位で行うものが多いため，脊柱への圧迫を避けるために比較的柔らかいマットを用いる（図1-1）。自重を使ったエクササイズが主になるが，フォームローラーやマジックサークル，スモールボール，セラバンドなどの補助具を用いて，より応用的なエクササイズも行われる。

　イクイップメントエクササイズは主にトラピズテーブル，リフォーマー，ラダーバレル，チェアーという4つの器具を用いて，マンツーマンで行う。主にスプリングを抵抗として用いることで，他動的（passive），補助的（assistive），抵抗的（resistive）な運動や，閉鎖運動連鎖（closed kinetic chain），遠心性収縮やプライオメトリックな収縮など，多様な収縮様式を行うことができる。膝立ち位や立位で行うエクササイズも多く，接地面が固定された安定した状態から，固定されていない不安定な状態まで多くの環境を設定できるところも，アプローチの幅を広げるのに適している。

　スプリングを抵抗として用いるということは，電力のランニングコストがかからないという点で，他の運動機器と比べ圧倒的に安価といえる。また，決まった運動しかできないものではなく，様々な部分を調節可能なため，工夫次第，アイデア次第で様々な運動を行うことができ，応用力も他の運動機器に比べて優れているといえる。

　これら様々なイクイップメントはPilatesが考え出したもので，彼のアイデアの結晶である。型に捕われず，自由な発想で創意工夫をしたのだろう。既存のものを使うのではなく，自ら新しいものを開発していこうとする姿勢も，見習うべきものがあるといえないだろうか。

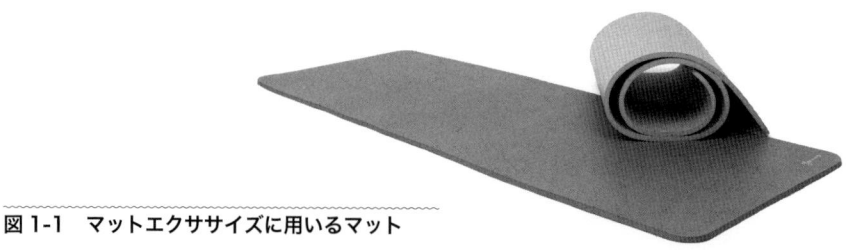

図1-1　マットエクササイズに用いるマット

3.2 主なイクイップメント

◆ トラピズテーブル Trapeze Table

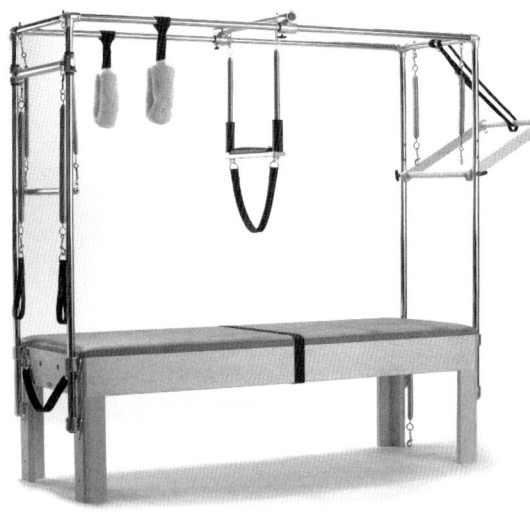

写真提供：Balanced Body（ホームページ：www.balancedbody.com）のご好意による。

ベッドの四隅にパイプ状の支柱があり，上方にもパイプがめぐらされていることで，様々なものを吊り下げられるようになっている。支柱は丈夫で，全体重を乗せることができる。

付属部品として，「タワーバー」というスプリングによって固定されるバーや，足などを入れて身体を懸垂する「ファジーズ」，スプリングそのものに輪がついており，手足を入れて使用するものなどがある。各付属品の位置は移動可能であり，またスプリングの強度を変えることで負荷を調節することもできる。

主な特徴をまとめると，以下のようになる。

1. 四肢を吊り下げることができる。
2. 圧縮抵抗をかけることができる。
3. 筋の様々な収縮様式が可能である。
4. 支柱を持つことで上半身を安定化した状態で運動することができる。
5. 逆転（ぶら下がり）することができる。
6. 座位，背臥位，膝立ち位など様々な肢位で運動することができる。
7. 普通の治療用ベッドとしても使用することができる。

◆ リフォーマー Reformer

可動式の座面（キャリッジ）にスプリングがついた，抵抗運動などが可能な機器。キャリッジの上に背臥位になりフットバーを押すことで上下肢の抵抗運動を行ったり，立位でダイナミックな下肢の運動を行うなど，様々な肢位で運動を行うことが可能である。またキャリッジと連結するコードとその先にストラップがあり，その部位に手足を入れ，抵抗運動などを行う。ストラップの動きによって，キャリッジも同時に動く構造となっているため，四肢の動きが前庭系にも刺激を与えるかたちとなり，実際の重力下での動きと類似する。キャリッジにはショルダーレストがついており，その部位を押して動かすエクササイズもできる。

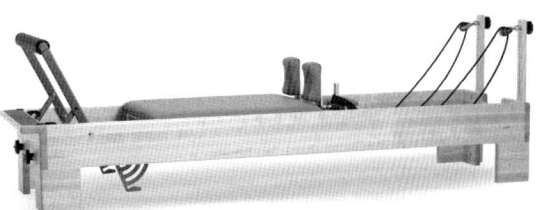

写真提供：Balanced Body（ホームページ：www.balancedbody.com）のご好意による。

付属部品として，臥位でのジャンプ動作のための「ジャンピングボード」，立位のエクササイズのための「スタンディングボード」がある。

1. 臥位という安定した状態で運動することができる。
2. 足が固定された状態でキャリッジが動くため，立位での運動と類似した運動ができる。
3. キャリッジを土台として立つことで不安定な状態をつくることができる。
4. ストラップを使うことで左右のバランスを意識化しやすい。
5. ストラップによって関節を求心位に保持することができる。
6. 座位，背臥位，膝立ち位など様々な肢位で運動することができる。
7. 筋の様々な収縮様式が可能である。

◆ チェアー Chair

名前のとおり椅子のような形をしたもので，可動式のペダルにスプリングがついており，スプリングの強度を変えることで負荷量を変えることができる。ペダルを足や手で押すことで抵抗運動などを行う。

付属のハンドルは，バランスをとるための補助として使用したり，押す動作で体幹の安定性を高めたりする。ハンドルの高さも調節可能である。

1. 立位，抗重力位でのアプローチが可能である。
2. ペダルが左右に分かれることで交互性の運動が可能である。
3. 狭い座面の上で動くことでバランスを

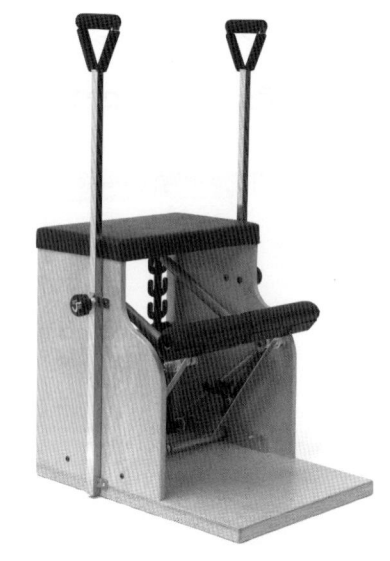

高めることができる。

4. 筋の様々な収縮様式が可能である。
5. トラピズテーブルと組み合わせることで臥位でも使用することができる。

◆ ラダーバレル Ladder Barrel

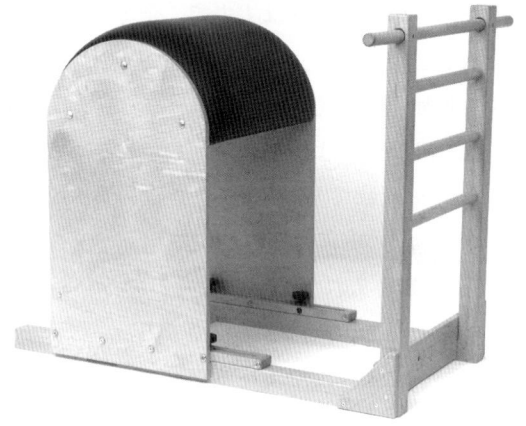

半円状の箱と，梯子のような足場からなる。箱の部分は可動式で，クライアントの身長，足の長さによって調整する。

半円の形状を利用して，その上に背臥位になり脊柱の伸展を促したり，跨いだ姿勢

で動くことで内転筋を鍛えたりする。バーを持って腰椎などの牽引を行うことも可能である。

1. 体重を利用して牽引を利用することができる。
2. 半円の頂点を使用してバランスをとることができる。
3. アーク（円弧）を利用して脊柱の自然な弯曲を誘導することができる。

◆ スパインコレクター
Spine Corrector

ラダーバレルと同じように，半円状の部分を用いて腰椎の自然なカーブを引き出したり，背臥位で，骨盤を半円状の部分に乗せ逆転の姿勢をとり，股関節の運動を行ったりする。木製のものの他，プラスチックなどの軽い素材のものもある。また，「ベビーアーク」という名称の半円のみのものもある。

1. 臥位に近い安定した体勢で運動を行うことができる。
2. 機器自体が場所をとらない。
3. アークを利用して脊柱の自然な弯曲を誘導することが可能である。

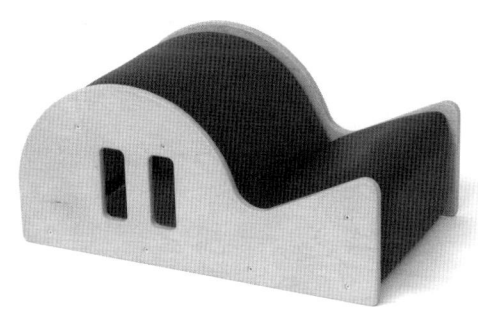

4. グループレッスンでも使用することができる。

イクイップメントには様々なメーカーがあり，各メーカーによって特徴が異なる部分もあるが，主な種類や大まかな構造としてはほぼ共通している。ここではBalanced Body社（ホームページ：http://www.pilates.com/）のものを紹介している。

3.3　補助具

◆ フォームローラー

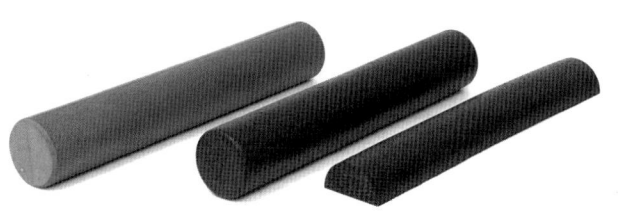

1 m程度の長さの円柱状で，素材は比較的固めのものが多い。この上に背臥位になることで不安定な状況を作り，身体の安定化に関与する筋群を促通する。また，脊柱に対して圧刺激を加えることで，感覚受容器への刺激として脊椎を意識しやすくする（図1-2）。

腹臥位で手や足を乗せて転がすようにして身体を反らせたり，膝を曲げたりする運動も可能である。

このフォームローラーがあれば，イクイップメントがなくても，かなり応用的なエクササイズが可能である。ただし，イクイップメントのような補助がないため，負

コメディカルのためのピラティスアプローチ

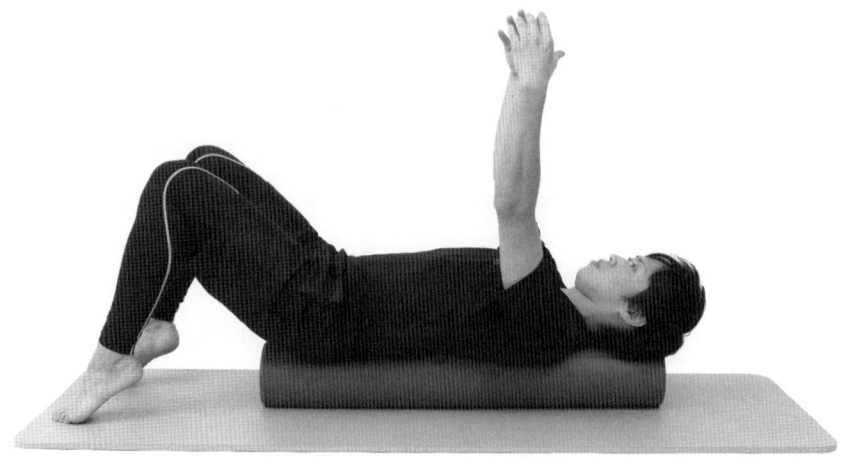

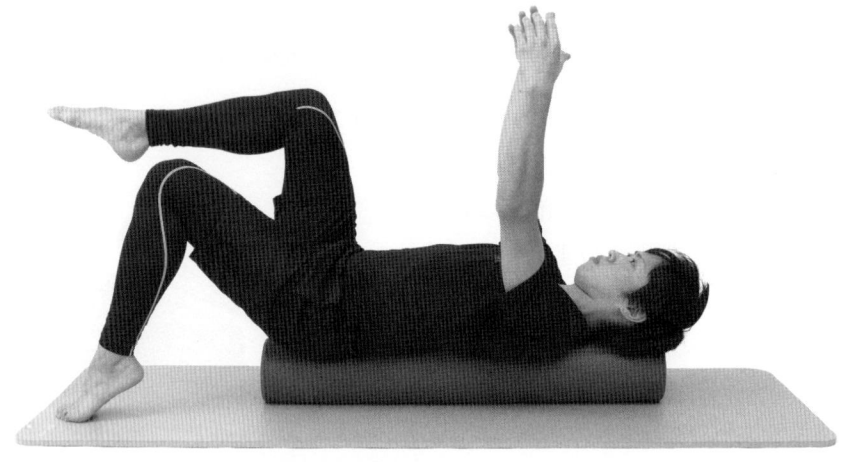

図1-2　フォームローラーを使用したエクササイズ

荷レベルとしては比較的高くなることが多い．また，耐久性は低いものが多く，変形などが起きやすい[****]．

ホームエクササイズでは，大きめのタオルを丸めるなどしたもので代用することもできる．

[****] 著者は，イクイップメントの有用性とマットの利便性を兼ね備えた独自のフォームローラー「GRIPPONE」を開発した（右の写真）．この「GRIPPONE」を用いたピラティスを「ファンクショナルローラーピラティス®」と名づけ，各地で養成コースを開催している．詳細は下のホームページを参照いただきたい．

「GRIPPONE」：http://www.yogaworks.co.jp/
「ファンクショナルローラーピラティス®」：
https://frpilates.com

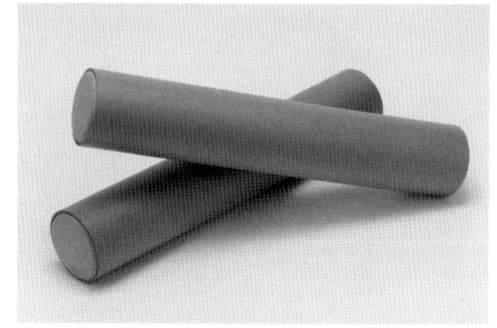

I. ピラティスとは

◆ マジックサークル

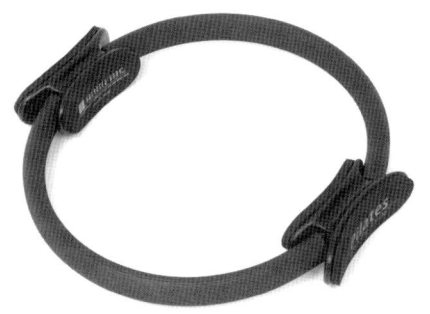

　直系35 cmほどの環状で，潰す力に抵抗する。大腿に挟んで内転筋を強化したり，手で挟んで大胸筋を強化するなど，主に内転動作を強化する。

　その他，頭部や脚を入れて補助したり，手で持ち中央の部分に足を通すなど，運動時の指標として使用することもできる。抵抗の強度はメーカーによって異なるが，日本人にとっては比較的強い。

◆ バランスディスク

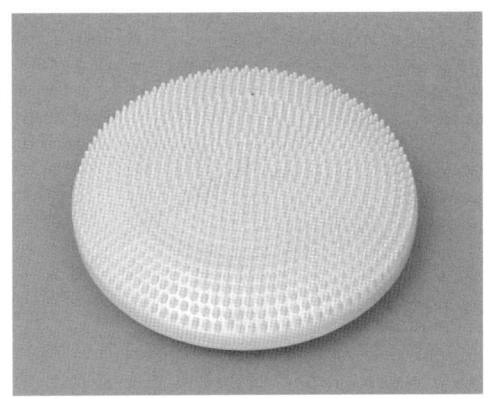

　中に空気が入った不安定なクッションのようなもの。滑り止め用のイボがついていることが多く，空気の量によって硬さを調節できる。

　座位で使用して骨盤と上半身のバランス強化に，また膝立ち位や立位で使用して下肢を不安定にすることで全身のバランスの強化に，主に使われる。

◆ ローテーターディスク

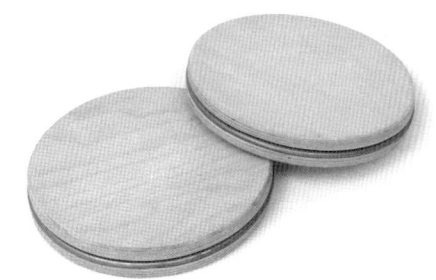

　下の面と上の面との間に小さな球状のものが設置されていて，床に置いた時に上の面が自由に回転することができる板。足を乗せたり，手を乗せたりして使用する。回旋の運動や，回旋に関する不安定性の提供，また体重をかけて閉鎖位での回旋動作を可能にする。大きさも様々で用途によって使い分ける。

◆ ボール

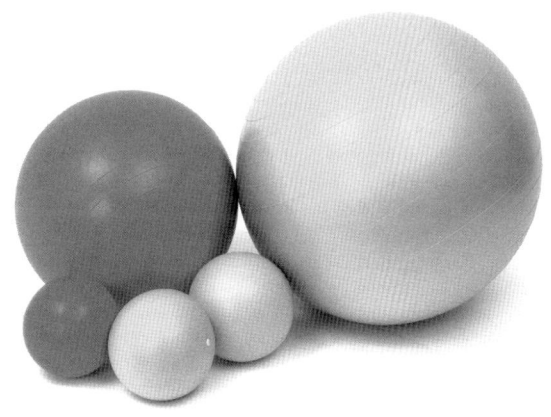

　様々な大きさ，弾力，素材のボールがあ

る。また，表面に凹凸があるものもある。圧刺激の道具として，姿勢のサポートとして，また不安定性を作り出すための土台としてなど，それぞれの特性を活かして多くの使用方法がある。

メーカーも様々だが，座って使用するものに関しては，耐荷重量が適切で，破裂防止の対策がされているものを勧める。

（中村　尚人）

II
今なぜピラティスなのか

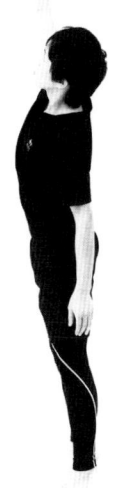

1.「医療」の視点と「アート」の視点

今，なぜ医療者がピラティスを学ぶ必要があるのだろうか。今日の医療に対して，ピラティスのどのような点が示唆を与えてくれるのか，考察する。

1.1 医療の視点

「医療」とは「医術で病気を治すこと」（広辞苑より）であり，「病気」が対象で，目的は「治すこと」である。逆に捉えると，病気でない人，いわゆる健常者は対象とはならない。もちろん「治すこと」ではない「健康増進」は医療にはならない。この定義は明確であり，保険診療を行ううえで必須な点である。つまり，診断名がつき，かつ治療が必要なものが医療の対象となり，その治療技術が医療者の提供するものである。そうである以上，医療者が学ぶのは病気についてであり，また正常に戻す方法についてである。

この視点からは，マイナスからゼロに戻すという発想にならざるをえない。まず病気があるものとして捉え，その病気に患者を当てはめて解釈していく。さらに，統計学に基づくエビデンスをもとに，病気に対する典型的な治療法によってアプローチしていく。

このように医療の視点は，障害がまず前提にあり，そこから正常といわれるADLレベルに戻すという考え方といえる。

この視点には大きな見落としはなく，効率的で優れたものであることは間違いない。しかし，病気が前提である以上，そのマイナスに焦点が当てられ，どうやって病前よりも健康な状態にするのかという考え方にはならない。

また，治療は症状や，異常値に基づく診断に対しての対応が主である。病気がなぜ起こったかということよりも，起こった事象に対する対処法（対症療法）に重きを置く。例えば整形外科の分野では，患者が痛みを訴えても，画像上問題ないといわれ，処置としては痛み止めの薬や湿布を処方されることが多い。これは，「体の使い方，動かし方」という運動学的視点が抜けているため，原因を追及することができないのである。

保険診療の範囲といえばそれまでのことだが，医療の本質からするとこれは残念な状況ではないだろうか。このような現状があるからこそ，次の「アート（芸術）」の視点が，ますます新鮮に思えてくるのである。

1.2 アートの視点

第Ⅰ章でも述べたように，ピラティスはニューヨークのダンサーに支持され発展してきた歴史がある。ダンスは身体表現としてのアートといえるが，そのためピラティスの考え方には「アート」の視点が内包されている。

バレエをはじめとするダンスでは、動きが美しくかつ機能的に表現されることが重要である。そこでは、運動器と、それを統合している脳との、狂いのない調和のとれた連動性が求められる。

スポーツも、ダンスと同じように美しさを感じさせる一種の身体表現だと筆者は考えるが、それは人間の潜在能力を最大限に発揮しているからではないだろうか。

このようなアートの視点からの人間の捉え方では、例えば病気や障害のある患者であっても、対応するこちら側には、その人の潜在能力が前提とされる。病気や障害ももちろん重要であるが、先には来ない。この視点に立つと、患者の現状把握は、検査値だけでなく、本来持っている潜在能力がどのようにブロックされているか、どこを促せばそれを最大限に発揮できるかという、より個人的な、そして根源的な捉え方になる。そして、この視点からのアプローチは、対症療法を超えた、生活指導、動きの感受性にまで繋がる、より包括的なものとなる。

病気を前提にした医療の視点と、人間の潜在能力をどう引き出すかというアートの視点は、リハビリテーション分野において統合可能であり、それは病気という抽象的対象と患者個人という具体的対象の両方を一致させながら関わっていく臨床でのあり方そのものである。おそらくリハビリテーションに関わる医療者の多くにとっては、意識的であれ無意識的であれ、現場で特に力を入れている部分であると思われる。全人的医療に必要な包括的視点を表わす「病気を診ずして病人を診よ」（東京慈恵医科大学創設者　高木兼寛）という言葉にも、この2つの視点の重要性を感じる。

ピラティスの視点を持てば、セラピストの対象は障害や病気からの回復に留まらず、スポーツやダンスなどの芸術的パフォーマンスの向上にまで広がる。ピラティスには、幅広い視点で人間の動きを捉え、いかにより効率的に美しく動けるようにするかを探求していく方法が提示されている。ピラティスの視点は、人間のすばらしさを対象とするべき医療の本質を思い出させてくれるものなのである。

さらに、機能障害の背景にある姿勢、歩行、動きの質などの要因を追求するにあたって、ピラティスの視点はより多くの示唆を与えてくれる。人間としての正しい動きとは何かを示すピラティスの基本原則は、障害の原因追及の一助となると思われる。

2. 治療から予防，健康増進へ

　WHOは1978年，プライマリヘルスケアについてのアルマアタ宣言を行い，公衆衛生を中心とした健康教育の重要性を提唱した。1986年には，ヘルスプロモーションについての国際会議が開かれ，オタワ憲章が採択された。ここでは，ヘルスプロモーションおよび国を挙げた疾病予防対策を奨励している。これがきっかけとなり，英国のブラックレポート，米国のヘルシーピープルなどをはじめとして，各国で様々なレポートがまとめられた。日本では，「健康日本21」が立ち上げられ，健康運動指導士の育成，特定健康診査（いわゆるメタボ健診）などの政策が行われるようになった。

　東洋医学には元々「未病」という概念があり，日頃の生活そのものが大切であるといわれてきたが，昨今は西洋医学でも多くの疾患が生活習慣から生じることがわかり，メタボリックシンドロームという概念が生まれ，生活習慣病予防としてメタボ健診が行われるようになった。最近では，整形外科の分野でも同じようにロコモティブシンドロームという概念を提唱し，早期の受診を促している。しかし，ロコモティブシンドロームに関しては，対処方法が早期の受診であって，その後は画一的な筋力増強や物理療法が主であり，理学療法が得意とするような個別的アプローチはなされていないようである。

　予防という関連では，歯科の分野では歯石除去から歯磨きの指導まで様々な予防的処置が行われている。今後は整形外科の分野でも，歯科のように予防分野での啓蒙活動およびシステム作りが重要になると思われる。その点で，本来「Re：再び」という回復（第3次予防）の分野であるリハビリテーションの専門家が，第1次予防の分野で活躍することが求められる。世界各国では，ヘルスプロモーションの実現に向けて，保健医療の専門家が病院などを出て，地域や他業種との連携を積極的に模索している。

　日本では健康運動指導士がこの分野を担っているが，保健医療の専門家ではないため，オタワ憲章で提唱されたものとは異なっている。本来は理学療法士がこの役割を担うべきだが，日本では開業権がないため，他の開業権がある国のようにはできない。

　世界的に，感染症への対応などの公衆衛生や保健教育はシステムがほぼ確立され，今や再生医療やDNA解読によるテーラーメイド医療，そして生活習慣病の予防に目が向いている。オタワ憲章で重要な点は「保健医療部門の役割は，臨床的・治療的サービスの提供責任にとどまらず，ヘルスプロモーションの方向へ移行していかなければならない」ということである。これは，保健医療の専門家が，より社会へ開かれた身近な存在として，他分野との連携や啓蒙を行う必要性を提示している。医療機関は，医療的処置が必要になるまでただ施設で患

者を待っているのではなく，積極的に予防の分野に進出するべきであることを意味している。

コメディカルとしては，ピラティスの基本原則やエクササイズを知ることによって，医療だけでなく，予防の分野にも対応できるようになる。理学療法士の開業権が認められている国では，ピラティススタジオを所有したり，ピラティススタジオに所属する理学療法士も多い。

日本では，法的な整備の面でそのような国と大きな隔たりがあることは否めないが，今後は各国に習いこの分野が発展するであろうことは想像に難くない。筆者も，この分野の成長に少しでも寄与できるようにと，ピラティススタジオ（TAKT EIGHT，https://takt8.com）を運営している。

3. 部位から全身へ

　病気や障害は，主にある特定の部位に現れる。それは例えば肩関節であったり，股関節であったり，脊柱であったりする。そのため，患者の訴えは部位についてのものになり，それに対応する医師もセラピストも，基本的には患者の訴える部位に対応する。しかし，その部位に障害が現れていることの原因は，調和がとれていないという意味の「不調」であり，全身の「調和不全」である。ここで重要なことは，部位は全身の中の部位であり，その部位のみでは存在しえないということである。部位は全身に影響を与え，全身は部位に影響として現れる。であるならば，部位も全身も同じように把握する必要があることは自明である。

　この「不調」「調和不全」とは，筋力や関節可動域，正常な運動連鎖など，人間が本来もっているべき運動機能が崩壊した状態であり，その原因は多種多様である。だからこそ個別的で詳細な評価が必要となり，そこに専門家としての知識が必要となる。疾患の診断とともに，原因の追及がなくては，アプローチは決定されないはずである。この原因の追及が，リハビリテーションの専門家の得意とするところであり，医師と連携するうえでの重要な特異性である。

　セラピストは，なぜ調和が崩れたのか，さらに調和をどう取り戻していくかを，評価をもとに考察し見通しをつける。運動機能は，この時の基準，指標となる。ヒトはどう動き，活動するべきかを指し示すこの基準は，運動学をはじめとする科学が与えてくれている。しかしここに，Pilatesが鋭い観察眼で見つけ出した「ピラティスの基本原則」を追加すると，無機質な情報が有機的に繋がり合い，ストーリー性を持った動きがみえてくる。運動機能と「ピラティスの基本原則」は呼応しており，この2種類の知識の融合は，セラピストに非常に大きく本質的な視点を与えてくれる。

　身体を有機的に捉える必要性は，複雑系の考え方に類似している。それぞれの知識，原則は単独で存在するのではなく，全体の関係性の中で成り立っている。これは恒常性やバランスという生理学的な視点からも想像しうる。身体は様々な要素の複合体であり，生理学的，運動学的な各種原則が関連し合い，全体としてヒトの動きを構成しているといえる。これが，「ピラティスの基本原則」に表わされていると著者は考える。

　この「ピラティスの基本原則」については，次の章で解説する。

（中村　尚人）

III
ピラティスの基本原則

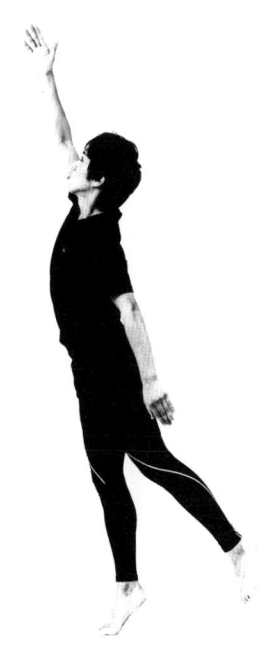

1. ピラティスの基本原則

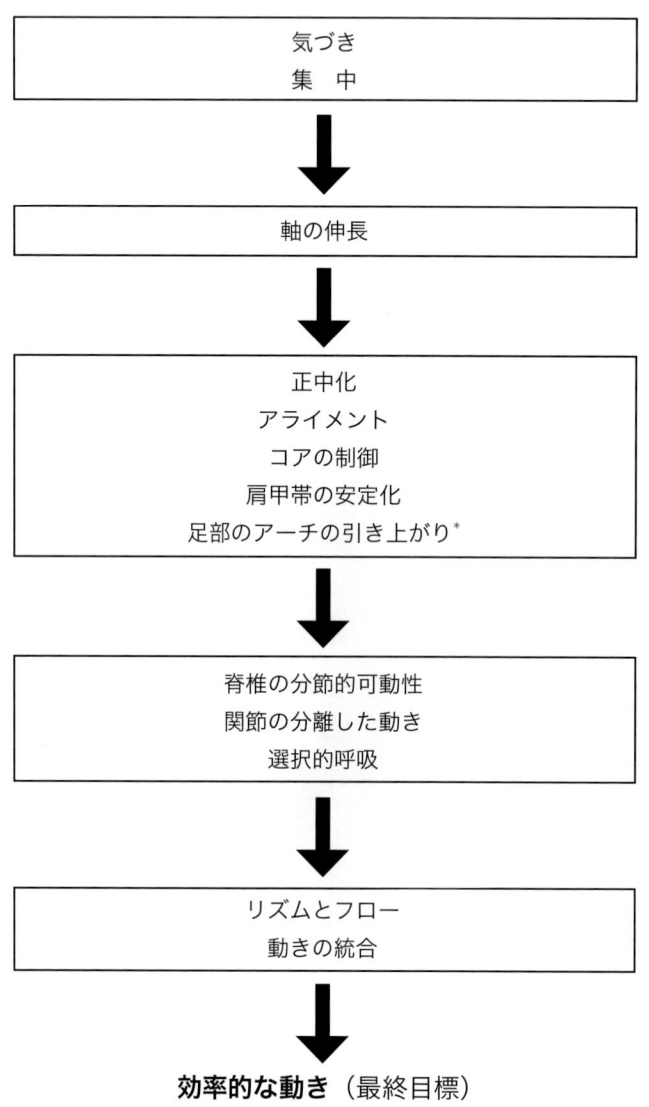

図 3-1　ピラティスの基本原則
*足部のアーチの引き上がり：Pilates 自身は言及していないが，実際のエクササイズではフットワークの重要性を強調していたことや，最終的に立位でのコントロールをゴールとしていたところより，著者が必要性を感じ追加した。

図3-1は，ピラティスの各基本原則の相互の関連性を，著者が図にしたものである。

まず，「気づき」と「集中」によって，エクササイズによって体へ意識を向けるための準備を行う。

次に，重力に対する「軸の伸長（体を上に引き上げる感覚）」を意識することで，四肢や体幹の「正中化（前後，左右のバランスがとれている状態）」が起こり，「アライメント（特に頭部を中心とした重力線との位置関係）」が整っていく。また，体節にズレがないことによって，脊柱を中心として「コアの制御」が起こり，同時に「肩甲帯の安定化」と「足部のアーチの引き上がり」が起こる。これによって，「脊椎の分節的可動性（椎骨が1つひとつ連動して動くこと）」や体幹に対する「関節（主に四肢）の分離した動き」が可能になる。また，姿勢が抗重力位になるということは主に交感神経が優位になることであり，呼吸は自然と胸式呼吸になる。ピラティスでは柔軟な胸郭の可動性に伴う「選択的呼吸（主に胸式呼吸での側面や前後面の動き）」を促す。

エクササイズでは「リズムとフロー」を重視して，より自然な動きを引き出す。動きは単独の部位で完結するのではなく，様々な部位の動きが「統合」されたより全身的，全体的な動きを目指す。

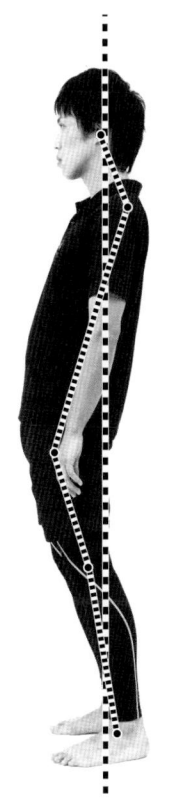

図3-2　悪い姿勢
各体節が重力線と一致せず，前後にずれている状態。この姿勢では関節や筋に物理的ストレスが発生する。

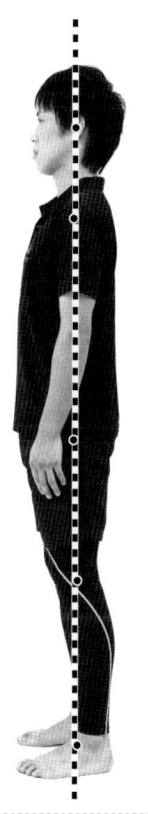

図3-3　理想的な姿勢
外耳，肩峰，大転子，膝中央，外果前方が一直線に並ぶ位置が理想的とされている。

以上のような原則によって，重力に対して「効率的な動き」が可能となり，必要最小限のエネルギーで最大の運動が可能になる。これが，ピラティスによる滑らかで力みのない理想的な動きといえる。これらの基本原則を用いて体の動きを自分の意志で制御することを，Pilatesは「コントロロジー」と名づけたのだと思う。

　このように，それぞれの基本原則は単独で存在しているのではなく，互いに関連し合い，時に階層的に，時に並列的に存在する。

　これらの原則の中で群を抜いて重要な原則が，「軸の伸長」である。この抗重力的な運動が，多くの原則の基礎になる。

　逆に，これらの原則を行うことができないと，いわゆる「老化」や「機能障害」のある姿勢（図3-2）となる。ピラティスが描いていた理想的な姿勢（図3-3）と動きが，障害の予防や改善に役立つ理由がここにある。

　とはいえ，このイメージは西洋的な良い姿勢であって，これをすぐに日本人の姿勢に当てはめることはできない。和服と洋服とで身体動作が異なるように，理想的な姿勢も異なるので，患者・クライアントの生活様式に最適な姿勢というものを，個別的に考える必要はあるだろう。しかし，ピラティスの基本原則をホモサピエンスとしての原則と捉えれば，非常によくまとまった原則であるといえる。

2. 発達とピラティスの基本原則

　発達という視点からこれらの基本原則を理解することもできる。

　発達の過程では，体幹を起点として四肢へ波及する動きから始まり，徐々に四肢が意図を持ち分離すると同時に，視覚の発達に伴って頭部が動きを誘導するようになる。この時期では「伸展」作用が主な抗重力運動となっている。この頭頚部の誘導が脊柱の動きには重要であり，頭部から仙骨まで連動した柔軟な状態が，本来の脊柱の状態であることがわかる。

　「首が据わる」「腰が据わる」「這い這いをはじめる」時期に，頚部や骨盤，上肢による体重支持によって頚長筋，腸腰筋，前鋸筋，腹筋群などの前面筋が発達し（コアの制御），前後バランス（正中化）がとれる1歳の頃に，やっと直立位をとることができるようになる。これ以降，頭頂を垂直線上に位置させること（良好なアライメント）が可能になった体は，重力に圧し潰される力に対抗するはたらき（軸の伸長）を獲得する。これが垂直方向への抗重力運動であり，伸展運動のみならず足部のアーチの形成，体幹の前後バランス，特に腸腰筋などの前面筋の発達が重要となる。この後，床を蹴るという歩行に関係する運動が構築される。そして，肩甲骨は荷重位での支持から，歩行時の骨盤の回旋補償としてのはたらきに転換される（肩甲帯の安定化）（図3-4）。

　歩行の特徴は，なんといっても効率の良さである。必要な力（エネルギー）を最低限にしつつ，エネルギーを流れるように（フロー）転換し，長距離移動を可能にする。この効率性はリズムという形でプログラムされ，移動そのものに脳の指令が必ずしも必要ない方策をとっている（CPG: central pattern generator）。このように

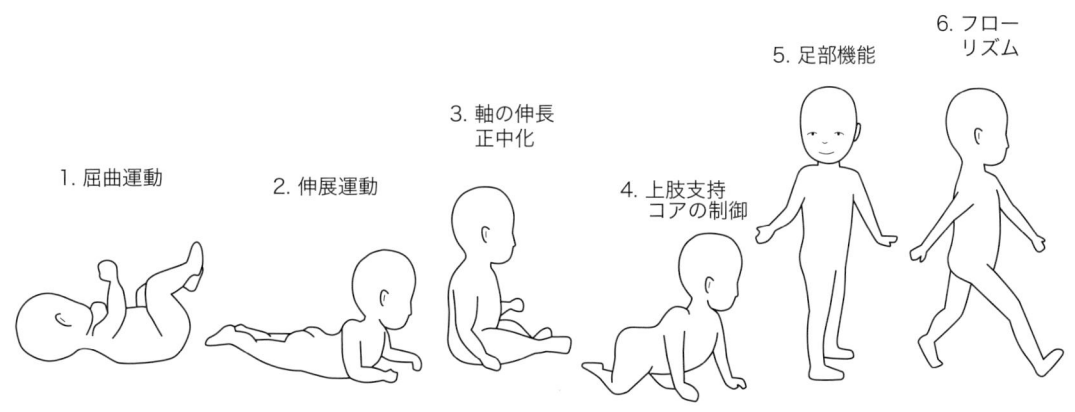

図3-4　発達の過程と基本原則

して人間は，移動などにかかるエネルギーを節約し，脳を使うことにエネルギーを注いできた。これが進化であり，発達はその過程を再現しているといえる。

　このように，発達からは頭頚部と体幹の重要性が，歩行からはアライメントや足部，効率的な動きの重要性がみてとれる。すべてのなかに，ピラティスの基本原則がみてとれる。

　基本原則のなかで最も重要な能力は「軸の伸長」であり，そもそもこの原則がない限り，人間として直立二足歩行はなしえない。この機能の破綻が，関連する能力の破綻を招き，障害へと発展するということは容易に推測できる。

　このことから，ピラティスの視点から障害を考え評価することが，いかに重要であるかがわかるのではないだろうか。これらの視点は，理学療法士など運動器の専門家にとっても，概念上の共通の標識となると思われる。

3. 各原則の解説

3.1 気づき・集中

人の運動は，意識していない時でも継続して行われるように学習される。「動き」は，主に小脳系で学習され，大脳皮質を介さない脊髄での反射的な動きも含め，思考とは別の次元で非常に効率的に行い続けることができる。このような学習は，意思や自我の成立以前の幼少の頃から行われるものであり，理想的な姿勢などという想定のないところで，本能的に，あるいは環境によって行われていく。

この幼少期からの学習は，身体の偏位（左右差など）があったとしても，それを習慣として学習してしまう危険性を有している。そうすると，例えば頭位が中心から逸脱していても，これを普通のこととして許容してしまう。

感覚への「慣れ」は，正常な日常生活を送るためには必須の能力である。過剰な情報入力から必要なものだけを選択して注意を向けることによって，混乱せず物事に集中できる。慣れがなければ，脳は常に興奮した状態になり，集中することができない。しかし，それ故に，客観的に自己を把握することができない場合の学習においては，ミスアライメントのまま運動学習をしてしまうという大きなリスクが存在する。

自分の偏位を修正するためには，まず自分の状態に気づく必要がある。つまり，「気づき」がなければ，修正の必要性が理解できない。しかし，前述したような感覚への慣れから，自分の状態に気づくことは実はなかなか難しい。

この「気づき」を，ピラティスでは特に重要視する。ピラティスの基本的な概念であるコントロロジーとは，自分の「体」を自分の「意志」によって制御するということであり，そこには無意識のものすら意識することで変革できるという考えがある。そのためには，「集中」力が必要であり，集中する精神状態が必要である。つまり，この基本原則は，以下のすべてのエクササイズの基礎となる条件のようなものであり，ここがクリアできなければ意図的な修正,改善が難しくなることを示している。

自分の体からのフィードバックに対して意識を持っていけない状態では，自分の体の声を聞くことはできない。違和感や痛み，伸張感，五感，内臓感覚，平衡感覚などすべての情報が気づきへのヒントでありきっかけとなる。

気づくためのヒントとして，客観的な情報は有益である。例えば写真や動画なども自分の状態を把握するためには有用である。しかし日常の中では，ショーウインドーのガラスに写る自分の姿をみるような時以外に，そうあるものではない。最終的には自分の内部の感覚であり，自分の中での基準を持つ必要がある。この内部への意識化は，内側前頭前野や島皮質などが担っているといわれている（van der Kolk 2006）。

この原則のために、ピラティスは静かで集中できる環境で行うことが奨励される。エクササイズを行う際には、個室など落ち着いた雰囲気の場所を用意することが重要となる。

3.2 軸の伸長・正中化・アライメント

「軸の伸長」という概念は「抗重力伸展活動」とほぼ同義であり、重力に対して体を垂直に持ち上げるという、ヒトとしての根源的な機能である。軸の伸長のない状態は、電車でうなだれて居眠りしている人のような「潰れた状態」である。骨盤は後傾し、頭部は脊柱の靱帯に依存して垂れ下がり、重力方向に引かれ前方に倒れる。覚醒状態では、脳幹網様体賦活系のはたらきにより、体幹機能、姿勢保持筋群が活性化し、ヒトの頭部はこのように垂れ下がることはなく、常に重力に抵抗している。

重力方向は大地への垂直線であり、体が伸びる方向はその反対の方向であるため、体のなかでこの垂直線を感じるということ

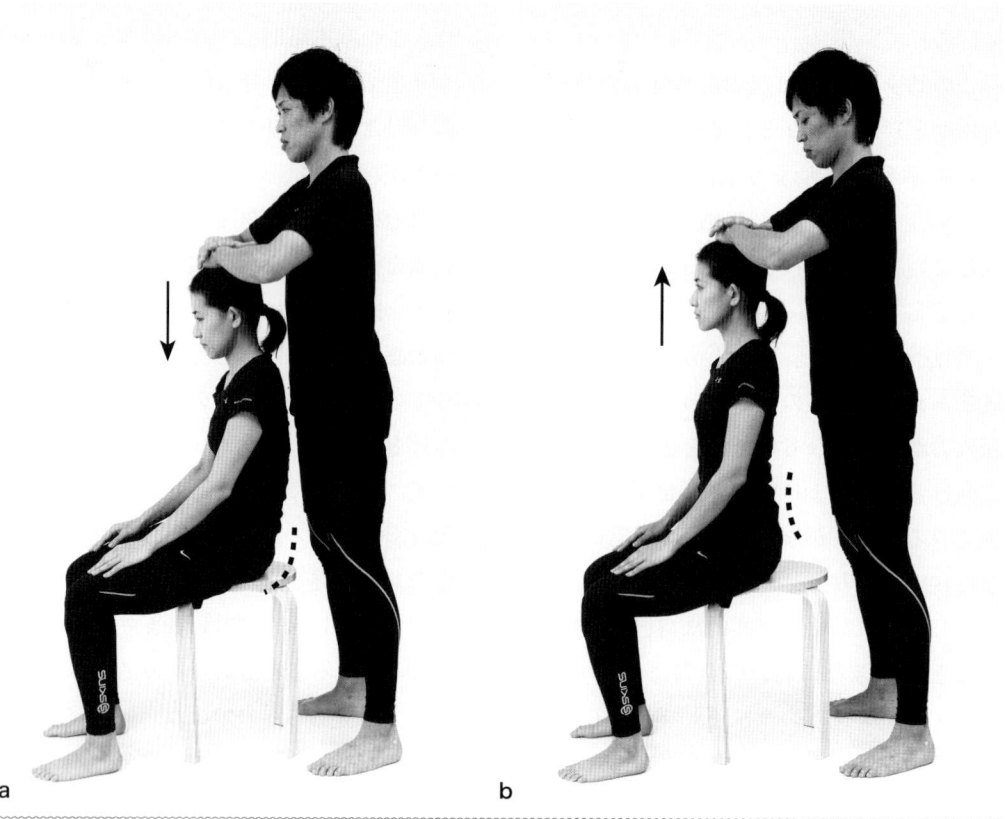

図3-5 骨盤の中間位
クライアントを椅子に座らせ、力を抜き骨盤をやや後傾させる。頭頂から真下に圧力をかける（**a**）。「軸の伸長」を意識し、頭頂で手を押し返すようにすると、骨盤が起き中間位になる（**b**）。

が重要となる。では，特にどこでその垂直を感じるのか。それは，四肢ではなく，体の中心に存在する頭部，脊柱，骨盤である。また，脊柱には生理的弯曲が存在し，この弯曲のバランスがとれていることが重要となる。重力線が直線であるといっても，脊柱を弯曲のない直線にすることが重力に抗することではない。骨盤の中間位はやや前傾位である。試しに骨盤が後傾した状態から重力に対して抵抗するように頭頂を空に向かって伸ばすと，それは骨盤の前傾を生み，腰椎の生理的な弯曲で止まり，それ以上前弯を強くすることはない。これはつまり，骨盤が重力に圧し潰されても，前にも後ろにも傾かないということを表わしており，腰椎においては屈曲も伸展もしないバランスがとれた位置といえる。脊柱はそもそも24個の椎骨のつながりであり，棒のように直線にすることで安定するわけではなく，前後バランスがとれていることが安定した状態である（図3-5）。

そのためピラティスのエクササイズでは，脊柱の中間位（ニュートラルポジション）を重視する。腰部の伸展方向への負荷が強いと予測される上級者向けのエクササイズでは，腰椎の防御を目的として「インプリント（p.149参照）」という骨盤後傾（腰椎後弯）を意図的に行うことがあるが，それは稀であり，多くの場合は中間位を保持する。

軸の伸長とは，つまりニュートラルポジションを探すことであり，抗重力筋の促通と「良好なアライメント」と言い換えることもできる。そして，脊柱が左右にずれず，体の中心に位置することが「正中化」であり，この脊柱に四肢を寄せることでさらに正中化を強固にする。

このように「軸の伸長」は多くのピラティスの基本原則と関係性を持っており，ピラティスの原則の中でも最も比重が大きい。ピラティスで用いられるエクササイズの中で，この原則を大切しないエクササイズはないといっても過言ではない。

3.3 コアの制御

まず注意しなければならないことは，「コア」という言葉に医学的に明確な定義は存在しないということである。そもそもが医学用語ではなく，ピラティスの概念として，体のぶれない「芯」や「中心」，「核」という意味で使われ，広まっている。日本語でいえば，道教により伝わった「丹田」や「肚」という概念がそれに当たるのではないか。どの世界でもこの部分に重きを置いていることは，身体重心の位置（第2仙骨前方）を考えても理にかなっているように思える。「コア」を「体幹」と同義として捉えられることが多いが，体幹には「四肢と頭部を除いた部分」という定義があるので，これはやや強引な感じを受ける。

Pilatesは，コアをおそらく丹田などと同じように骨盤周囲としてイメージしていたと思われる。しかし，抗重力という機能を考えると，「コアの制御」とは，「頭頂から坐骨まで，あるいは足部までを含めた抗重力運動」と捉えたほうが適切である。繰り返すが，基本原則のなかでも最も重要なものは軸の伸長である。この軸の伸長によって前後バランス，左右バランス，回旋バランスが整った状態が脊柱の中間位であり，重力に対して最も抵抗できる位置であ

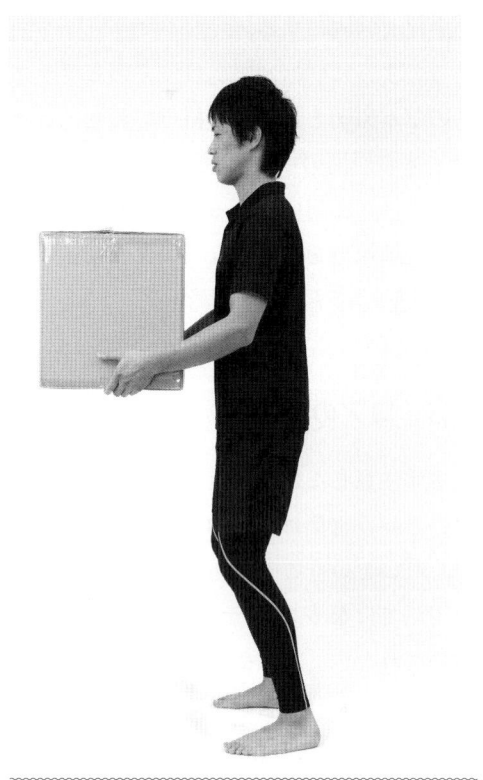

図 3-6　体幹を剛体として安定させる
重い物を持つような場合，中心にある脊柱には大きな外的モーメントがかかる。このような時には，体幹筋が動員され剛性を高め，内的モーメントを発生させる。

る。重力に抗することができるのは主に脊柱であり，この脊柱を代表とした体の中心の安定性がいわゆるコアの制御であると思われる。

つまりコアとは，体幹筋といわれている腹筋群だけではなく，またインナーユニット（腹横筋，多裂筋，横隔膜，骨盤底筋）といわれている一部の筋群だけではなく，脊柱に関する，あるいは頭頂から足部までを含んだ，多くの抗重力筋すべてとして捉える必要があるのである。そうでなければ，他の基本原則との関連性が薄く，ある筋を鍛えればよいというような短絡的な結論になってしまう。

人の動き，活動は複雑であり，多くの要素が互いに関連し合い成り立っている。だからこそ，ピラティスの基本原則も1つではなく，優先順位はあれど多様な側面から，そして統合という視点から形作られているのである。

コアの制御の重要な点は，軸の伸長という行為に伴って起こる点である。意識して腹部などを固めることではなく，頭部の位置，脊柱の伸び，足部の安定性など，重力との関係で自身の体を引き上げるような動きを意識した時に，体幹を中心とした体の中枢部が自然と活性化されるものである。日常的に重力に抗している我々は，いちいち「どこの筋を意識して」「どこの筋を締めて」というような面倒で非効率なことはしていない。自然と自動的に安定するという，この「感覚」が重要なのである。はじめに自分の体にかかっている重力の方向を感じ，そして脊柱を主として自身の深層部の筋群を意識しながら，真下にかかる重力を真上へ持ち上げる感覚を大切にする。細かい筋への意識ではなく，最終的にいかに自動的に体の安定性を作れるのか，これがピラティスのエクササイズの目的であるといっても過言ではない。

体幹筋に関しては，HodgesやRichardsonらの研究を中心に，インナーユニットやインナーマッスルの重要性が注目されている。この研究結果をピラティスの団体の多くが採用し，腹横筋や骨盤底筋へのアプローチを強調しているが，ピラティスの基本原則に則って考えると，それらが単独で重要なのではなく，前述したような相互関係が重要なのである。Hodgesらも，1つ

の筋のみが重要だというような結論は出していない。重力下でのグローバルマッスルとインナーマッスルの協調性や，筋力よりも筋緊張を重要視し，あくまで患者本人の体の使い方に重点を置き，多様なエクササイズを奨励している。

体に負荷がかかる時，不安定な脊柱を安定させるために，脊柱周囲の深部筋や腹横筋が剛性を高め安定性を確保していることは重要な事実である。しかし，これは安静立位時のことではなく，動きを生じる時のことである。ピラティスで，安静立位時にも腹部を「ドローイン」するという過剰な指導は禁物である。腹横筋がスタビリティに対して特に重要な点は，呼吸機構に影響を与えない点と，腰背筋膜と連結がある点である。体幹の剛性を高めるエクササイズとしては，体から四肢が離れる運動課題が適切である（図3-6）。

3.4 肩甲帯の安定化

抗重力運動の重要性を説いてきたが，この重力に対抗して体を引き上げるはたらきに対してバランスをとるために，唯一逆のはたらきをするところがある。それが肩甲帯である。肩甲骨の下制（前鋸筋の下部線維が主）は，重力方向への負荷を強めるものである。そのため脊柱はより強く伸長する必要がある。こうして肩甲骨の下制を使うことで，意図的に抗重力運動を高めることができる。肩甲骨は胸郭（肋骨）に張り付くように一体化していることが重要であり，体重支持もさることながら，歩行動作の中でも腕の振りの土台として大切な役割をしている。

注意が必要なのは，肩甲骨の下制が前鋸筋によるため，肩甲骨の外転を伴うということである。女性に多いが，良い姿勢は胸を張ることと思い込み，肩甲骨の内転を強調している人がいるが，この状態で下制すれば，胸椎は伸展し抗重力とはほど遠い姿勢となる。この「正しい姿勢」に関する迷走は，医療業界が正しい姿勢を提示できていないためとも考えられる。ピラティスでは，インストラクター自身がすらりと伸びた姿勢をみせ，これが正しい姿勢であると説得力を持って提示できる。このことからも，医療とピラティスの融合が，知識と実践の両方で必要であると思う。

肩甲骨の下制が抗重力運動を促すためには，肩甲骨が適切な位置で胸郭に張り付いている必要がある。この位置は，いってみれば肩甲骨の中間位であり，最大外転位と最大内転位の中間にあたる。鎖骨の長さが一定である以上，外転も内転も度が過ぎると肩甲骨は挙上せざるをえない。肩甲骨の中間位は，矢状面から鎖骨を観察すると最も低い位置であり，肩甲骨自体としては，脊柱から最も遠い位置といえる。この位置での下制は胸郭および胸椎に圧縮力を与え，抗重力運動を促すことができる。逆に，この位置以外の下制では，外転位では胸椎の屈曲を，内転位では伸展を誘発してしまい，抗重力運動ではなくなってしまう（図3-7）。

このことから，肩甲骨の位置は，抗重力運動を適切に行うための条件であるともいえ，非常に重要である。ピラティスでは，エクササイズを行う前のポジショニングが重要であるという一例である。

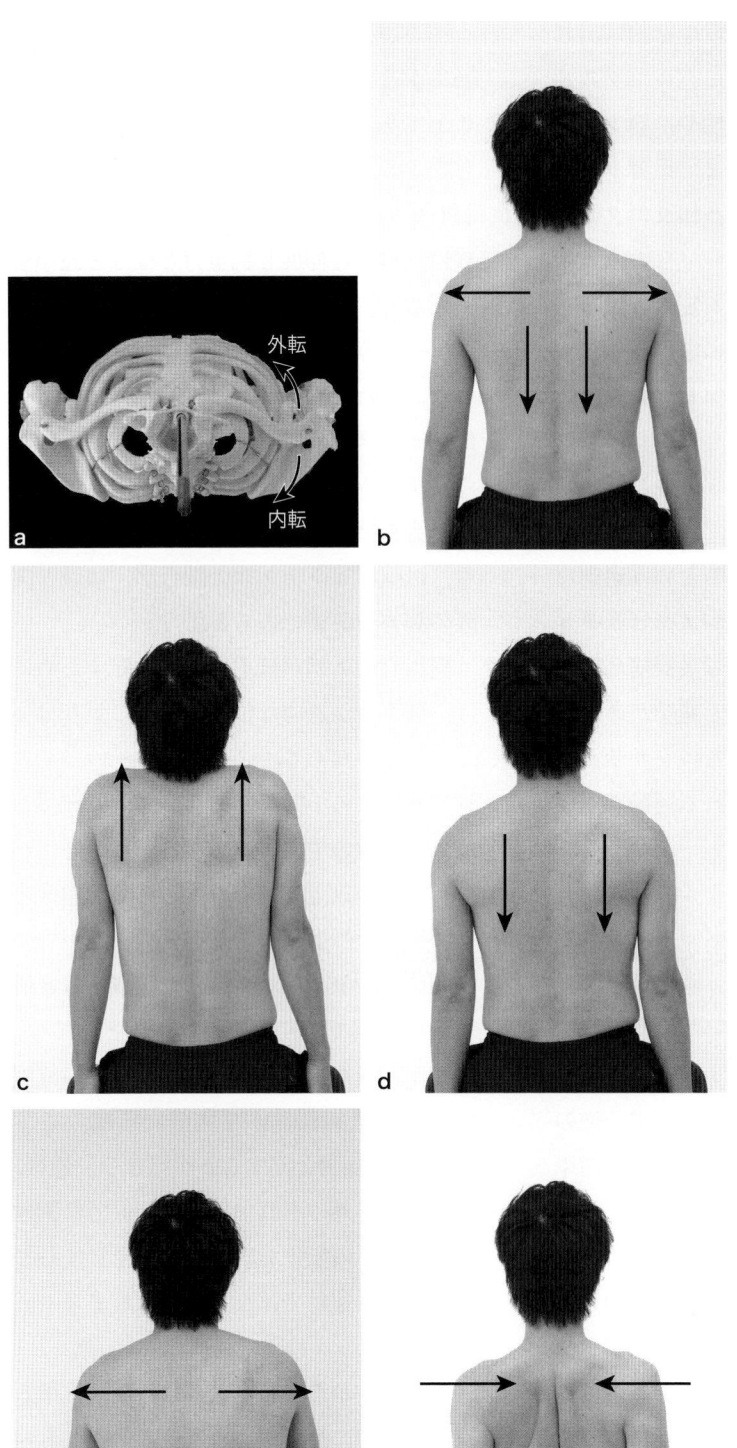

コメディカルのためのピラティスアプローチ

図 3-7 肩甲骨の動き
a は上からみた鎖骨と胸郭の模型。鎖骨の長さは一定であるため，肩甲骨の外転も内転も挙上を伴う。肩甲骨の動きには，挙上（c），下制（d），外転（e），内転（f）がある。肩甲骨と胸郭との密着性が高い位置は肩甲骨の最大外転位と最大内転位の中間であり，ここがいわゆる中間位となる。感覚としては，やや外転＋下制を意識すると，安定を感じることができる（b）。

3.5 足部のアーチの引き上がり

　足部は体の中で唯一床と接している部位であり，歩行において床反力を体に伝える唯一の部位である。作用と反作用の観点から，足部が柔らかければ，のれんに腕押し状態で床を強く蹴る（押す）ことができない。逆に，足部が硬すぎると，接地する時の衝撃をまともに受けてしまい，疲労骨折のような障害へと繋がってしまう。そのようなことにならないように，足部は歩行の中で衝撃を吸収するための柔らかさと，蹴り出すための硬さを，「アーチ」として兼ね備えている。また，でこぼこした床面でも斜めの床面でも，上半身を安定させるための足部および足関節の柔軟性を有する。

　ピラティスのエクササイズでも，最終的には立位での運動を目指すため，この足部の安定性や柔軟性に関しては，最低限の条件として重きを置く。様々なピラティスエクササイズの基盤づくりとして，足部のエクササイズをクラスのはじめに行うことが多い。実際 Pilates も，多くの場合にエクササイズをフットワークからはじめていたといわれている。

　足部機能の鍵は，足部アーチである。このアーチは，二足歩行を行う人間が進化の過程で獲得した特徴である。アーチには内側縦アーチ，外側縦アーチ，横アーチの 3 種類がある（図 6-3 参照）。アーチを構成しているのは骨，靱帯，筋であるが，特に筋は重要である。子どもの時から靴に頼りすぎたり，身体活動量が少なく足を使わないと，筋は脆弱なまま発達し，筋力低下を基礎とした扁平足になっていく。

　アーチを構成する筋では，虫様筋をはじ

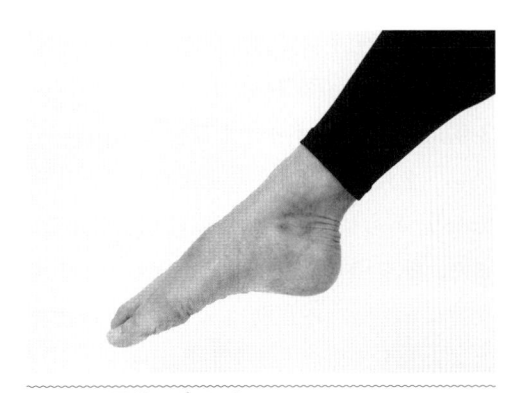

図 3-8　足部のポイント

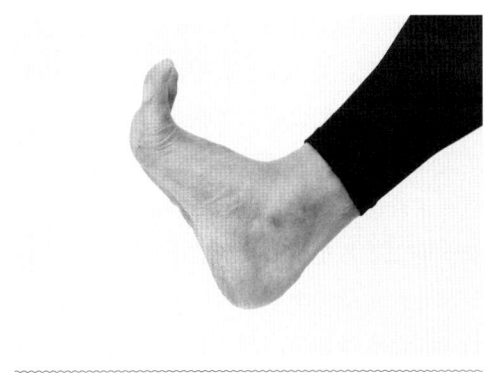

図 3-9　足部のフレックス

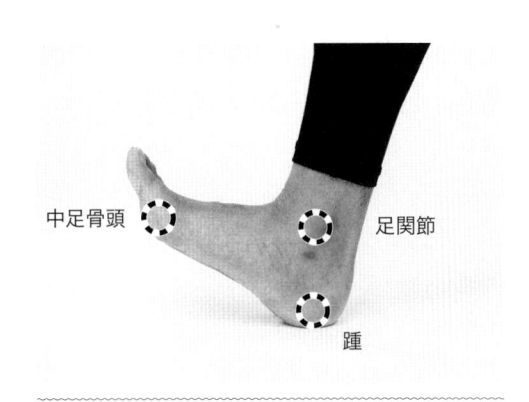

図 3-10　ロッカーシステム

めとする内在筋や，外在筋としては前脛骨筋，後脛骨筋，長腓骨筋，長母趾屈筋が重要である。また歩行では，立脚後期において内在筋は重要であり，ウィンドラスメカニズム（足底腱膜によるアーチの引き上げ）と同じく，蹴り出し時の足の剛性を高めて

いる。ピラティスでは，足部の動きとして主にポイント（図3-8）とフレックス（図3-9）を用いる。ポイントは特に内在筋を，フレックスは特に外在筋をはたらかせた状態であり，ともにアーチの形成に重要である。また，踵を引き上げたつま先立ちでの体重支持などでも，内在筋はウィンドラスメカニズムとともにアーチを引き上げる。

足部には3つのロッカーシステム（rocker system）が存在し，歩行の効率性を高めている。3つのロッカーは踵，足関節（距腿関節），前足部（中足骨頭）であり，重心の移動に応じて転がることで体を前方に推進させる（図3-10）。荷重相では，それぞれ前脛骨筋，後脛骨筋・腓骨筋，ヒラメ筋による足部の制御が重要である。

母趾は足部の中でも特に大切である。歩行時に重心は常に内側を通るため，母趾の機能は重要となる。逆に，重心が内側を通らなければ，母趾が機能していないということである。頭位などが傾くことによって，重心は片側に偏り，足部に落ちる重心の位置も著しく偏る。これでは平衡反応としてのストラテジーは正常とは異なるパターンをとる。このように，頭部と足部は互いに関連し合っている。軸の伸長が，頭位の正中化だけでなく足部機能へも影響を与えるという事実は，ピラティスを指導するうえで，また人間の全身の連鎖的運動を考えるうえでも重要である。

3.6 脊椎の分節的運動

この概念はピラティスに特徴的なものである。脊椎は，頚椎から腰椎まで24個あり，この24個の脊椎をすべて均等に使い，波打つように動かすことが理想である。これはヒトと同じ脊椎動物である魚やトカゲの動きをみるとわかる。変形性脊椎症の好発部位は頚椎と腰椎である。胸椎に少ないのは，肋骨に囲まれ動きが固定化されやすいためである。呼吸機能の低下や，運動習慣の減少により，胸郭の柔軟性が低下すると，胸椎の可動性も低下する。このことは，そのまま頚椎，腰椎の負担を増すことになり，過剰ストレスから不安定性を惹起し，変形へと至る。

Pilatesは，脊柱の柔軟な動きが脊椎動物にとって重要であることを見抜き，数多くのエクササイズを生み出している。そのエクササイズで強調されるのが，「脊椎の分節的運動」である。これは，脊柱の椎骨1つひとつを均等に動かしていくというもので，特に上述した胸椎の可動性低下を改善するために，「C」の字のように均一な弯曲を連想させる「Cカーブ」という概念で胸椎の後弯を促す。もちろん伸展の動きでも胸椎は重要であり，肩甲骨との関連性の中で強調される。

「Cカーブ」という概念において注意すべき点は，潰れるような動きにならないことである（図3-11）。ただ単に丸くなることが有用なのではなく，椎骨同士が伸びながら丸くなることで，均等でありながらストレスが最小であることが求められる。そのためには，脱力した状態ではなく，やはり軸の伸長とコアの制御を伴った運動でなくてはならない（図3-12）。逆にこの2つの要素がなければ，脊椎の適切な分節的運動はできない。軸の伸長を伴うことで脊柱の動きの支点は主に胸椎に位置し，胸椎を動かす多裂筋，胸棘筋，胸横筋，前鋸

III. ピラティスの基本原則

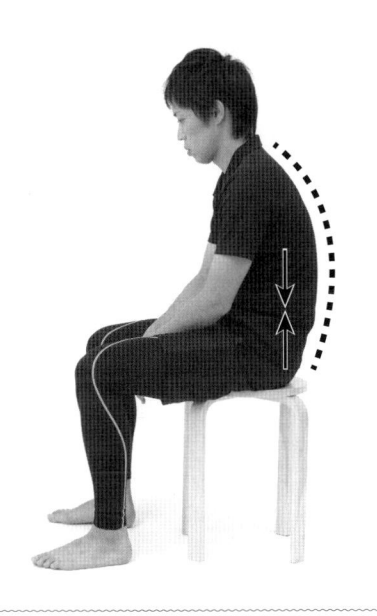

図 3-11 脱力した状態での脊柱屈曲
特に腰椎に対して圧迫ストレスがかかる。

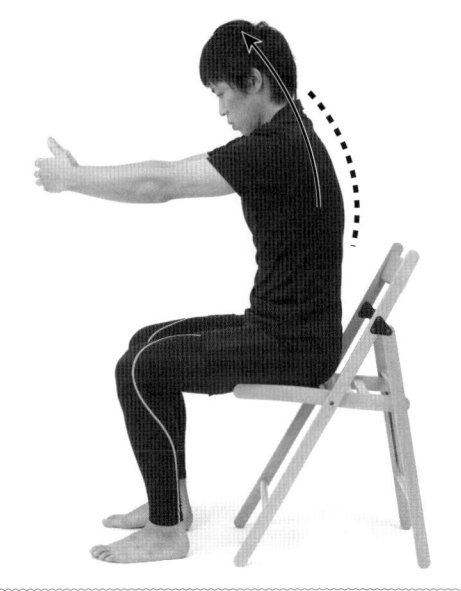

図 3-12 軸の伸長を意識した状態での脊柱屈曲
胸椎伸筋群の遠心性収縮が促され，腰椎への圧迫ストレスが軽減される。

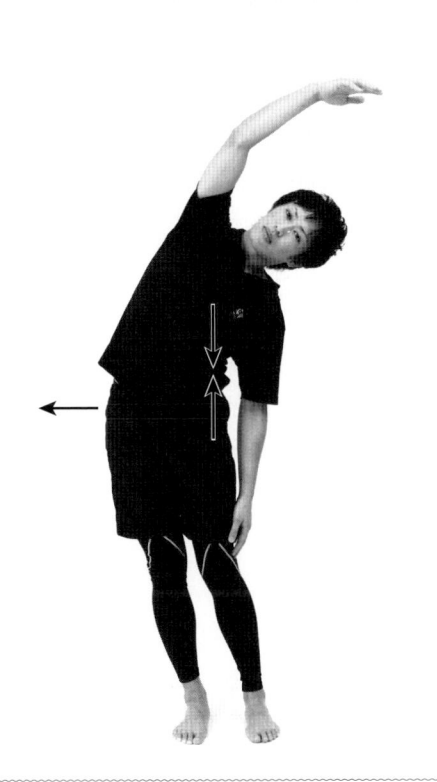

図 3-13 アップ＆オーバーを使わない側屈
カウンターウエイトで釣り合い，側屈ストレスが大きい。

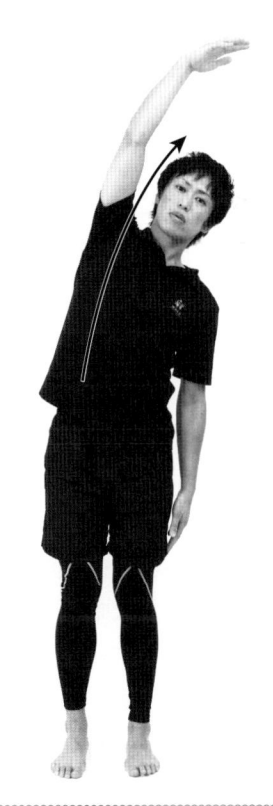

図 3-14 アップ＆オーバーを使った側屈
カウンターモーメントで動きを制御するため，側屈ストレスが小さい。

筋，肋骨挙筋，腹斜筋などの活性化に繋がる。第9胸椎から第10胸椎（胸腰椎移行部周辺）を支点とした3次元的な動きが，これらの筋群によって制御されていることが，まさにヒトの進化の中で獲得してきた，力学的ストレスへの適応方法なのであろう。そしてこの機能の破綻が，運動を阻害し，障害を生むのである。

　ピラティスでは，脊椎の分節的運動を行ううえで，「アップ＆オーバー」というテクニックを用いる。これは同時収縮を伴った動きである。「マーメイド」というエクササイズ（p.124, 192参照）を例にとると，体を側屈する時に骨盤を側屈する方向と逆に動かすと，カウンターウエイトとして釣り合うため，筋による制御はいらない（図3-13）。そのため，関節は側屈ストレスを直接受ける。しかし，骨盤を動かさないように側屈する場合（アップ＆オーバー）（図3-14）は，ウエイトが釣り合わないために，筋によって制御する必要があり，側屈する方向とは反対側の筋も制御のためにはたらかせながら，かつ側屈側を収縮させるという同時収縮が起こる。この場合，筋による制御があるため，関節にかかる潰れるようなストレスは最低限のものとなる。これは側屈に限らず，脊椎の分節的運動のすべての方法で必要なテクニックである。

　このように，脊椎の分節的運動の基礎には，ピラティスの基本原則である「軸の伸長」，「コアの制御」，「肩甲帯の安定化」が必要である。そのため，脊椎の分節的運動を促すエクササイズの前には，事前準備としてまずこれらの中枢部の制御を行い，基盤ができたところで目的のエクササイズを行っていくことが必要となる。

　余談になるが，エクササイズを指導するうえで，そのエクササイズが準備段階のものなのか，総合的でアドバンスなものなのかを理解しておくことは非常に重要である。また，クライアントの求める目標に対して，現段階でどの機能を獲得し，どの程度の負荷を用いるのか，エクササイズの選択は現状の身体機能に適合したものでなくてはならない。そこをまちがえると，エクササイズで逆に怪我をすることになってしまう。

3.7　関節の分離した動き

　我々は，例えば友人と喋りながらお茶を飲む時に，顔を相手に向けながらティーカップをテーブルから持ち上げ口に運ぶことができる。この動きは，脊柱を中心とした体幹を安定化させたまま，上肢を分離して動かす「分離運動」といえる。このように，体幹部の安定性は，四肢の分離運動を可能とする。これは，あくびする時に手を口に持っていくことや，前髪をかきあげることなど，日常的に行われている。手で頭に触れる時にわざわざ頭を手に近づけるようなことはしない。頭部をはじめとした中枢部は，元来動きが少ないようにできている。獲物を狙って走っている時に，みている頭が上下左右に揺れるようでは，視点が定まらず正確に獲物を追うことができない。また，ヒトは立位や座位で，頭部だけでなく体幹部を安定させることが多いため，中枢部に対する四肢の分離運動が四足動物よりもさらに重要になってきたのであろう。

　歩行に関しても，骨盤をはじめとした体幹部の安定性があることによって，股関節

図 3-15　フィーマーアークス
背臥位で膝を立て，脊椎の生理的弯曲，肩甲骨の中間位を保持しながら，片側の股関節を屈曲する。この時，動きに伴って骨盤や上半身が動いてしまわないように安定させ，股関節だけの分離した動きを行う。

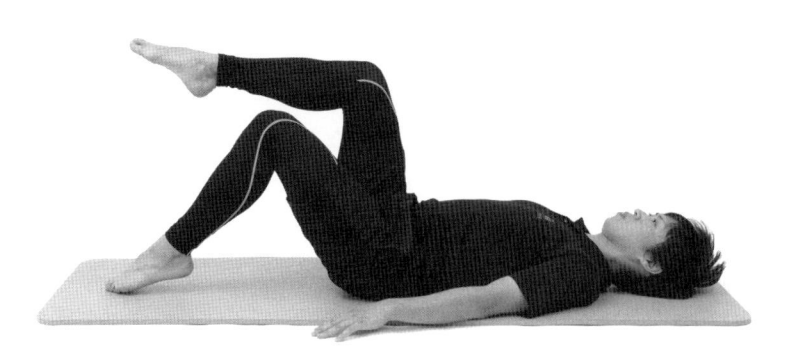

がしっかりと屈伸することが可能になる。体幹部が不安定であれば股関節の動きは分離されず，骨盤を介して過剰なストレスという形で腰椎へ伝わっていく。これは腰椎の不安定性を招き，椎間板や椎間関節の障害へと繋がる。このように，体幹部に対する四肢の分離運動は，日常生活を送るうえでとても大切な機構であり，体幹部の安定性が確保されているからこそ，肩関節も股関節も広い自由度を有する球関節として進化を果たしたものと考えられる。

　四肢の分離運動は，体幹部の安定性を確認するには有効なエクササイズである。フィーマーアークスというエクササイズ（図 3-15，p.176 も参照）を例にとり，四肢の具体的な安定機構について考えよう。

　フィーマーアークスは，背臥位で膝を立て，片側の股関節を屈曲する。この時，骨盤や上半身が動きに伴って動いてしまわないように安定させ，股関節だけの分離した動きを行う。四肢の土台となる肩甲帯，骨盤帯，体幹を安定化させ，股関節だけを分離して屈曲運動を行うのである。

　上肢の土台となる部位は肩甲骨である。肩甲骨の安定性に重要な筋は，前鋸筋である。前鋸筋は肩甲骨の外転および下制作用によって，胸郭に張りつくようにして安定性を確保する。

　下肢の土台は骨盤である。骨盤の中間位を保持する筋は，腸腰筋，骨盤底筋，内腹斜筋，腹横筋である。

　四肢を分離させることで，これらの土台の部位の安定化にかかわる筋群が動員され，そのはたらきを促すことができる。

3.8　選択的呼吸

　ピラティスでは原則的に胸式呼吸を行う。これは横隔膜を使わないということではなく，腹部の弛緩を行わないということである。前述した「軸の伸長」を意識するということは，重力に対して積極的に抗している状態であり，交感神経が優位な状態である。この状態では，筋緊張は亢進し，意識の覚醒（脳幹網様体賦活系）が，腹部の緊張と胸郭の拡張を助ける。ピラティスは「体（body）」，「心（mind）」，「精神（spirit）」の3つの要素を高めるとされるが，呼吸はそれらすべてに直接関係するものであり，激しい呼吸や逆にゆったりとした呼吸を行うことで，自己の意志によって体から心，さらに精神に影響を与えること

ができる。

　胸式呼吸では，胸部の全方向への3次元的広がりが重要である。また，選択的に背部のみ，前胸部のみ，片側のみなど，自己の意志によって呼吸の広がりを調整できること（選択的呼吸）も重要となる。これによって，肺による内圧を利用した胸郭の拡張が可能となる。肺そのものを選択的に動かすことは不可能であるため，内外肋間筋，腹斜筋，肩甲骨に関連する筋群などの活動が必要となる。これがピラティスでいう「コントロロジー」に繋がる。各部位の拡張は，その部位を拡張する筋群と，反対側を短縮する筋群によってなされる。それらの筋群を意識的に使えることが必要であり，その学習が体幹や呼吸のコントロールの基盤となる。

　胸式呼吸は，交感神経を優位にすると起こるため，軸の伸長による活性化した状態をつくることが先決になる。胸式呼吸が難しい時は，ある程度呼吸の上がるような，または大きな筋群を使うエクササイズによって，心拍を上げるくらいの活性化が必要である。あまり地味な動きは，弛緩を生み，副交感神経優位となり，腹式呼吸を誘導してしまう。腹式吸気を行わないという意味で，腹部の筋群の動員は必要となる。特に，腹横筋や腹斜筋による腹部の引き締めは重要となる。これらの筋群は，努力性の強制呼気時にはたらくため，呼気を強調したエクササイズによって促通される。

　原則的に，呼気は腹筋群を動員するため体幹の安定性を高め，吸気は肺の拡張によって胸郭の安定性を高める。つまり，呼気でも吸気でも，胸式呼吸であれば体幹の安定性を高めることができる。日常では，素早く動く時や重いものを持ち上げる時などは一時的に呼吸を止めるが，ピラティスのエクササイズにおいてはそこまでの負荷をかけることはないため，基本的には呼吸は止めない。時には，リラックスするために，一気に息を吐いて体の過剰な力を抜く。

　姿勢を保持することとは異なり，動きは常に呼吸を伴うものであり，連続的な動きを行えば確実に換気が行える。よってエクササイズ中は，呼吸が苦しくならないように動きを持続できることに注意する。呼吸は持久力そのものであり，また呼吸筋にも筋力が必要である。

　呼吸は，常に意識されることはないが，動きとともに変化するものである。吸気では胸郭が拡張するため胸椎を伸展するような動作と連動し，呼気では胸郭が収縮するため屈むような動作と連動する。また，吸気によって肺にかかる圧は均等であるが，動きによって選択的に拡張される。胸椎を屈曲すると背部が拡張され，肺の拡張も後面を中心に起こる。逆に伸展すると前面を中心に拡張し，側屈すると側屈方向と反対側を中心に拡張する。

　マットワークなどで両下肢を持ち上げるような負荷の高いエクササイズでは，腰部を守るために腹部の筋群をさらに動員して安定性を高めなければならない。この状態でも呼吸は行わなければならないが，胸式呼吸ができないと息を止めることになり，エクササイズそのものがリスクになってしまう。そのためピラティスでは，この選択的呼吸（ピラティス呼吸とも呼ぶ）を意識しながら動くことが奨励されている。

3.9 リズムとフロー

体の中には,呼吸以外にも心拍や腸蠕動,脳脊髄液などの様々な「リズム」が存在する。体の動きもこれらのリズムと同調する。特に呼吸は,胸郭の動きや運動負荷によって変動するため,動きとの相関が強い。モノを持ち上げて体を起こす時は吸い,捻る時には吐く。これは無意識に行われている効率的な呼吸であり,これらを意識的に行うことで,動きはさらに増強される。ピラティスでは,この流れるように続く体のリズム,特に呼吸と動きを同調させることを重視する。Pilatesは,音楽ではなく,自分の中のリズムに合わせて動くように指導していたという。

「フロー」というのは,流れるように滑らかに動きを行うことで,エクササイズは止まる要素よりも滑らかに動く要素が重要である。考え過ぎて動きがぎこちなくなってしまうのではなく,まるで体そのものが動きを楽しんでいるように動くことが求められる。エクササイズでは,動くことを感じるのであって,考えて動くのではない。動きと感じることはセットであり,あまり頭を先に使うと動けなくなるものである。ピラティスのエクササイズでは,開始姿勢をつくるところは重要であるが,動きはじめたらその動きを感じながら修正していく。動きを止めて1つずつ修正しては,動きが起こらない。より日常的な動きに近づけるためには,まず動きがなくてはならない。このフローの概念は,医療現場で頭でっかちになって患者さんを固めてしまうセラピストの傾向に対して,良い助言であると思われる。まず動く楽しさ,動く感覚をつかむことが先決ということである。動くことで,フィードバックが得られ,学習が起こるのである。

またフローは,体の末端から末端まで,動きが連鎖的に繋がっているという意味でもある。体はエネルギーを伝達するように動き,エネルギーは分節において滞らずに流れていく。隣接する関節は互いに影響し合いながら,モビリティとスタビリティを補完し合いながら巧みに連動する。

ピラティスのエクササイズ同士を連続的に行う方法もあり,例えば1回60分のクラスで,20～30程度のエクササイズをリレーのように繋げて行うことがある。これもフローの概念に則っている。この場合は,準備のエクササイズから徐々に負荷や複合性を向上させ,最終的に立位での抗重力のエクササイズへと導いていくようなストーリーが存在する。クラスの進行によって参加者は徐々に高揚し,身体機能が向上し,考え過ぎずに体の動きを活性化していく。

このようにフローという概念には多様な側面があるが,エクササイズにおいて非常に示唆に富んだ原則であるといえる。

3.10 動きの統合

ヒトの動きは,頭を掻いたり目を擦ったりするような小さな動きであれば,中枢部を安定させ,四肢を分離した必要最低限の動きで行われる。しかし,より大きな動きや粗大でダイナミックな動きに関しては,中枢部も含んだより複合的で統合された動きとなる。これは,特に水泳や球技などの全身性のスポーツ動作や,日常の立ちしゃ

がみのような全身が関与する動きにみられる。

　歩行でも，動きは中枢から始まり，その動きをタイミングよく遠位に伝えていく。これらは力の伝達であり，力学的ストレスは集約せず放散されていくか，より安定した部位で受け止めていく。このように，中枢と四肢は連動し，より負担の少ない動きを行っている。安定性は固定性とは同義でないことに注意が必要である。柔軟性を伴う安定性が本来の姿である。そのために，深層筋群の活性化など，ピラティスの基本原則の様々な要素が必要となる。

　ピラティスのエクササイズでは，はじめは安定性を重視し，脊柱の伸長とコアの制御を行う。その後，安定性が確保されれば，より中枢部への負荷を高めつつ安定性を確保した状態から四肢を様々に動かす複合的な動きを取り入れたり，中枢部も安定させたまま積極的に動かすことによってよりダイナミックな動きを行うようにしたりして，運動の統合を行っていく。この時には，呼吸の重要性がさらに強調され，呼吸のリズムを活用しながらダイナミックな動きを誘導していく。

　統合の段階は，ピラティスでは最終的な段階であり，効率的で滑らかな動きが目標となる。場合によっては，スポーツに匹敵するレベルのパフォーマンスを行うこともある。高いレベルのエクササイズまで行うことで，本来持っている人間の能力を最大限に発揮させる。我々人間は，日常の限られた活動範囲の中で，本来持っている潜在的な能力を使わずにいる。これは，日常生活のみでは，人間としての能力が後退していくことを意味している。ピラティスでは，

スポーツを行っていない人の能力も高いレベルまで引き上げることで，日常での活動負荷に対する余裕をつくることができる。はじめに高いレベルのエクササイズをみると，自分には無理ではないかと思うが，基本原則を1つひとつ練習し獲得することで，徐々に無理なく行えるようになっていくところが面白い。

　ピラティスは，急性期など患部の安静が必要な時期に，安定性を強調するエクササイズとして用いることもできるが，動きの統合が必要なスポーツやダンスのために，より高度なエクササイズとしても用いることができる。

3.11　効率的な運動：ピラティスの最終目標

　二足歩行の最大の特徴が，エネルギーの効率性である。直立姿勢そのものもとても効率的であり，臥位の状態と比べエネルギーは7％しか多くない。歩行では，チンパンジーなどのナックル歩行は，二足歩行に比べて約35％も多くエネルギーを必要とする。ここで節約されたエネルギーは脳へ回され，体重量の約3％に過ぎない脳が，全身の3割近くのエネルギーを消費する。ヒトは進化の過程で，身体のエネルギーを節約して脳を大きくしてきたといえるだろう。

　理想的な運動形態とは，効率的な動きであり，必要最低限のエネルギーで動けることである。ピラティスもこの機能的な動きを目指しており，ダイエットを目的に闇雲にエネルギーを消費する運動とは一線を画す。関節は柔軟に，力の伝達はスムーズに，

各部位が連鎖的に動き，目的とする運動を遂行する。ピラティスのエクササイズはすべて，ここに帰結するために存在するといえる。筋疲労によってやった気になるエクササイズではなく，体が楽に滑らかに動ける場所を探すエクササイズである。時には代謝を上げるために換気を促す方法も必要だが，ピラティスを用いる場合は最終的にどこに行くべきかを理解しておく必要がある。

　エクササイズの指導中には，クライアントがどういう状態で行っているかを観察することが重要となる。緊張した状態では，無意識に呼吸を止めていたり，表情が険しくなったり，肩が上がったりする。動きは固く，重い感じになる。効率的な運動のためには，呼吸を止めないこと，顔や肩の上部をリラックスさせること，動きが滑らかであることが必要である。

　ピラティスは，身体を自転車のように乗りこなすための術であり，様々な運動の基本である。ピラティスの基本原則は，あらゆるスポーツの基礎であり，ひいては末永く健康に過ごしていくための人間の動きの基本原則なのである。

4. 事前注意

ピラティスのエクササイズを行ううえで注意が必要な点がいくつかある。

まず,エクササイズは自重などの負荷を用いて体にある程度のストレスをかけるものである以上,自身の能力を超えた負荷は体を鍛えるよりも痛める可能性がある。この点については,指導する側のセラピストやインストラクターだけでなく,エクササイズを行う患者・クライアントも意識する必要がある。

また,体に何かしらの病気や障害がある場合は,その状態に合った修正を行わなければ,無理を強制することになりかねない。人工関節がある場合も,脱臼の危険性に関し注意を要する。

以下に,注意の必要な主な疾患と,禁忌を挙げた。

4.1 脊柱管狭窄症

脊柱管が,骨の変形(骨棘など),ヘルニア,靱帯の肥厚など何かしらの原因で狭窄した状態。神経の圧迫を主とした症状を呈する。

禁忌
- 脊柱の伸展

4.2 高血圧

血圧が,正常値よりも高い状態(概ね140/90 mmHg以上)。時間帯によって高低がある場合もある。

禁忌
- 努責(呼吸を止めて力むこと)
- 収縮期血圧が180 mmHG以上の場合は特に注意を要し,200 mmHG以上の場合は運動を控えたほうがよい(土肥によるAnderson改訂基準参照)。

4.3 緑内障

主に眼圧の亢進によって視神経が変性壊死する疾患。視野異常が起こる。

禁忌
- 頭部の下垂による眼圧の亢進
- 努責

4.4 妊娠後期

概ね妊娠32週以降を指す。この時期は胎児による腹部の圧迫が著明であり,母体への影響も大きくなる。

> **禁忌**
> - 腹臥位（背臥位については，長時間でなく不快感がなければ問題とならない）

4.5　骨粗鬆症

骨密度が低下した状態。閉経後の女性に多いが，女性に限らず高齢者の多くはこの状態にあるといっても過言ではない。骨の強度が低下している状態といえる。

> **禁忌**
> - 脊柱の過度な屈曲（「Cカーブ」など）

4.6　逆流性食道炎

食道裂孔ヘルニアや妊娠，ストレスなどによって胃酸が逆流し，食道粘膜に炎症が起こる疾患。

> **禁忌**
> - 頭部が下，腹部が上になるような姿勢

その他，手術によっては禁忌肢位などが存在するため，各患者・クライアントごとに個別に確認する必要がある。これは運動療法を提供する際の一般的な対応と同じである。

（中村　尚人）

IV
実践！
運動学的視点からみた
ピラティスの特異性

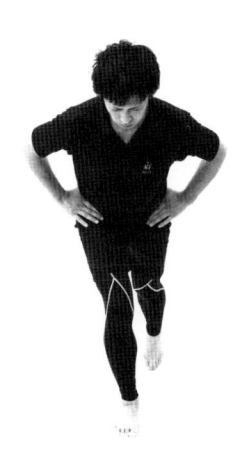

エクササイズ 1

脊柱のあらゆる方向への分節的な動き

胸椎に焦点を置き，第9胸椎を中心とした前後左右方向の動きの自由度を獲得する。

試してみよう

みぞおちに両手の指を置き，胸椎を意識しながら次の動作を行う。
① 屈曲/伸展　　② 左右の側屈
③ 左右の回旋　　④ 3次元的な円運動

ポイント

・頭部の重みが胸椎の動きを促すため，頭部の位置が重要である。胸椎が移動する方向と逆に頭部を動かす。

❶

背中を開く　　みぞおちを持ち上げる

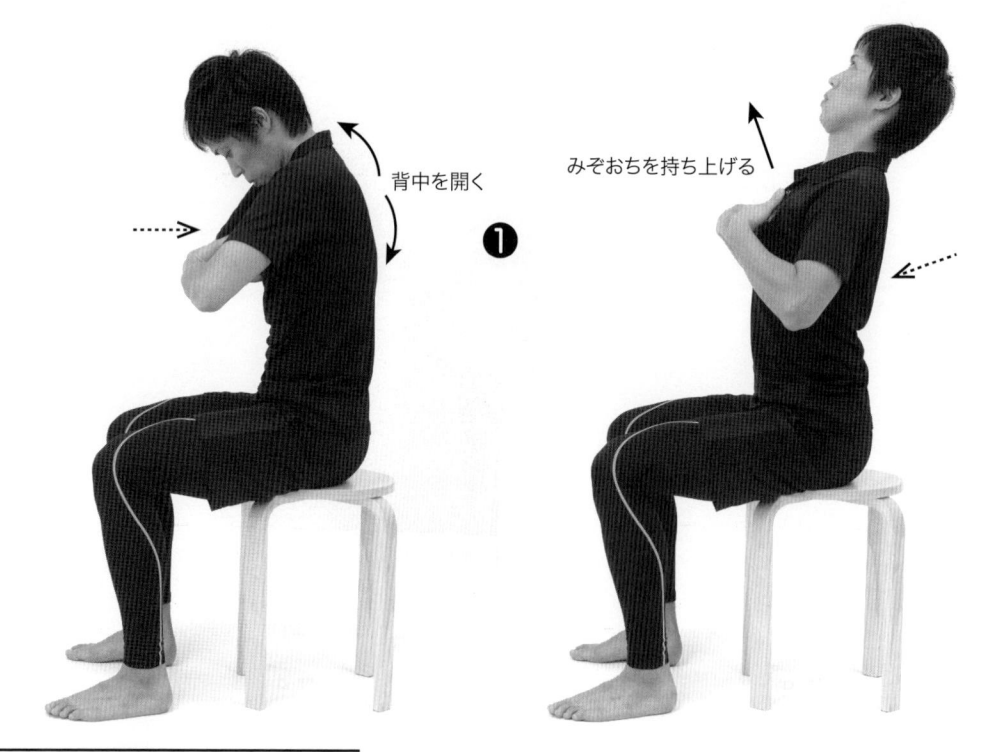

図内の矢印の説明
──→：実際の動きの方向，┄┄→：イメージする動きの方向を示す。

エクササイズの回数
Pilates は基本的に5回繰り返すといっているが，クライアントの持久力を考慮し，また運動学習の視点から，個々に決定する必要がある。

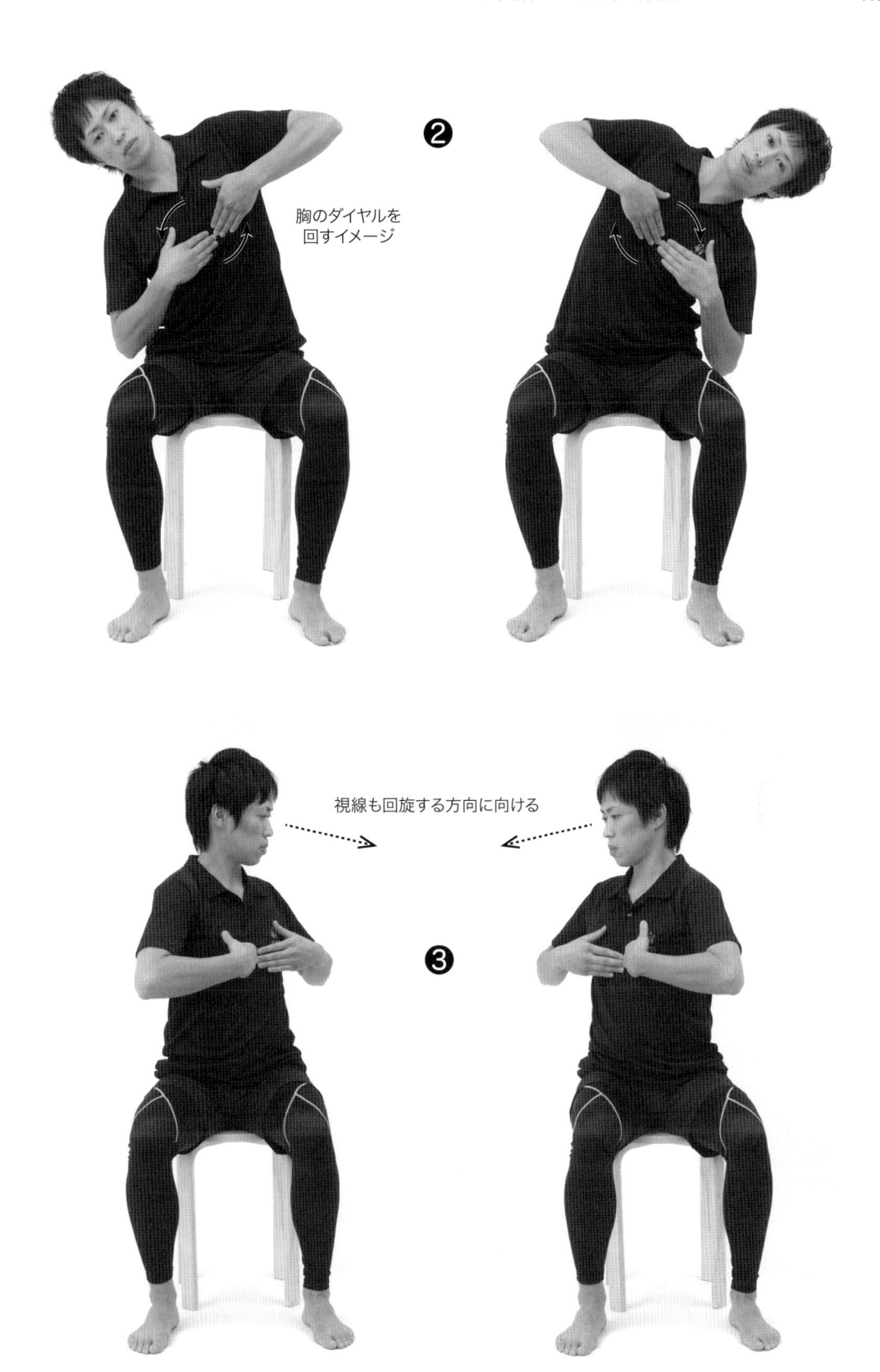

Ⅳ．実践！　運動学的視点からみたピラティスの特異性

❷

胸のダイヤルを回すイメージ

視線も回旋する方向に向ける

❸

エクササイズ2
体幹の安定性

剛体としての体幹の安定性を獲得する。

試してみよう

❶ 座位で，片手に1 kgほどのウエイトを持つ。
❷ ウエイトを持った手を肩の高さまで外転する。
❸ 骨盤を動かさず，肩を外転位に保ったまま，体幹を回旋させ，さらに上肢を回旋方向に動かす。
❹ 反対側でも同様に行う。

ポイント

・体を傾けてウエイトを持ち上げないようにする。
・常に頭頂を上に引き上げる感じを意識する。
・ウエイトと反対側の側腹筋群に，使っている緊張感を感じながら行う。

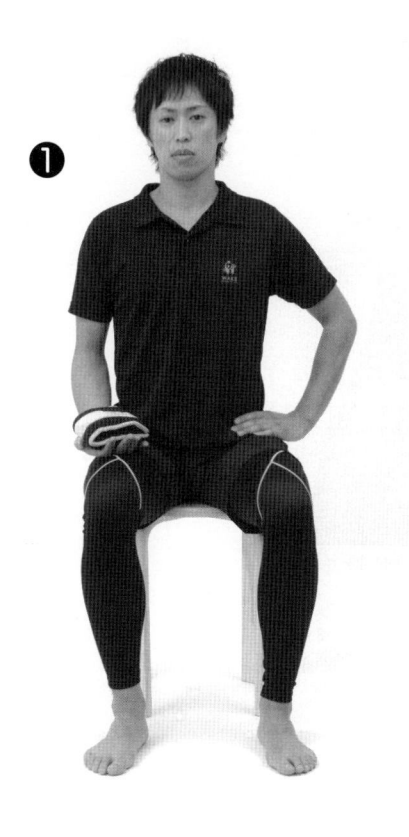

❶

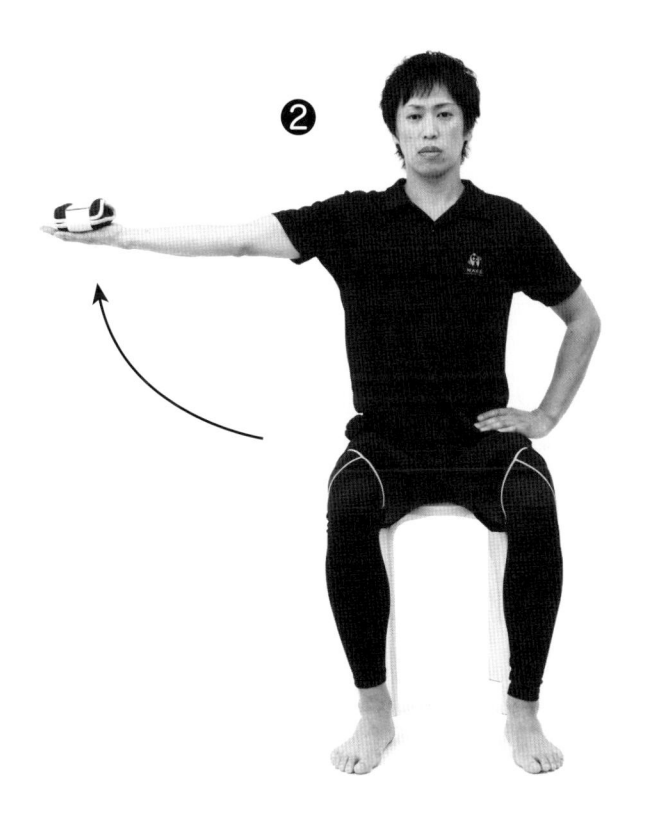

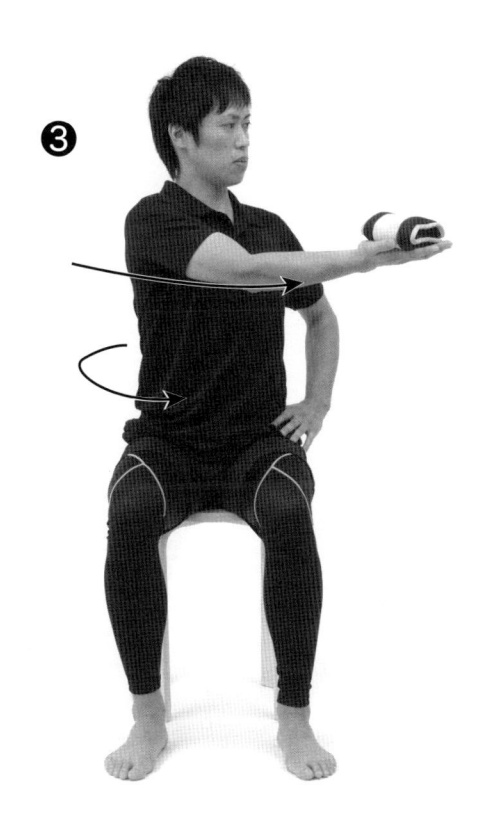

Ⅳ．実践！　運動学的視点からみたピラティスの特異性

エクササイズ3
コアの安定性に基づいた四肢の分離された運動

軸の伸長と体幹の安定性および足部の安定性を必要とする股関節の分離運動である。

試してみよう

❶ 肩を前方に90°屈曲した状態で，ハーフスクワットする。
❷ ❶の姿勢を保持したまま，片方の下肢に荷重し，非荷重側の下肢を浮かせる。
❸ そのまま片足で軽くスクワットする。
❹ 反対側でも同様に行う。

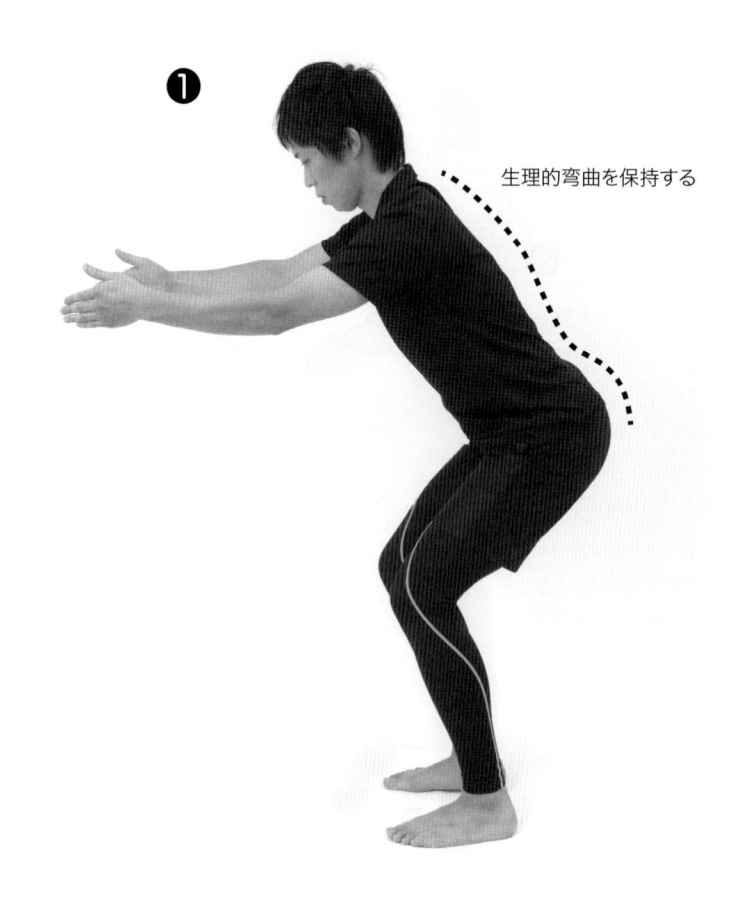

❶

生理的弯曲を保持する

IV．実践！　運動学的視点からみたピラティスの特異性

> **ポイント**

・骨盤が上下左右に崩れやすいため，体重移動の時や下肢を浮かせる時に，極力骨盤を動かさないように意識する。
・伸ばしたつま先と頭頂で常に引っ張り合うように意識する。

> **注　意**

スクワットは，膝や股関節に違和感が出ない範囲の可動域で行う。

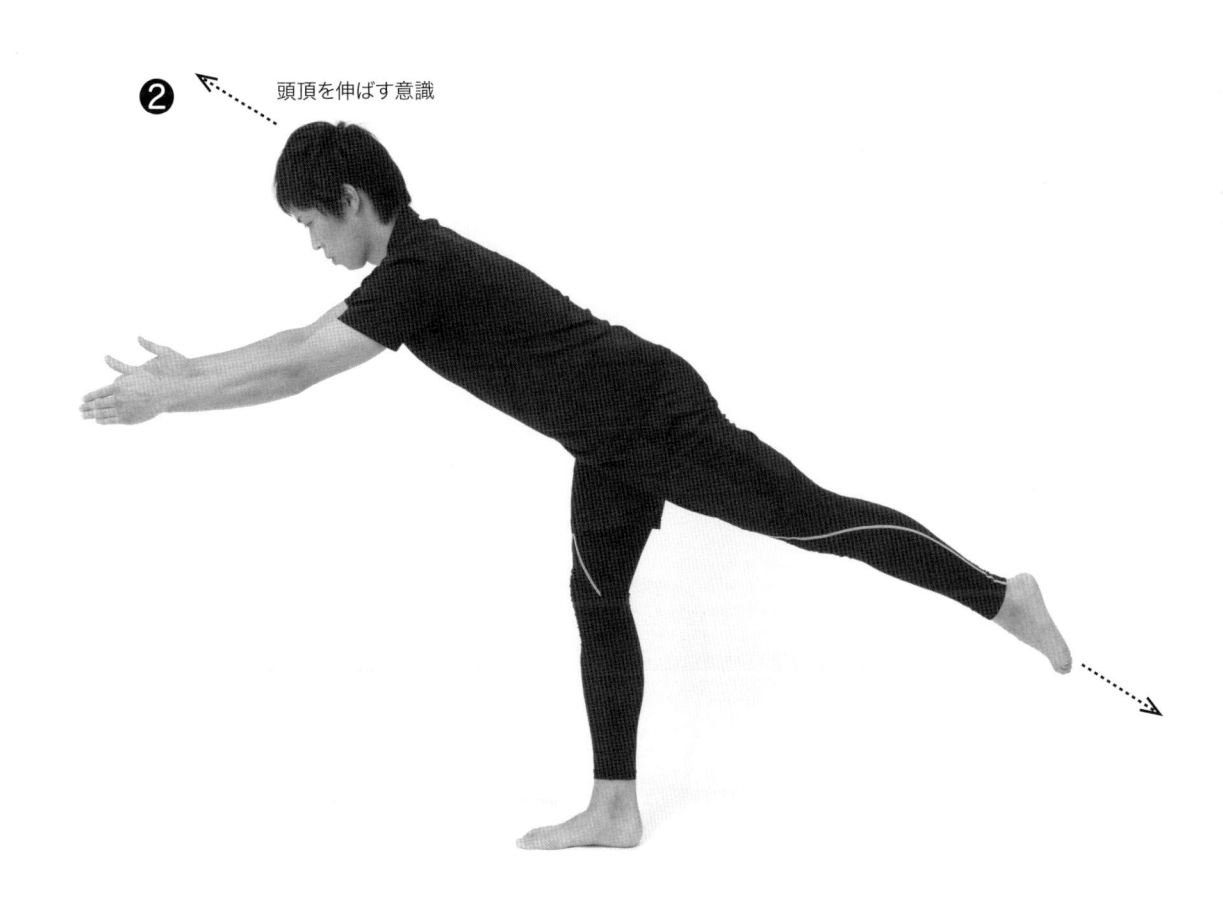

❷　頭頂を伸ばす意識

49

エクササイズ4
肩甲骨の下制と軸の伸長の関連性

肩甲骨の内・外転中間位での下制と，軸の伸長感を実感する。

試してみよう

❶ 椅子に座り，椅子の座面を両手で持つ。
❷ 手を離さないようにしながら，頚のストレッチを全方向に行う
❸ 手を離さないようにしながら上体をやや前傾し，頭頂を伸ばすつもりで脊柱の伸長感を自覚する。

ポイント

・座面を掴む手に力を入れて持ち上げるようにすると，肩が緊張するため，自然に掴むようにイメージする。あくまで肩甲骨の下制であって，挙上ではないことに注意。

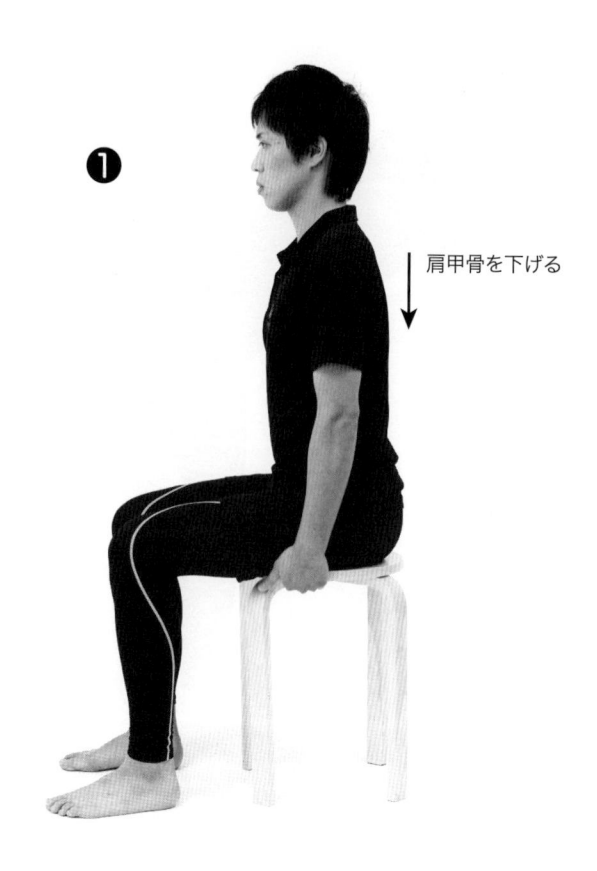

❶ 肩甲骨を下げる

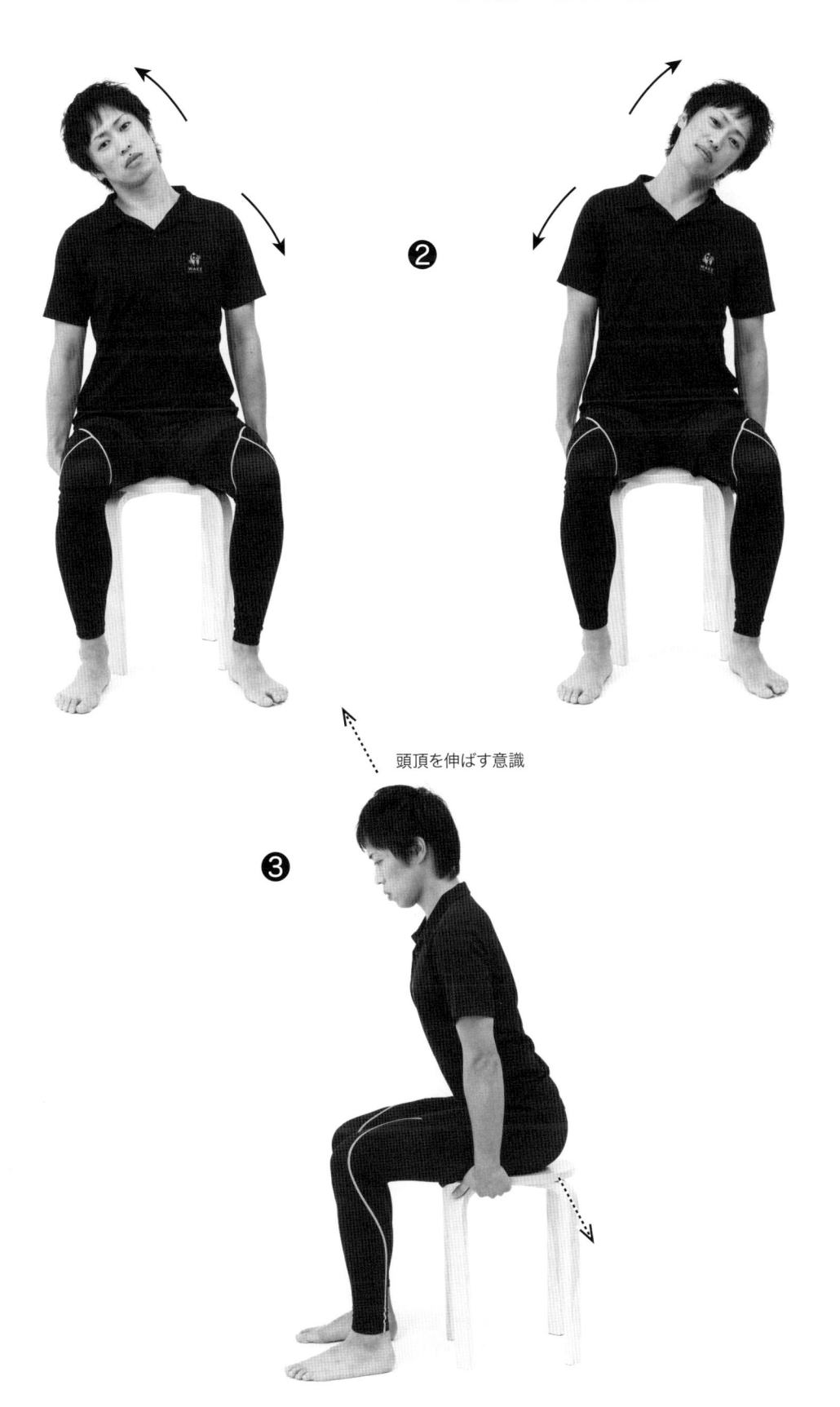

IV. 実践！ 運動学的視点からみたピラティスの特異性

❷

❸

頭頂を伸ばす意識

51

エクササイズ5
求心性・遠心性収縮を多用した動きの制御

様々な収縮様式を取り入れたエクササイズである。

試してみよう

❶ 手を腰に当て，片足立ちをして，支持足を底屈しつま先立ちになる。
❷ 支持足を底屈位にしたまま，膝と股関節を屈曲する。
❸ その姿勢を保持したまま，足関節を背屈し足底を床につける。
❹ 足関節を底屈し，次に膝を伸展し（❸→❶），最後に足関節を背屈して，開始肢位に戻る。
❺ 反対側でも同様に行う。

ポイント

・動きの間，脊柱を常にニュートラル（中間位）に保つように意識する。
・前傾位では，頭頂と坐骨で引っ張り合うように意識する。

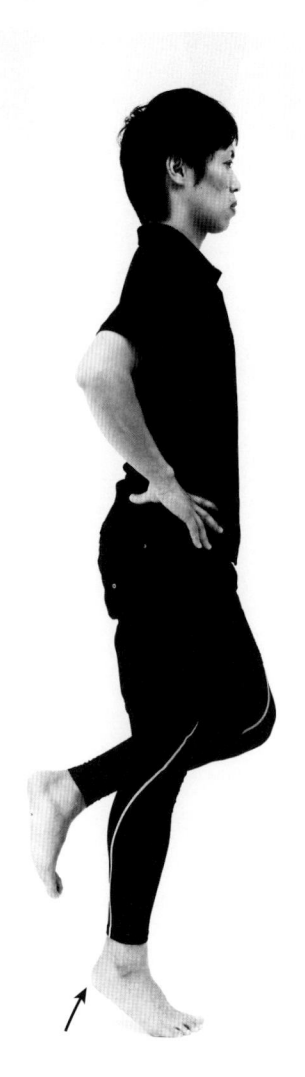

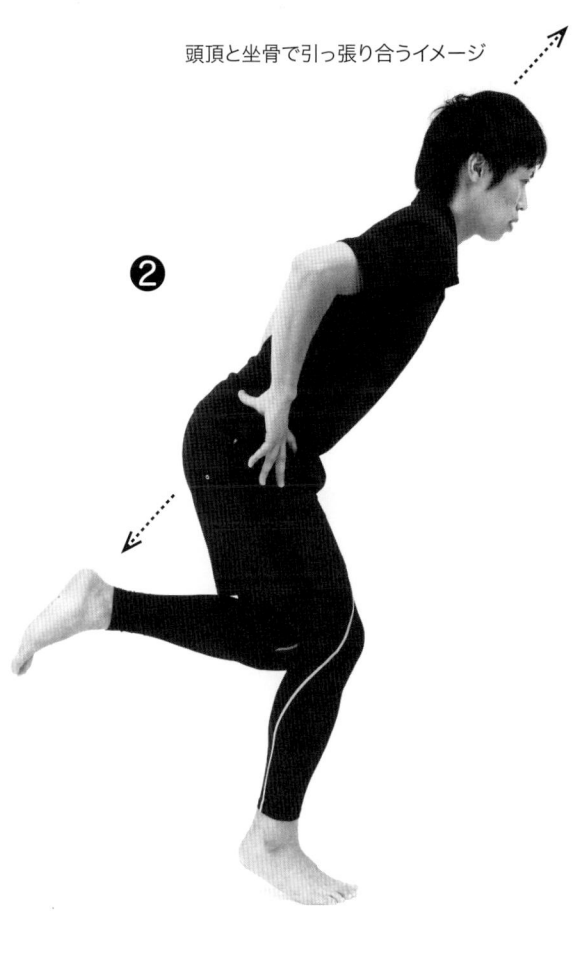

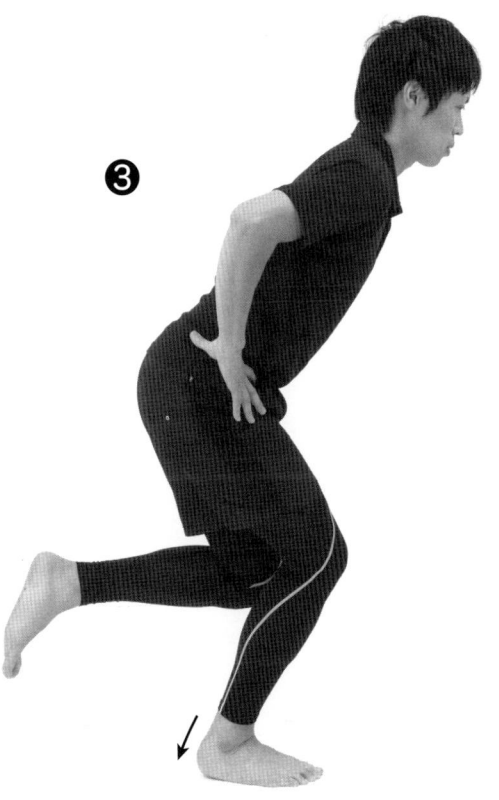

Ⅳ．実践！　運動学的視点からみたピラティスの特異性

頭頂と坐骨で引っ張り合うイメージ

エクササイズ6
呼吸と運動の連動および呼吸による胸郭の柔軟化

　胸郭の選択的拡張は，一側の引き上げと対側の収縮によって起こり，呼吸と体幹の動きは同期する。

表 4-1　胸郭の選択的拡張に使用される筋群と生じる体幹の動き

	拡　張	収　縮	体幹の動き
胸郭下部	外肋間筋，横隔膜	内腹斜筋	なし
胸郭側面	一側の外肋間筋，横隔膜	対側の内・外腹斜筋，内肋間筋	側屈
胸郭背部	肋骨挙筋，上後鋸筋，横隔膜	内・外腹斜筋，前鋸筋	屈曲
胸郭前上部	斜角筋群，胸鎖乳突筋，外肋間筋，横隔膜	菱形筋，僧帽筋下部，広背筋	伸展

IV．実践！ 運動学的視点からみたピラティスの特異性

試してみよう

❶ 胸郭下部：両手を胸郭下部に当て，そこに吸気を入れるように意識しながら呼吸する。

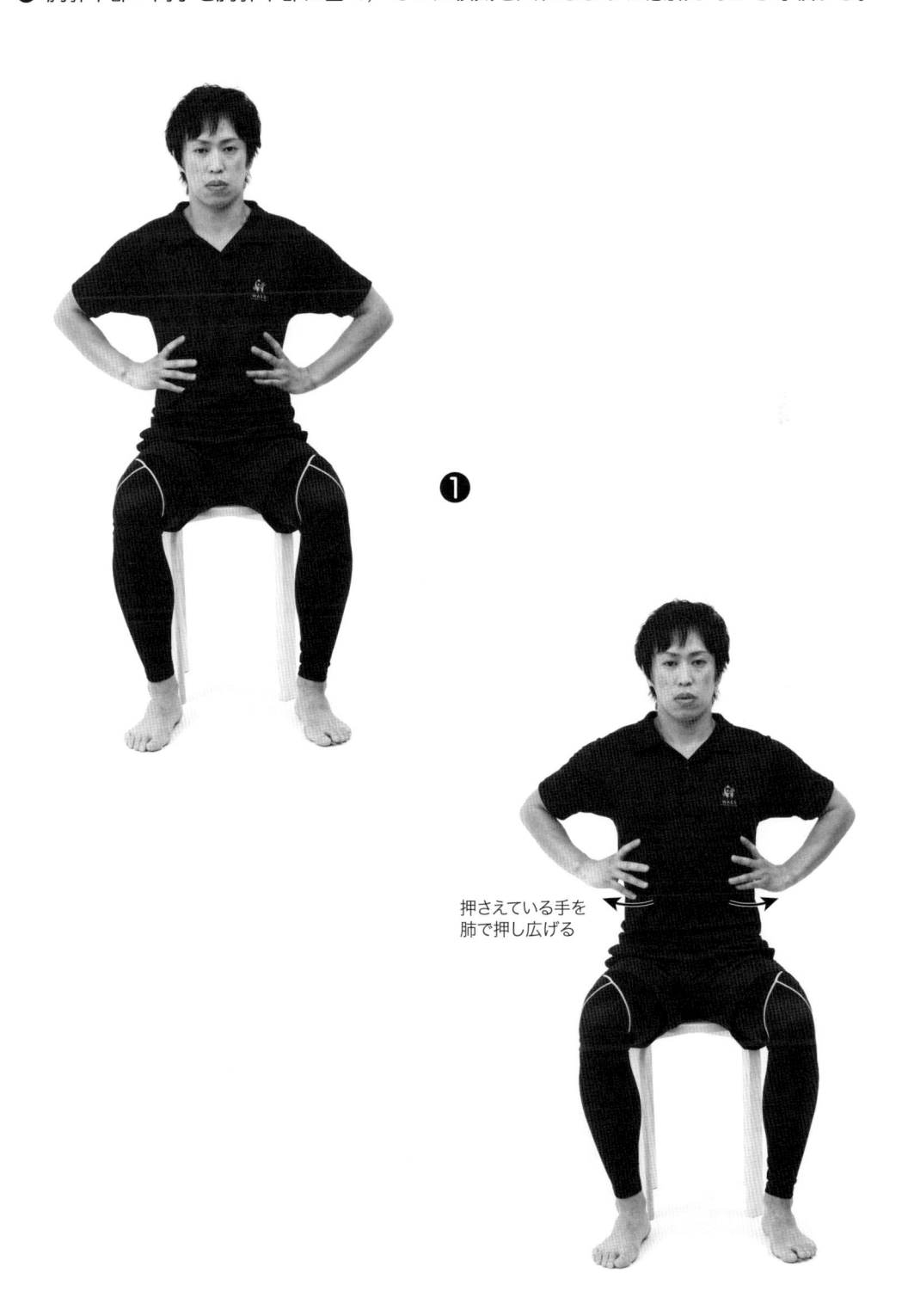

❶

押さえている手を
肺で押し広げる

❷ 胸郭側面：一側の手を上に伸ばし，対側に側屈し，対側の手を伸ばしている側の肋骨に当て，そこに吸気を入れるようにイメージしながら呼吸する。

❸ 胸郭背部：軽く前屈し，両手を背中に回し，胸郭下部背面を掌で押さえ，そこに吸気を入れるようにイメージしながら呼吸する。

❹ 胸郭前上部：軽く上体を反らし，両手を交差させ，鎖骨の下に指が来るように胸郭前上部に掌を当て，そこに吸気を入れるようにイメージしながら呼吸する。

ポイント

- 胸郭に添えている手は，動きを誘発する適度な圧迫（動きを妨げるほどの圧迫ではなく）を加え，動きのフィードバックを感じるための感覚器として用いる。
- 呼吸は，鼻から吸い，吐く時は鼻からでも口からでもかまわない。
- 肺が胸郭の中で広がっているのを感じるように集中して行う。

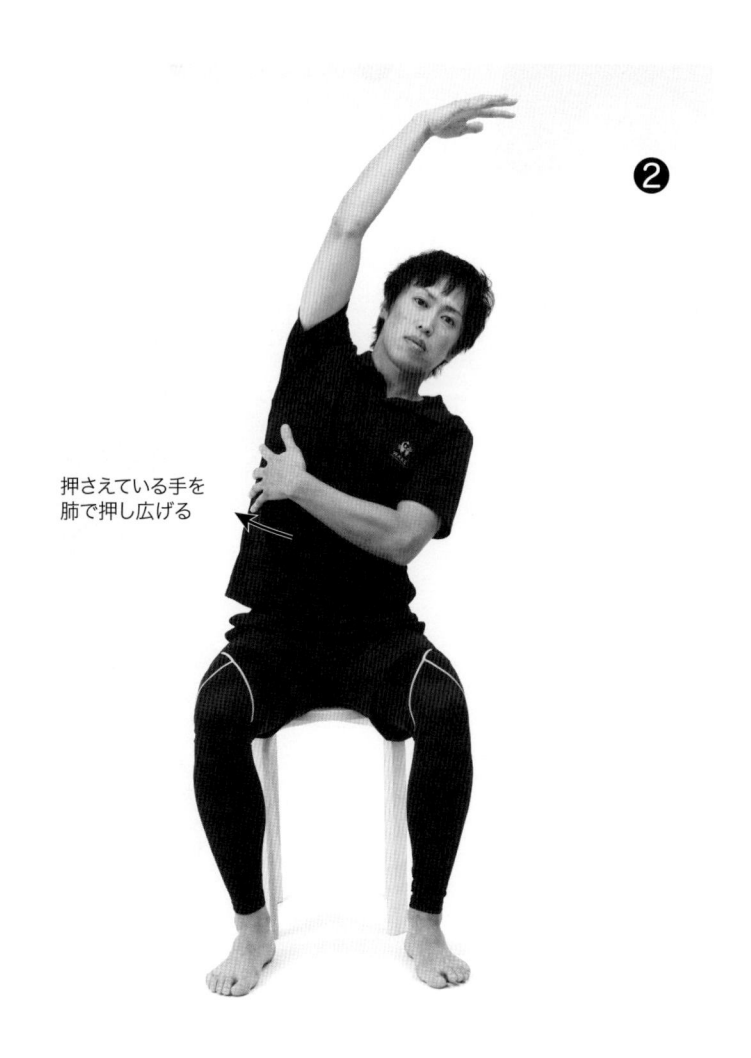

押さえている手を肺で押し広げる

❷

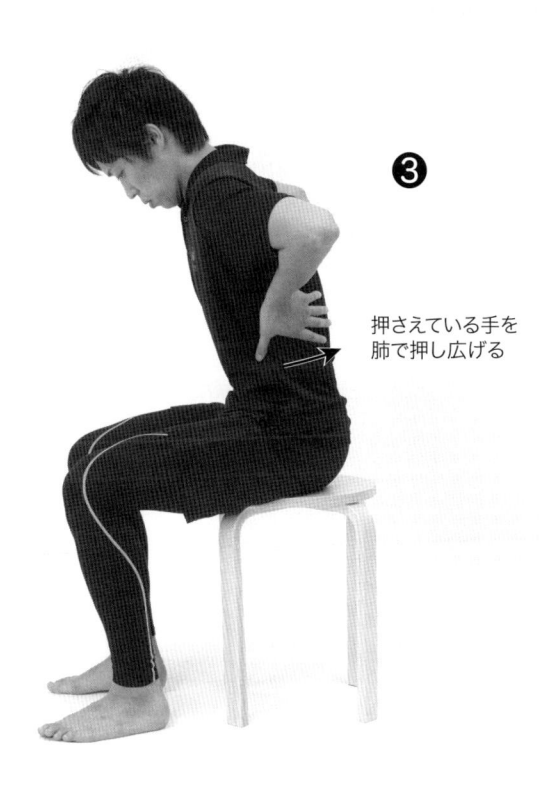

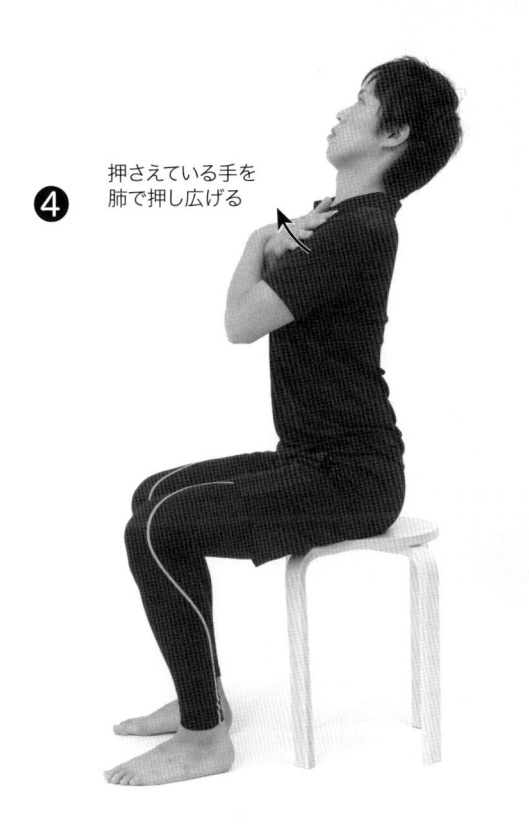

Ⅳ．実践！ 運動学的視点からみたピラティスの特異性

❸

押さえている手を
肺で押し広げる

❹

押さえている手を
肺で押し広げる

エクササイズ 7

肩甲骨と胸郭の連動

胸郭の動きは，肩甲骨の動きとほぼ連動しており，肩甲骨の安定化と強く関連する。

表 4-2　肩甲骨と胸椎の連動

肩甲骨	胸　椎
両側の外転	屈曲
両側の内転＋肩関節伸展	伸展
両側の外転＋肩関節屈曲	伸展
一側の外転＋対側の内転	回旋
一側の挙上＋対側の下制	側屈

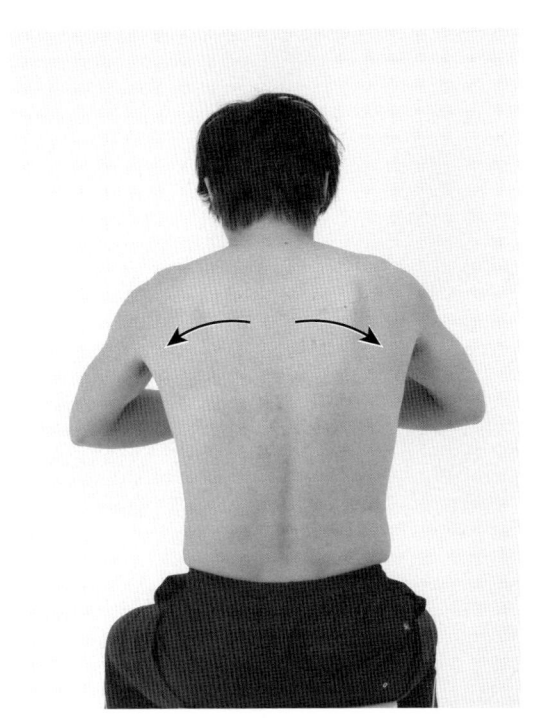

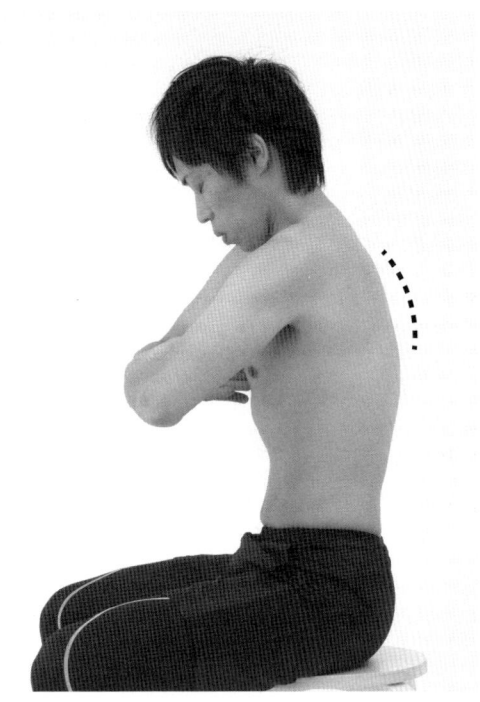

IV. 実践！　運動学的視点からみたピラティスの特異性

肩甲骨外転 - 胸椎屈曲

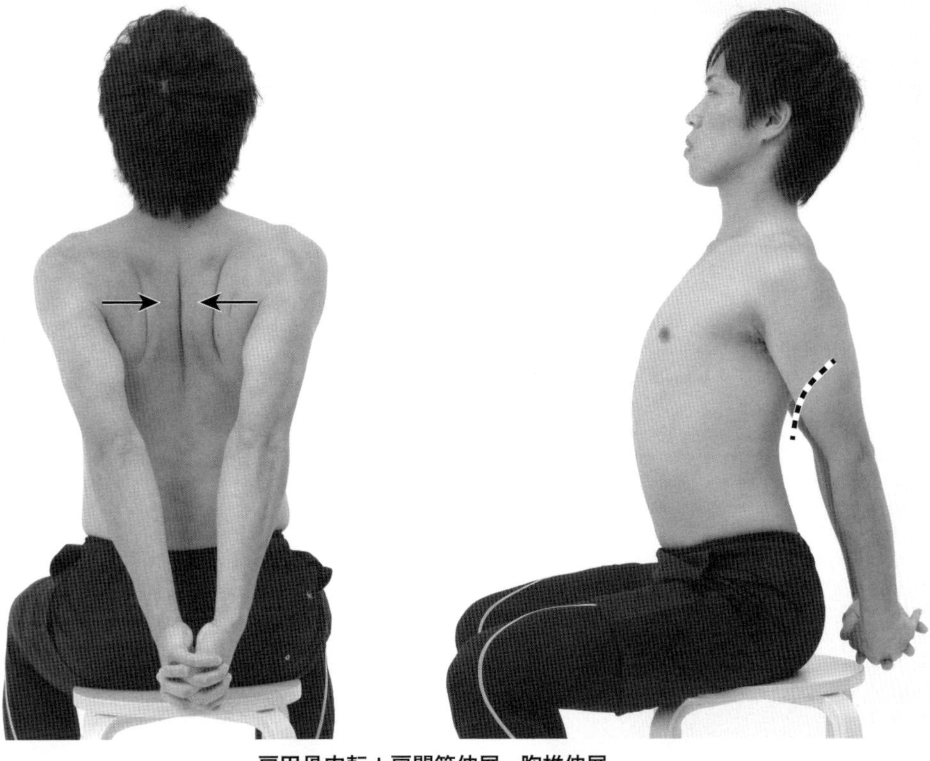

肩甲骨内転＋肩関節伸展 - 胸椎伸展

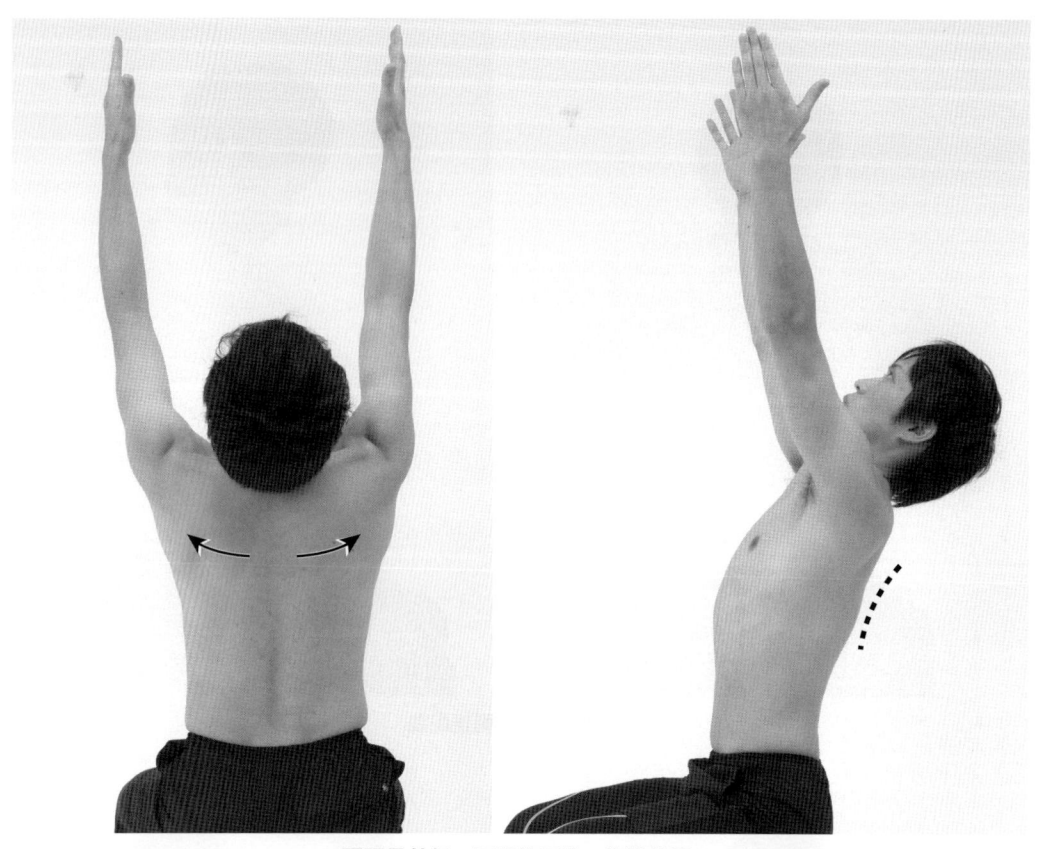

コメディカルのためのピラティスアプローチ

肩甲骨外転＋肩関節屈曲 - 胸椎伸展

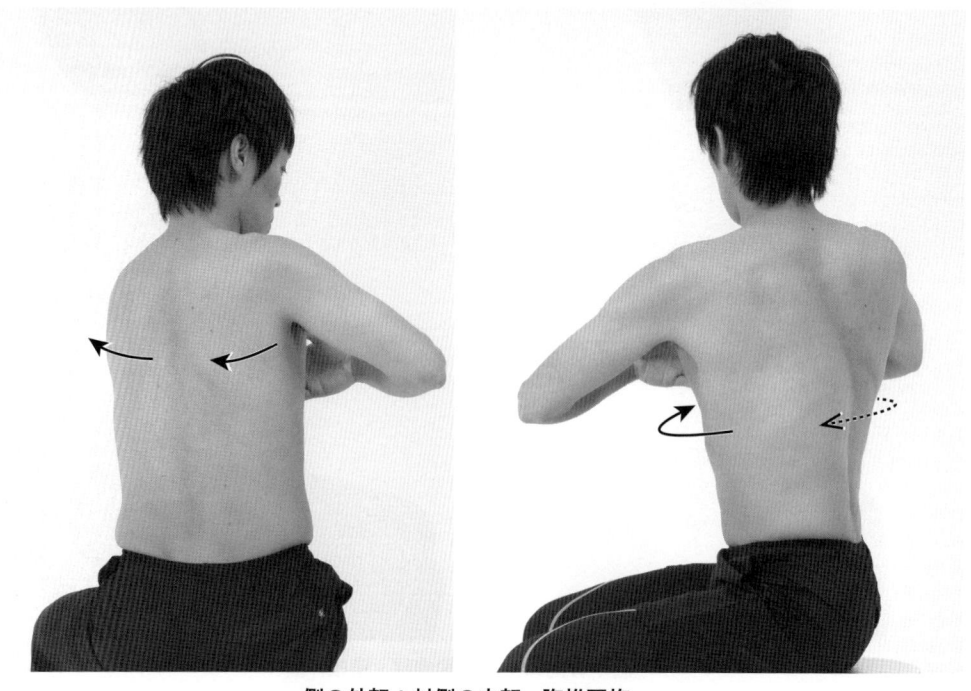

一側の外転＋対側の内転 - 胸椎回旋

Ⅳ．実践！　運動学的視点からみたピラティスの特異性

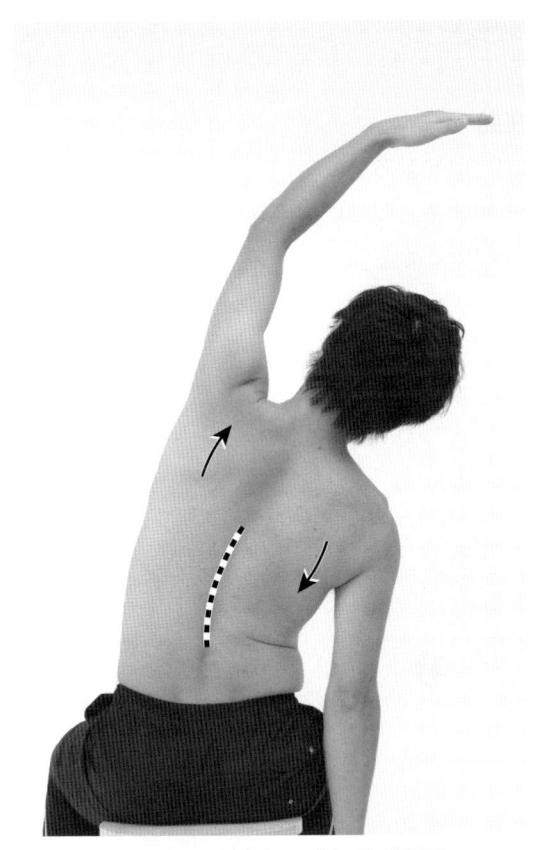

一側の挙上＋対側の下制 - 胸椎側屈

ポイント

・胸椎の動きを促すため，腰椎は可能な限り安定させて行う．そのために，腸腰筋を使い骨盤を立て，またそれに抗する動きをする骨盤底筋群と内腹斜筋を動員して，腰椎を安定させるよう意識する．

試してみよう

■ 肩甲骨外転＋胸椎屈曲
❶ 両手を肩鎖関節に当て，肘を張る．
❷ 肘を前に押し出すようにすると同時に肩甲骨を外転し，肩鎖関節を後方に押す．
❸ へそを覗くように背中を丸くする．

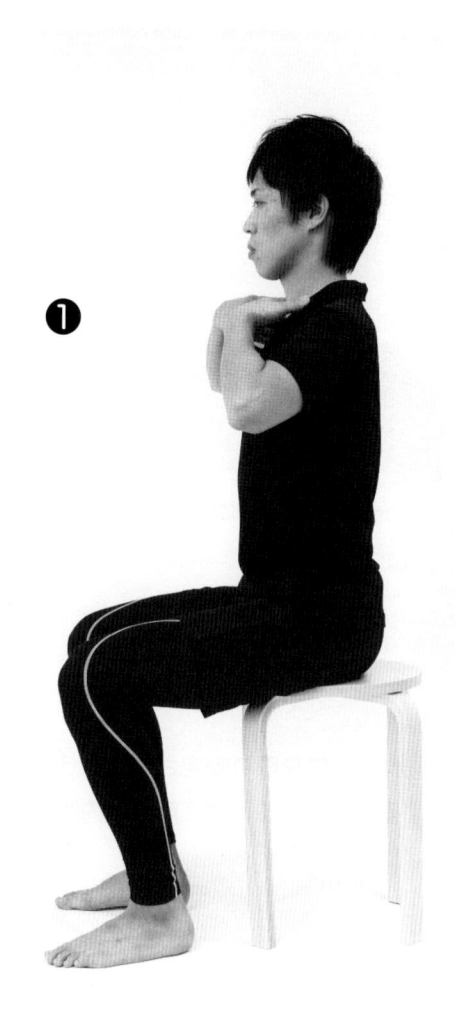

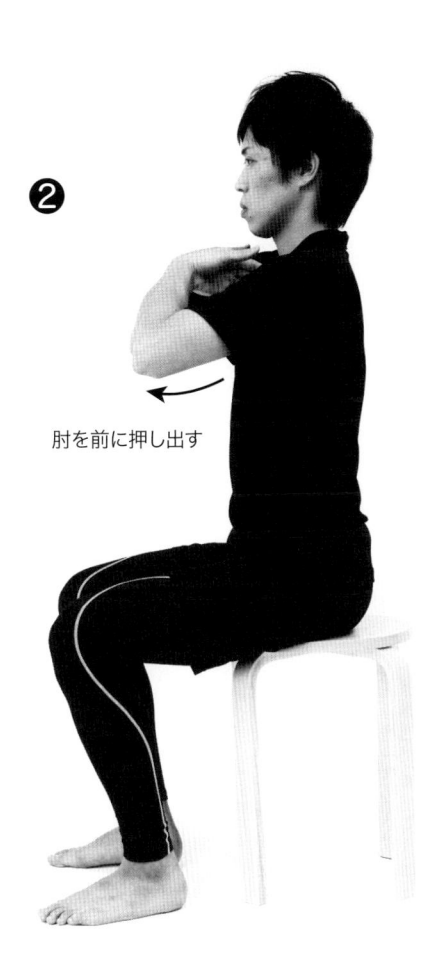

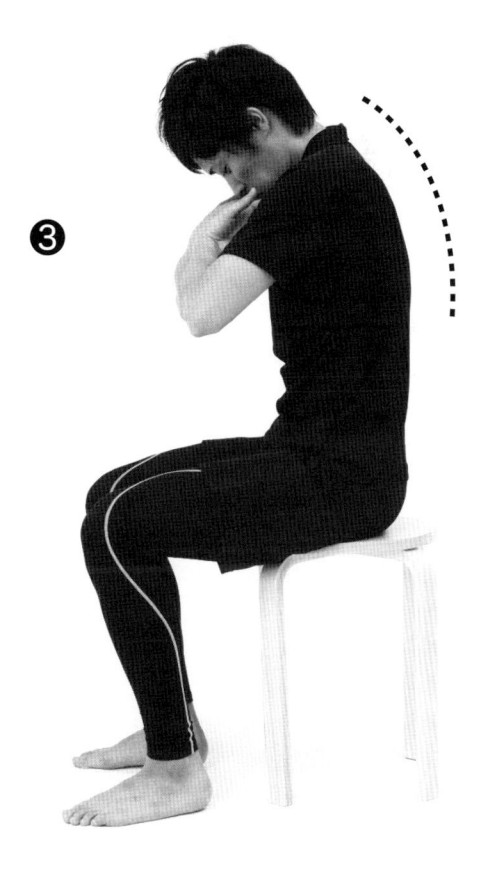

IV. 実践！ 運動学的視点からみたピラティスの特異性

❷

肘を前に押し出す

❸

■ 肩甲骨内転＋肩関節伸展 - 胸椎伸展

❶ 両手を腰の後ろにまわし，指をからめて握る。
❷ 肘を伸ばすと同時に，肩甲骨を内転させる。
❸ 握った手を下げると同時に肩甲骨で胸を前に押し出す。

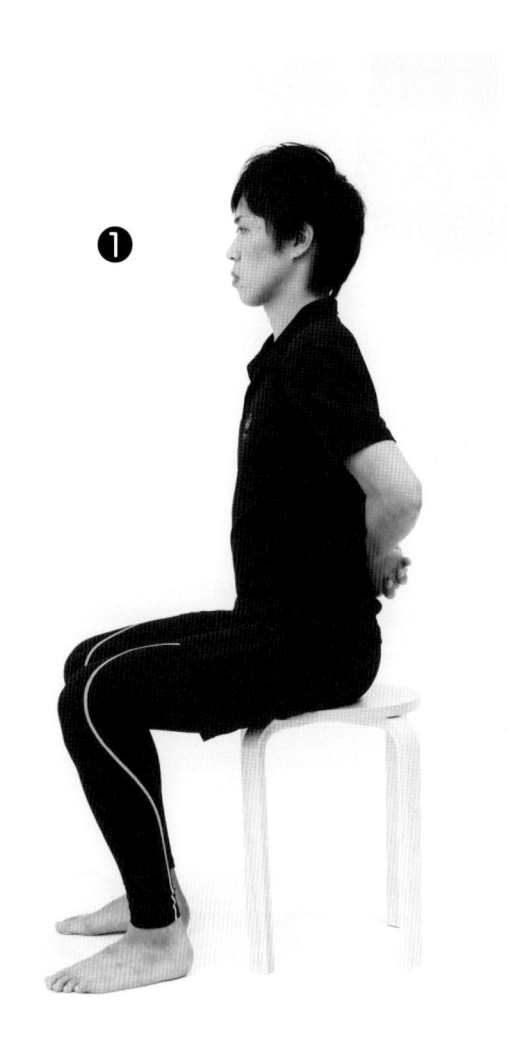

Ⅳ．実践！　運動学的視点からみたピラティスの特異性

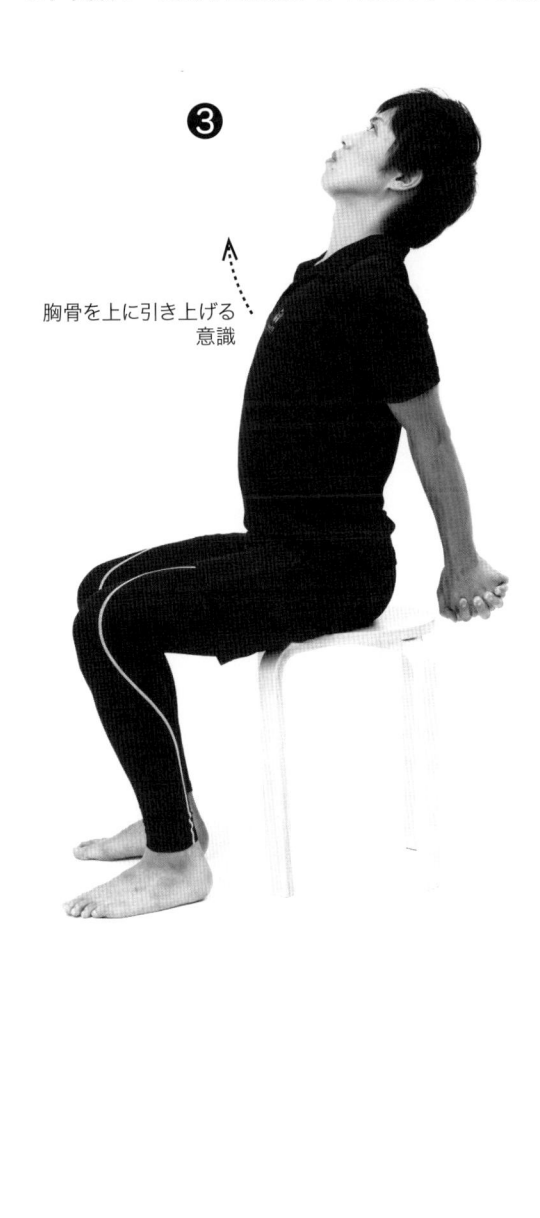

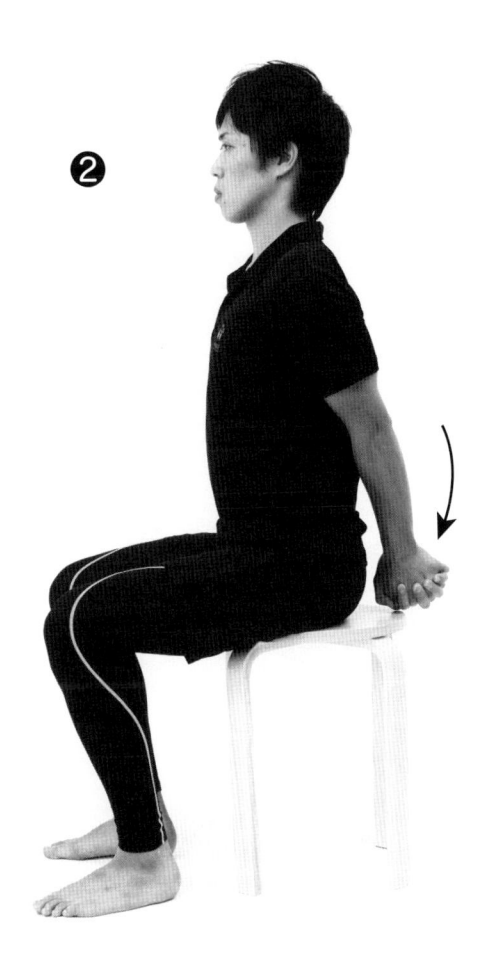

❸

胸骨を上に引き上げる
意識

❷

🔳 肩甲骨外転＋肩関節屈曲 - 胸椎伸展

❶ ペットボトルなど 20 cm ほどの長さのものを横にして両掌で挟み，脇を締めて肘を曲げた状態で前腕同士を平行にする。

❷ 腕を固定したまま肘で誘導し，肩甲骨でペットボトルを持ち上げるように手を上に挙げる。

❸ 肘を伸ばしながら手をさらに上方に伸ばす。

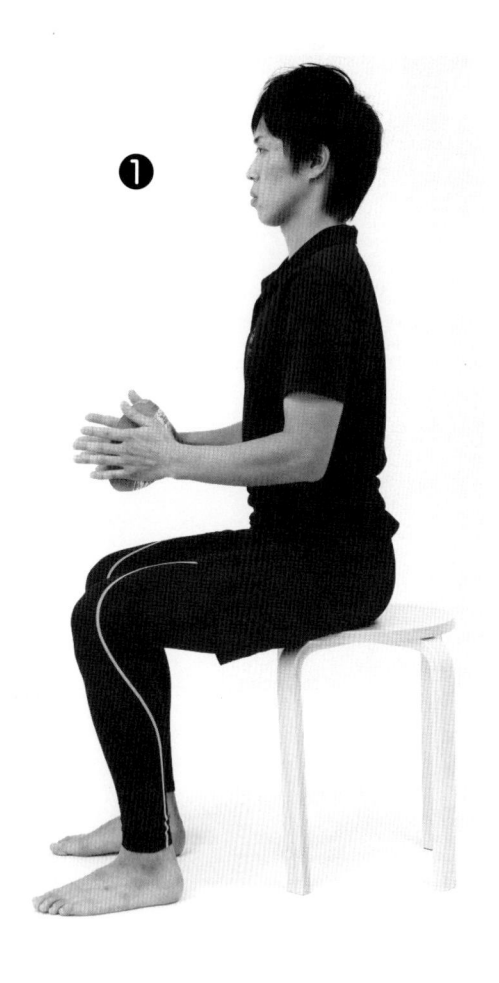

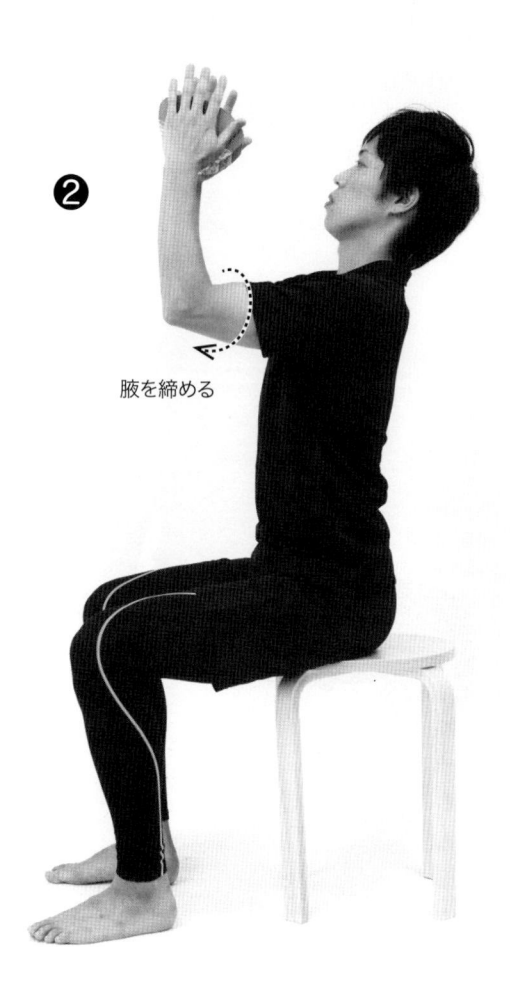

❶

❷

腋を締める

IV. 実践！ 運動学的視点からみたピラティスの特異性

❸

視線は挟んでいるものに向ける

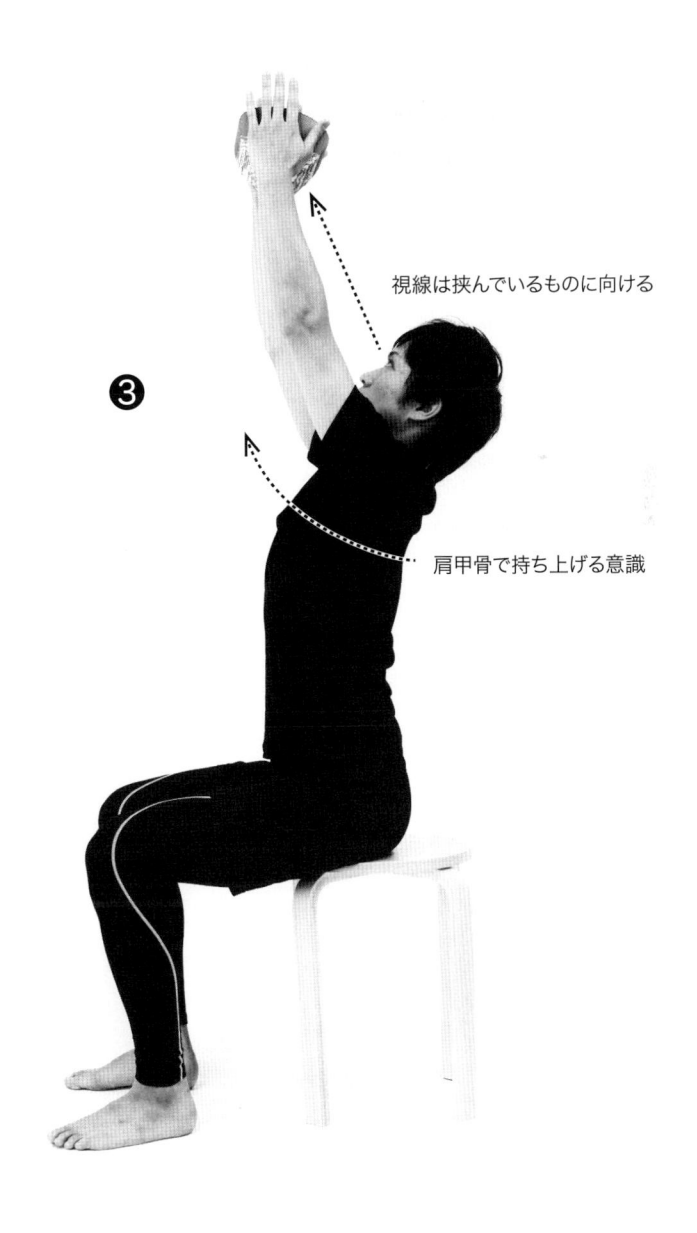

肩甲骨で持ち上げる意識

■ 一側の肩甲骨外転＋対側の内転 - 胸椎回旋

❶ 座位で，左右の手をそれぞれ反対側の肩に置く。
❷ 体幹を使って片側に回旋する。
❸ 捻りが止まったところで，回旋側の手で反対側の肘を持ち，前に押し出す。
❹ 回旋側の手を視線とともに後ろに引き，捻りを深める。
❺ 反対側でも同様に行う。

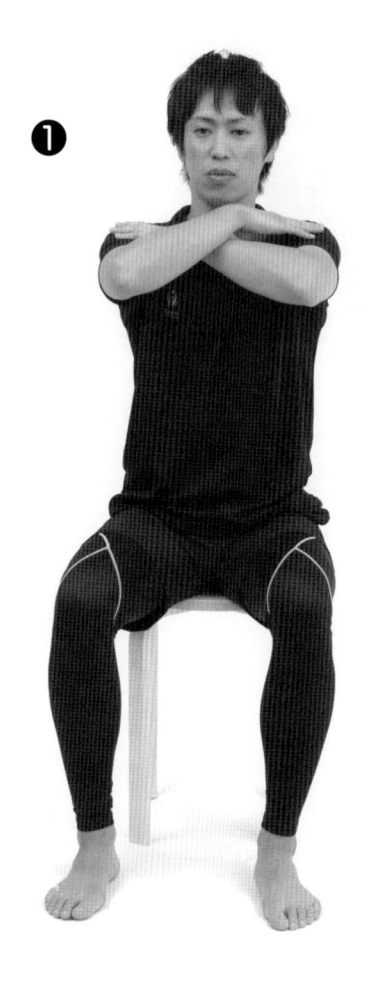

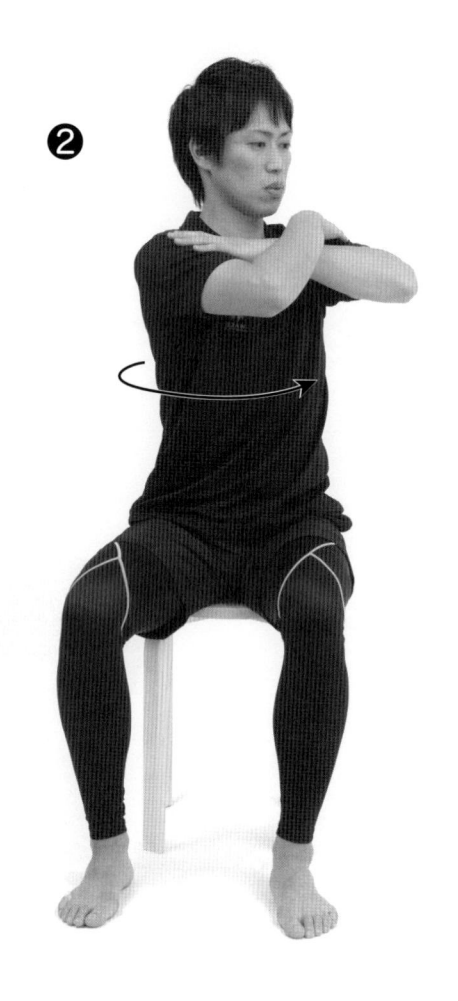

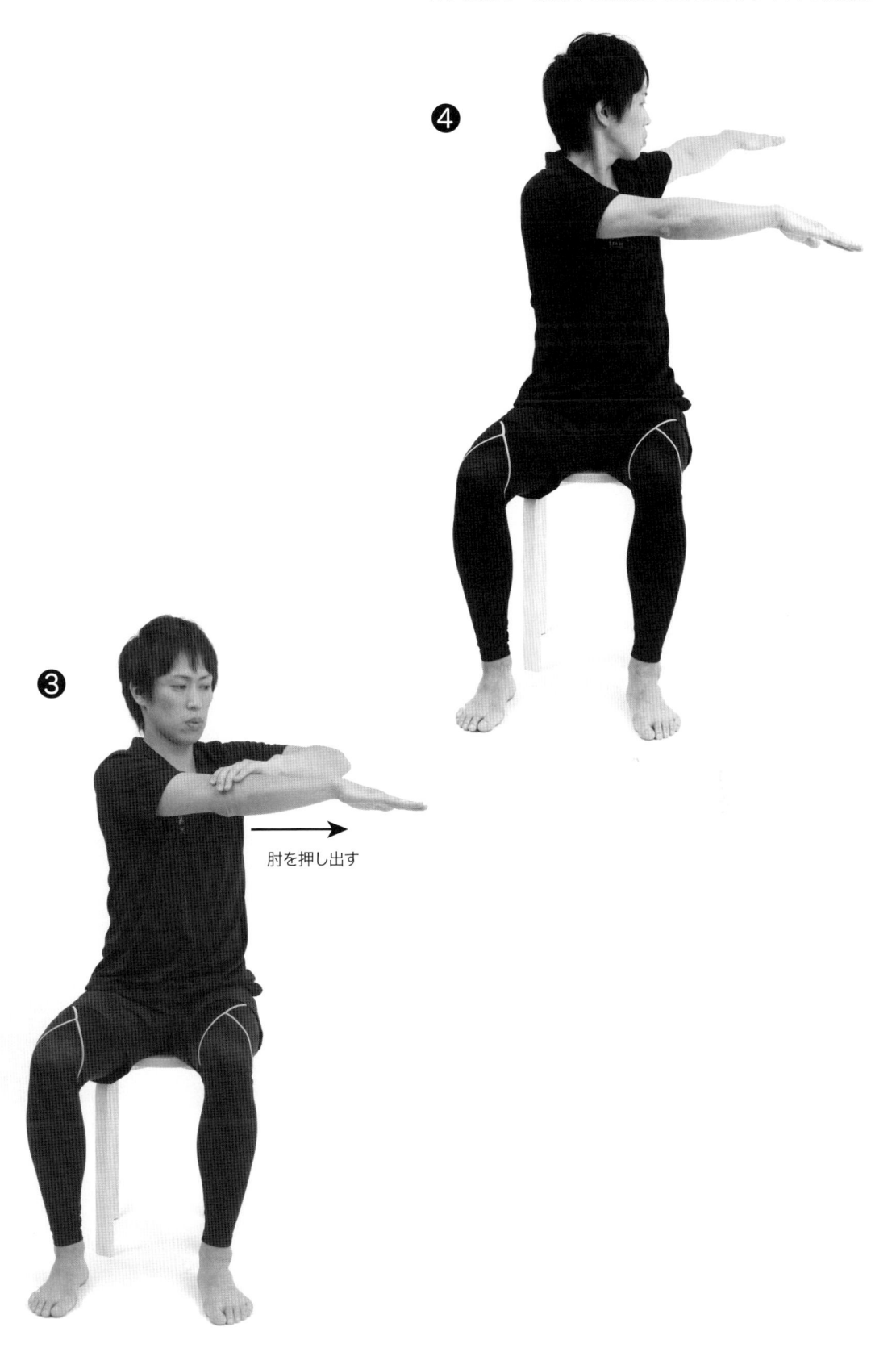

Ⅳ．実践！ 運動学的視点からみたピラティスの特異性

❹

❸

→ 肘を押し出す

■ 一側の肩甲骨内転＋対側の外転 - 胸椎回旋

❶ 座位で，左右の手をそれぞれ反対側の肩に置く。
❷ 体幹を使って片側に回旋する。
❸ 捻りが止まったところで，両手を腰の後ろにまわし，回旋側の手首を反対側の手で握る。
❹ 手で先導し，肩甲骨を内転させて捻りを深める。
❺ 反対側でも同様に行う。

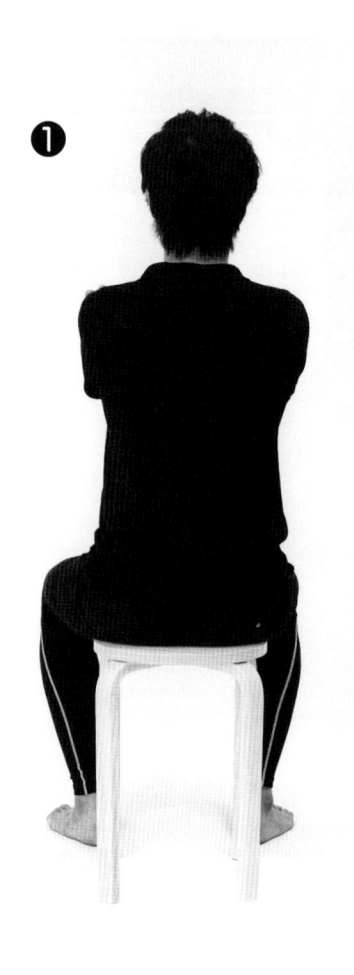

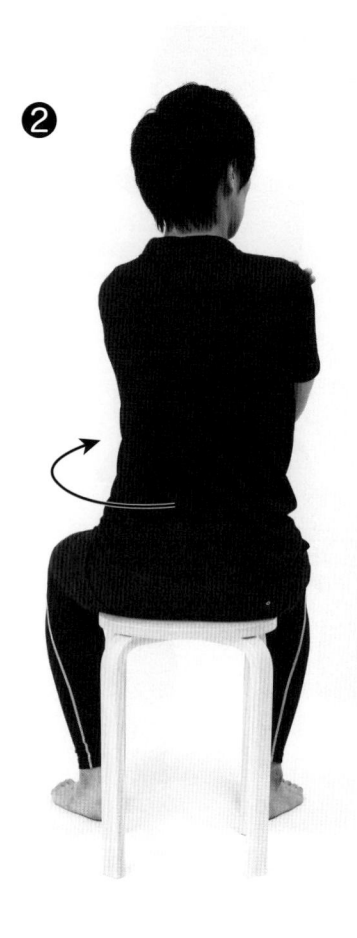

IV. 実践！ 運動学的視点からみたピラティスの特異性

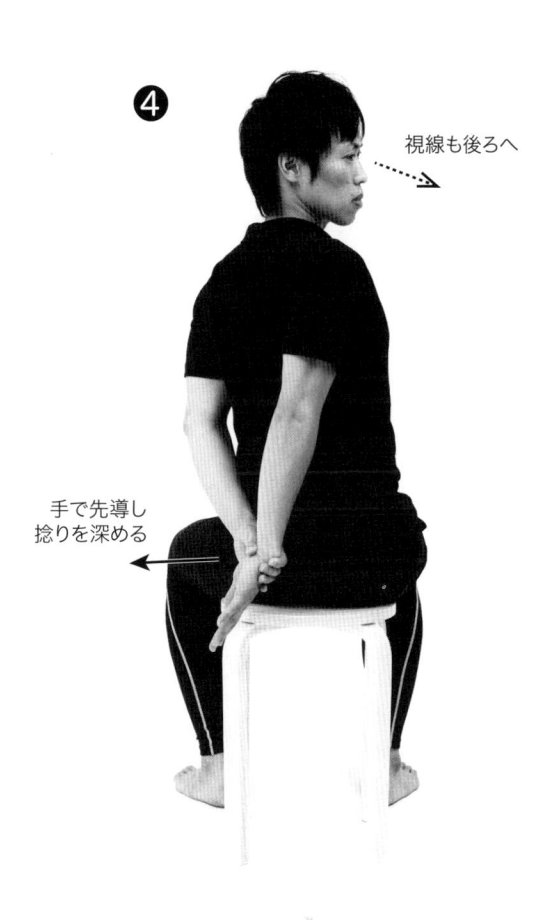

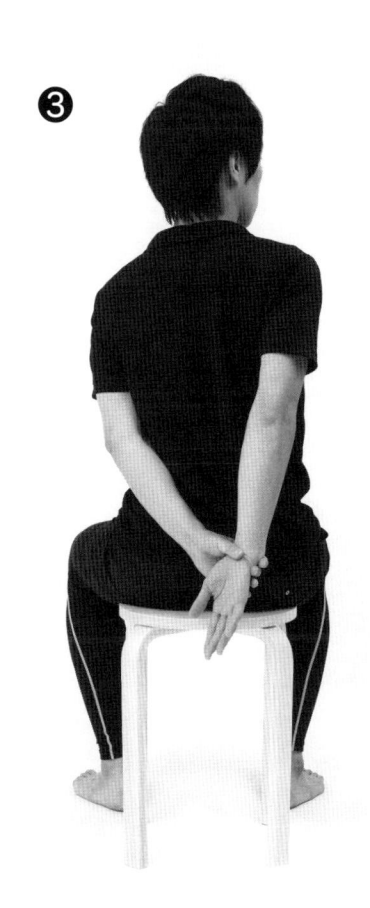

❹ 視線も後ろへ

手で先導し
捻りを深める

❸

■ 一側の肩甲骨内転＋対側の外転 - 胸椎回旋

❶ 両手を胸鎖関節に当て，肘を張る。
❷ 一側は肘を前に押し出すように，対側は肩甲骨を内転するように動かす。
❸ ある程度止まったところから肘を伸ばして捻りを深める。
❹ 後ろを振り向いてさらに捻りを深める。
❺ 反対側でも同様に行う。

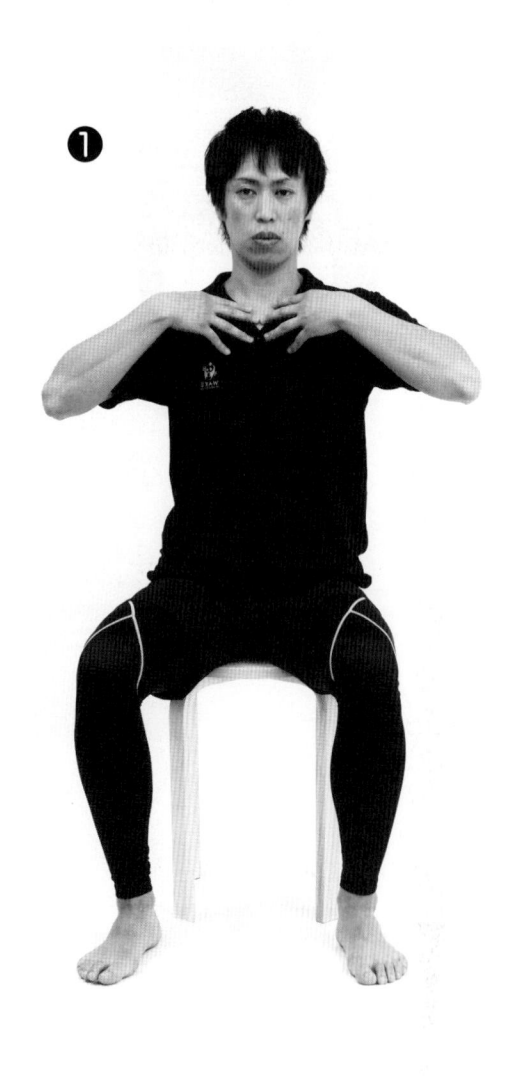

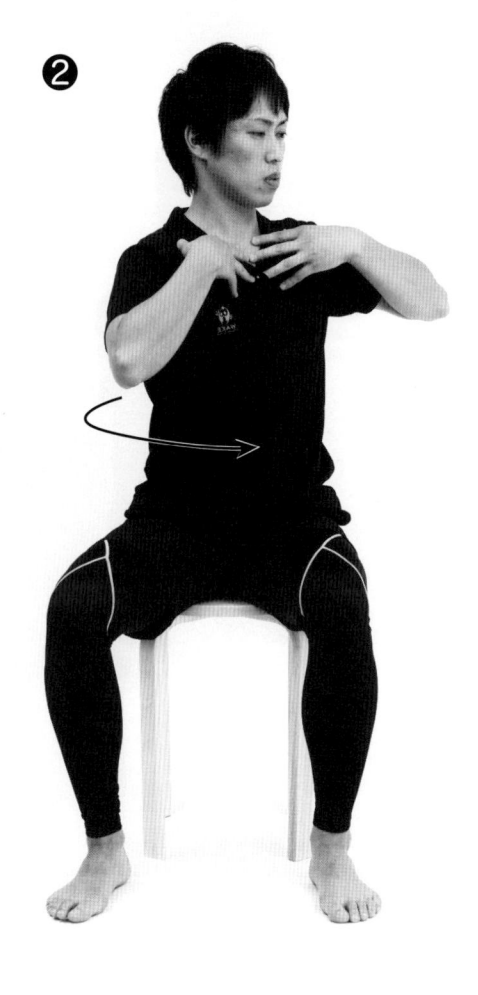

Ⅳ．実践！ 運動学的視点からみたピラティスの特異性

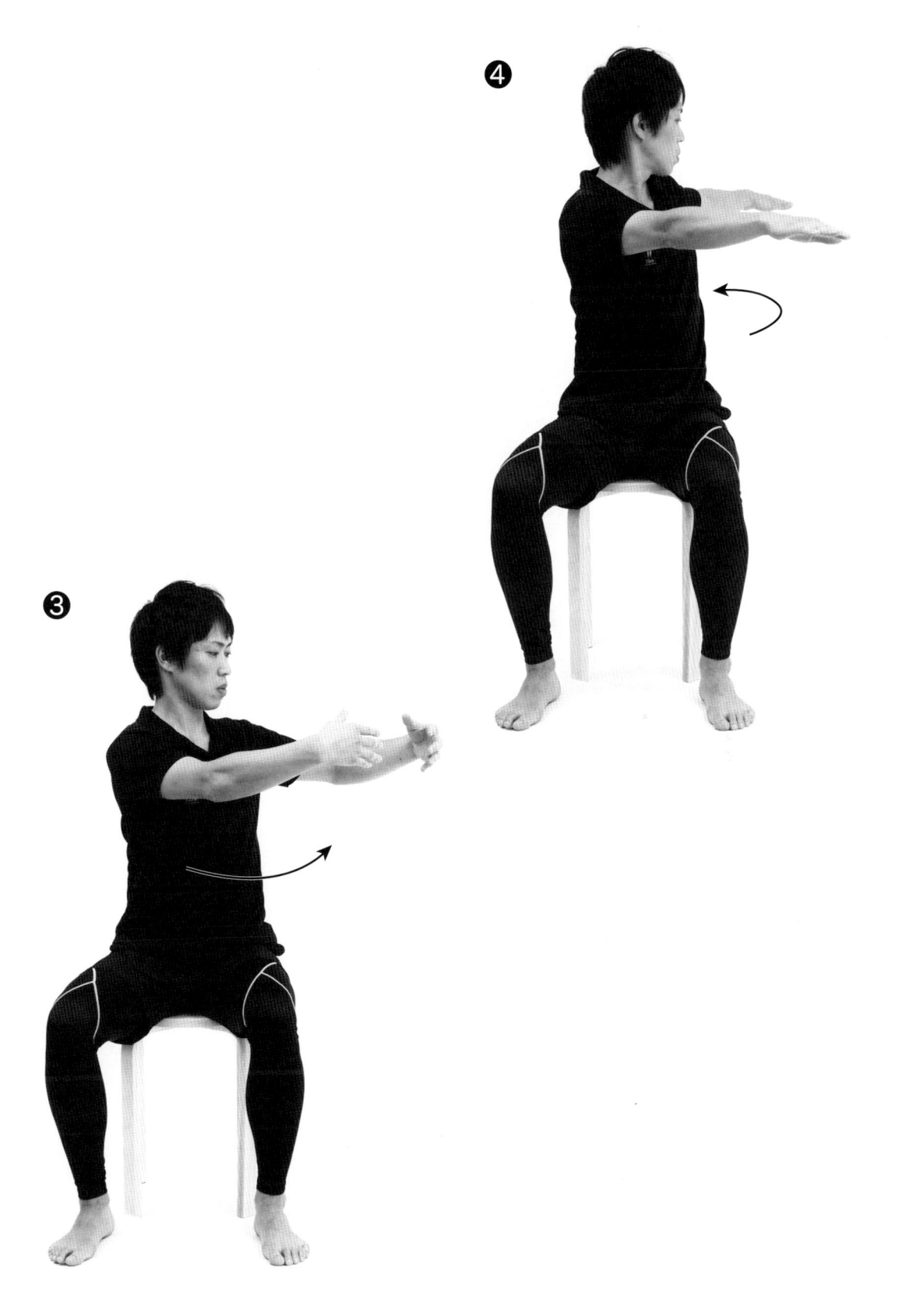

エクササイズ8
日常的に使用する動きを利用した機能的なエクササイズ

日常的に使用する動きと類似した動きを使い，機能的なエクササイズを行う。この例は，高いところにある物を手に取ろうと伸び上がる動きに類似したエクササイズである。

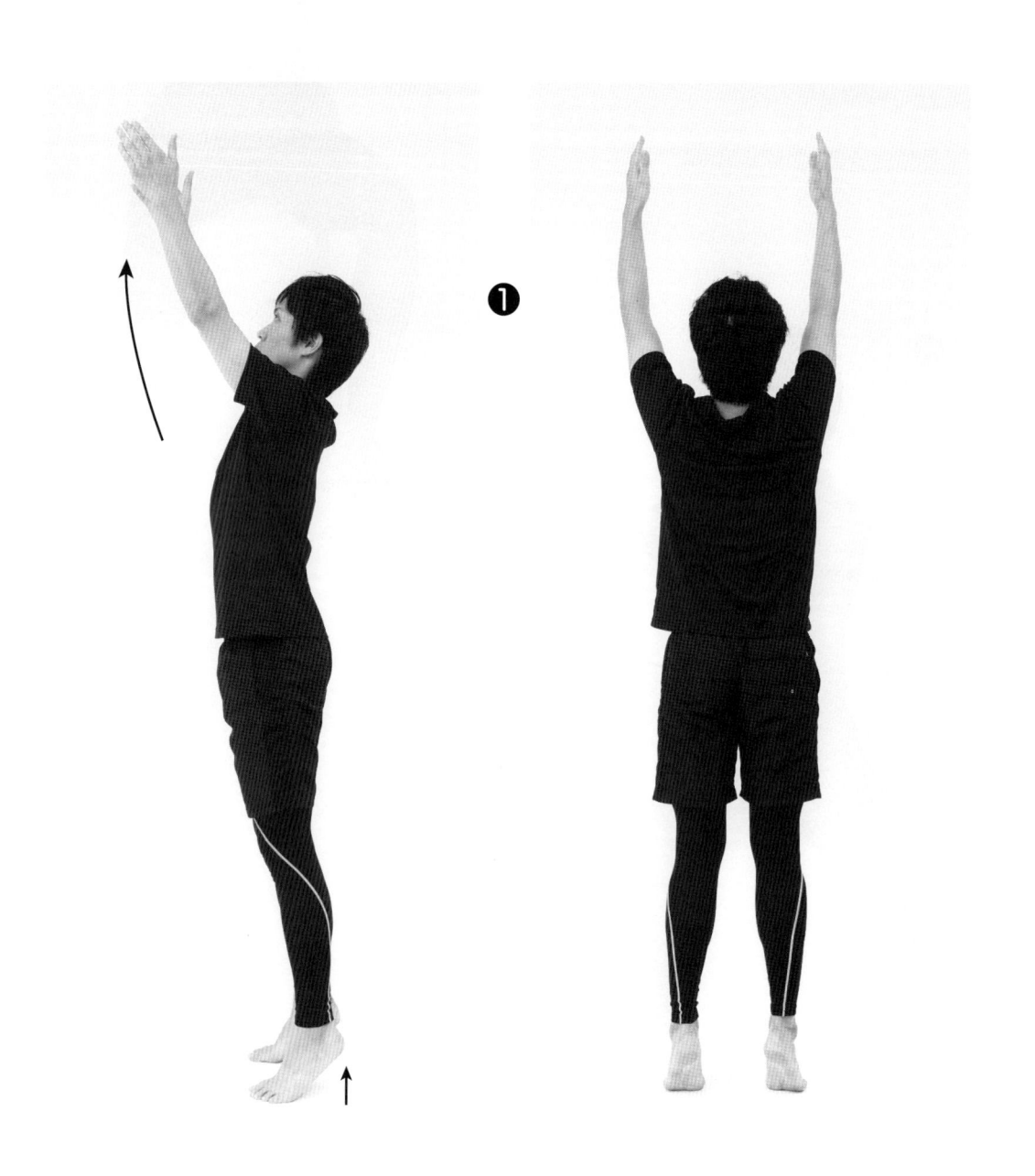

❶

Ⅳ．実践！　運動学的視点からみたピラティスの特異性

試してみよう

❶ 両肩を 120°くらいに屈曲し，足関節を底屈して，背伸びをする。
❷ 下肢の位置を保持したまま，片側の腕を内転し，対側の腕は外転を強め，側屈する。

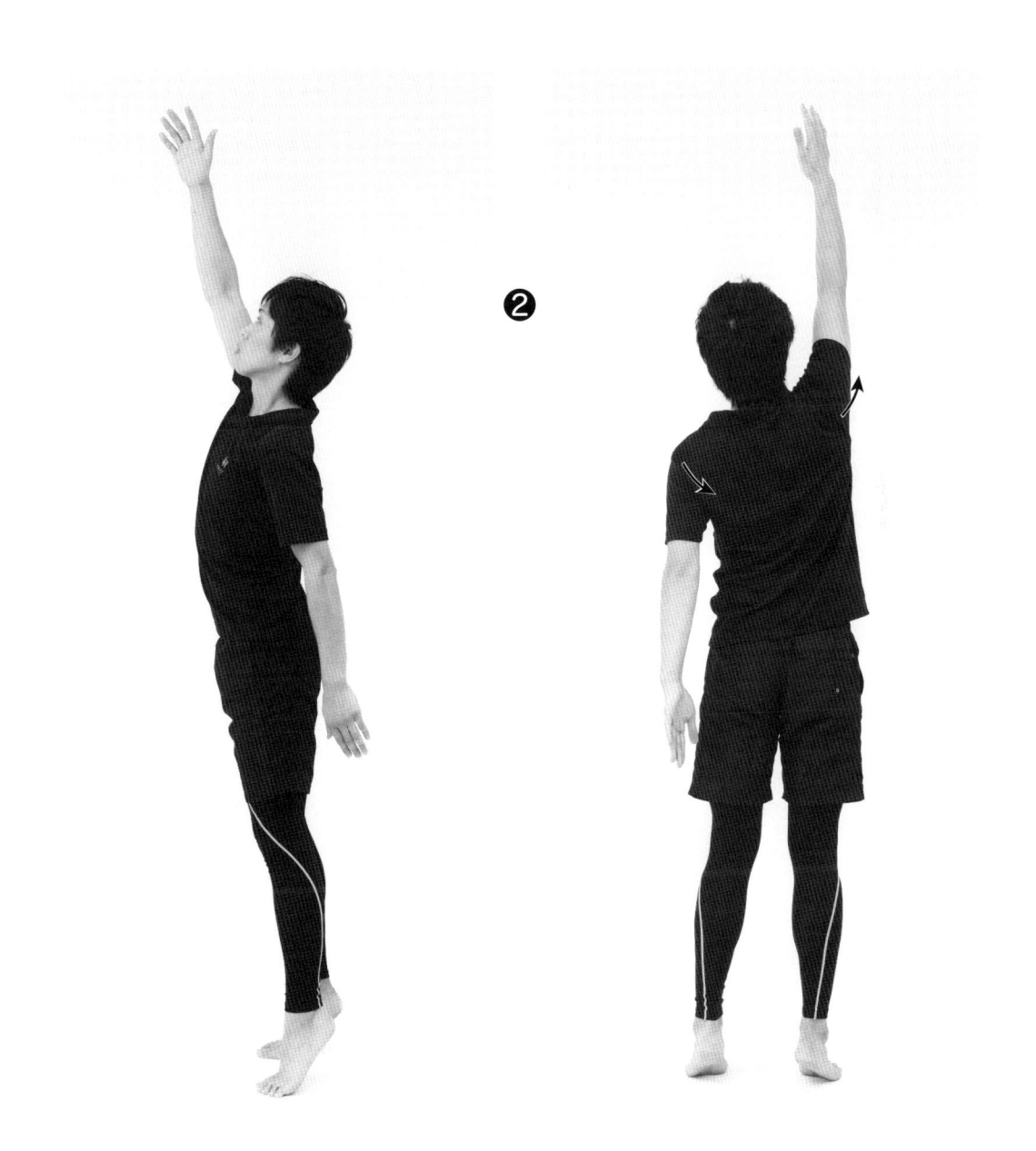

❸ 伸ばした手の側に体重をのせ，反対側の足を浮かせ，さらに伸びを強める。
❹ 両肩関節を元に戻し，踵を下ろし，反対側も同様に行う。

ポイント

・勢いで行わずに，安定した状態を保持しながら，ゆっくりと確実に行う。
・足のつま先から手の指先まで，常に伸びを感じながら行う。

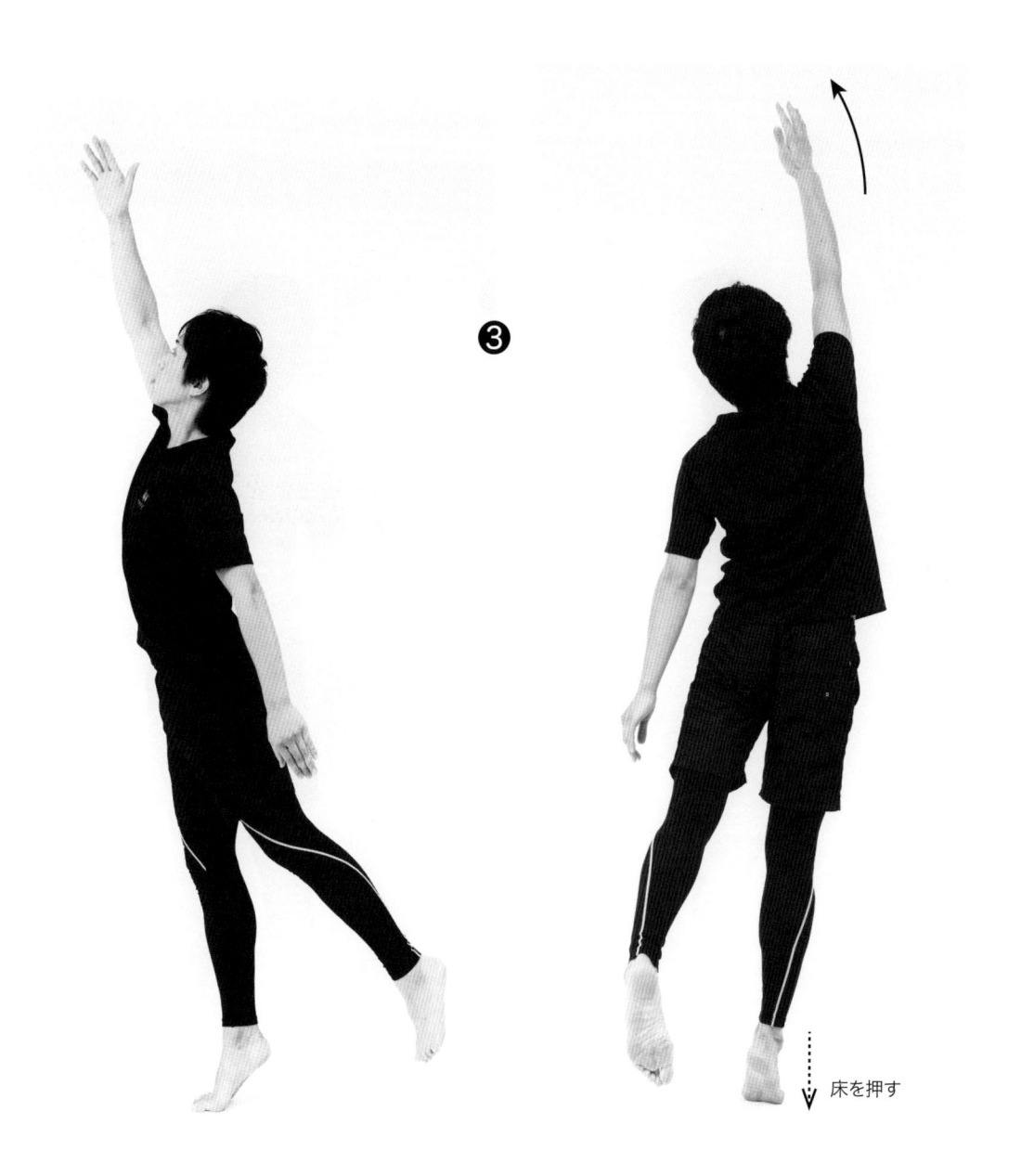

❸

床を押す

IV. 実践！　運動学的視点からみたピラティスの特異性

エクササイズ9
様々な環境，肢位で行うエクササイズ

　イクイップメントを用いることで，体を物理的に安定した状態にしながら，様々な姿勢で下肢の運動を行うことができる。また，スプリングの抵抗を用いることで，筋の様々な収縮様式をトレーニングできる。

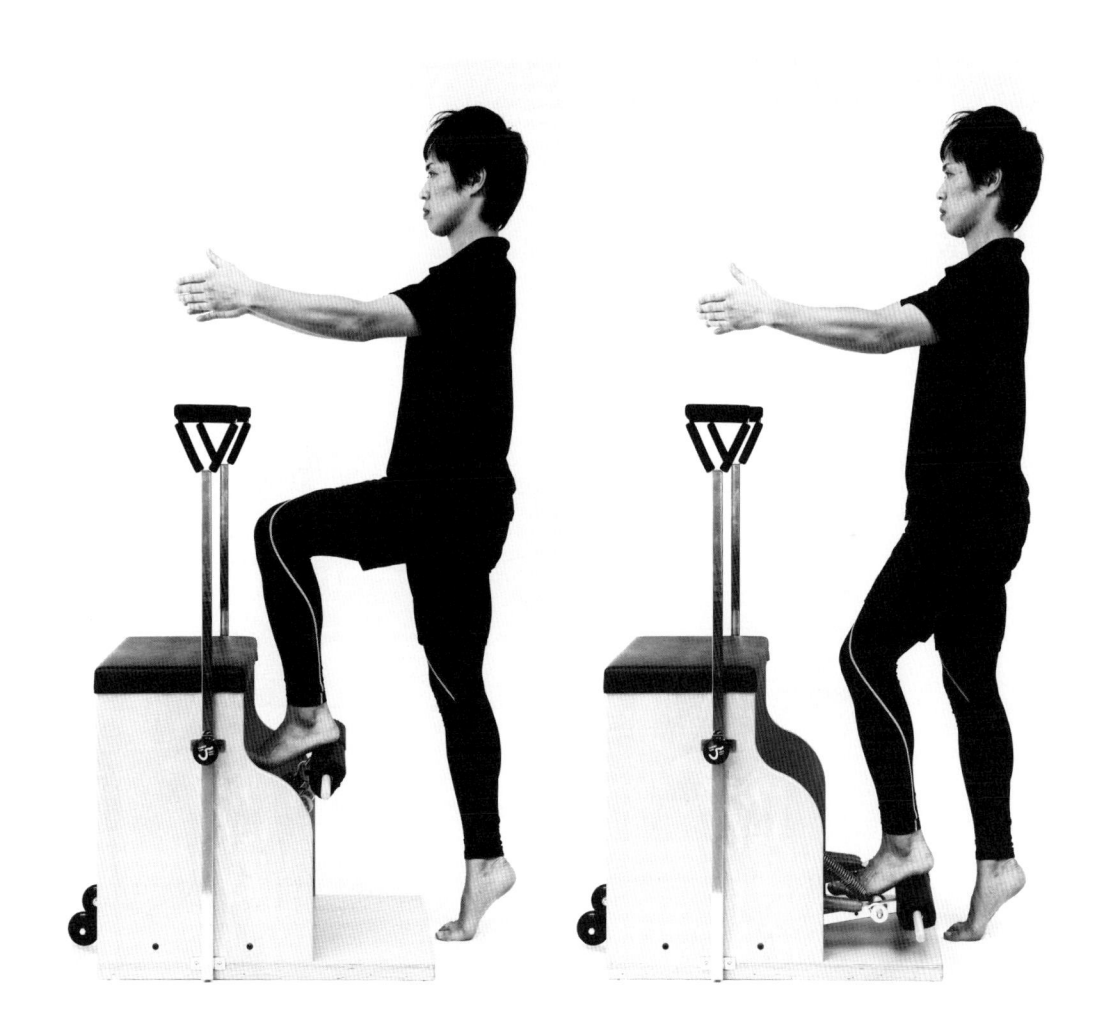

チェアーを使用した立位での下肢の伸展運動
フットペダルに片側の踵を乗せ，スプリングに抵抗しながら膝と股関節を伸展していく。反対側の足はつま先立ちで不安定な状態をつくり，体幹の安定性を促す。バランスが取りづらい場合は，ハンドルに触れながら行ってもよい。
ペダルを下げる時は下肢伸筋群の求心性収縮を，挙げる時は遠心性収縮を誘導する。また，スプリングの強度を変えることで，左右の下肢への負荷を操作することも可能である。強度が強いほど作動側の，弱いほど支持側の制御が求められる。

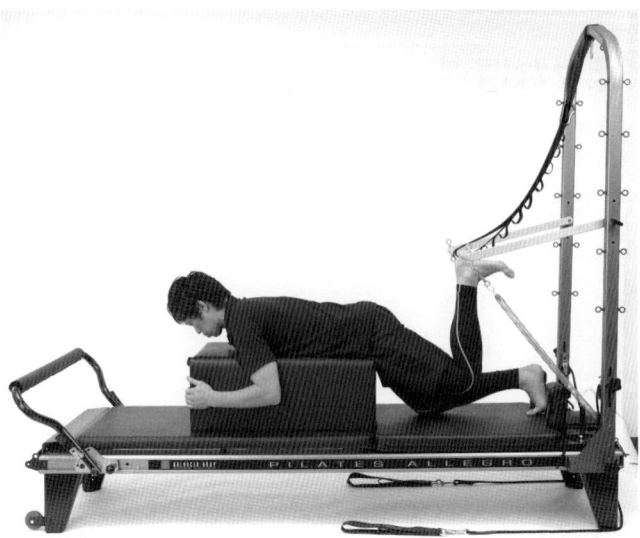

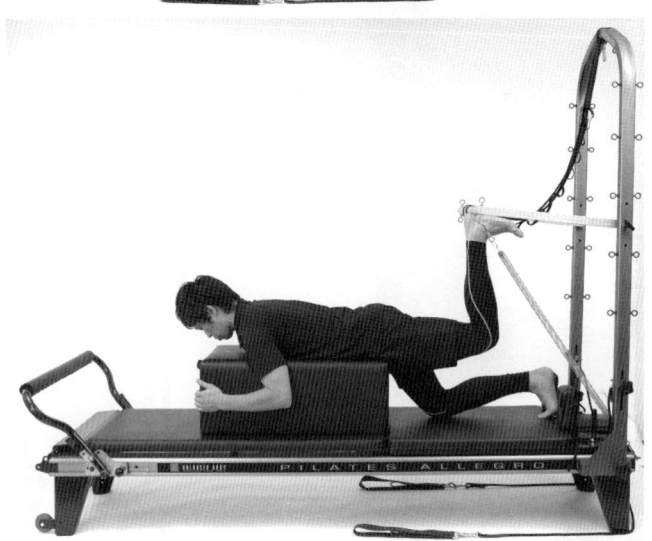

タワーバーを使用した腹臥位での下肢の伸展運動

ボックスを用いて，体幹を安定させる。一側の踵でスプリングに抵抗しながら下肢を伸展させる。最終域でもできるだけ骨盤を安定させるようにすることで，腹筋群の遠心性収縮も求めることができる。歩行の立脚後期に類似した肢位となる。

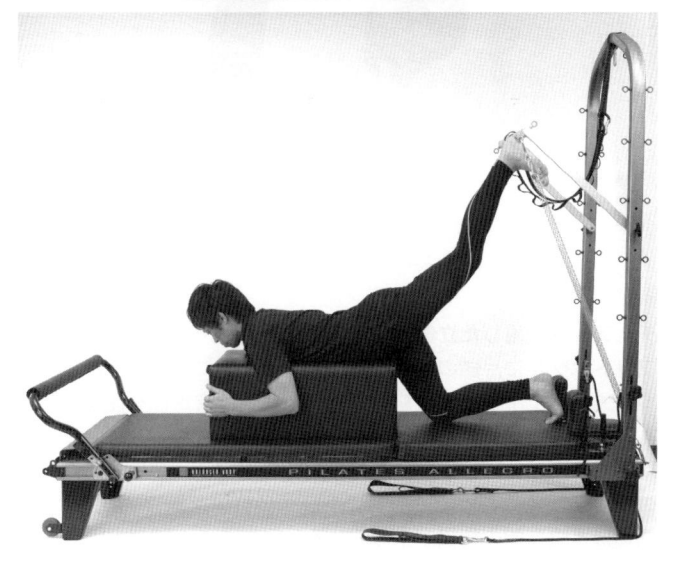

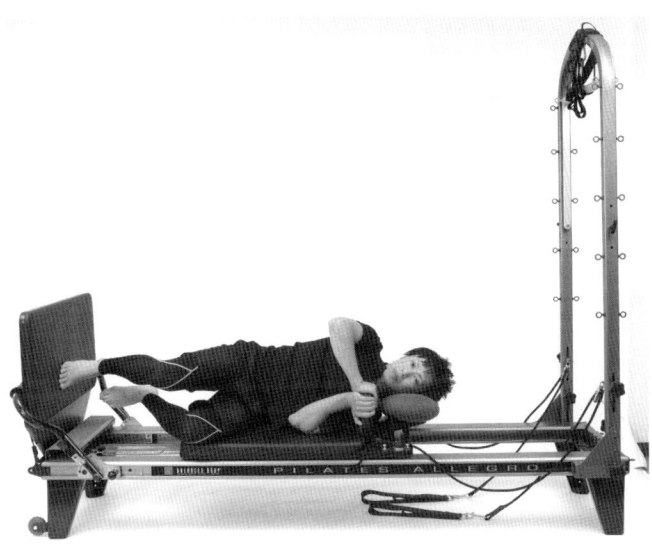

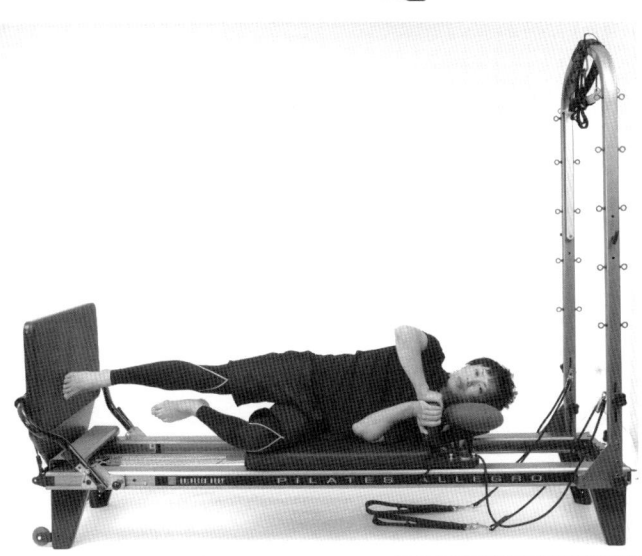

Ⅳ．実践！　運動学的視点からみたピラティスの特異性

リフォーマーを使用した側臥位での下肢の伸展運動
リフォーマーのジャンピングボードを利用したジャンプエクササイズである。下肢で蹴る時の求心性収縮と，着地の時の遠心性収縮の両方を促す。一側下肢で行うため，骨盤に片脚立位と同じような外力がかかるが，転倒の危険性がないのが利点である。骨盤をできるだけニュートラルに保持することで，中殿筋だけでなく体幹の筋群も動員される。

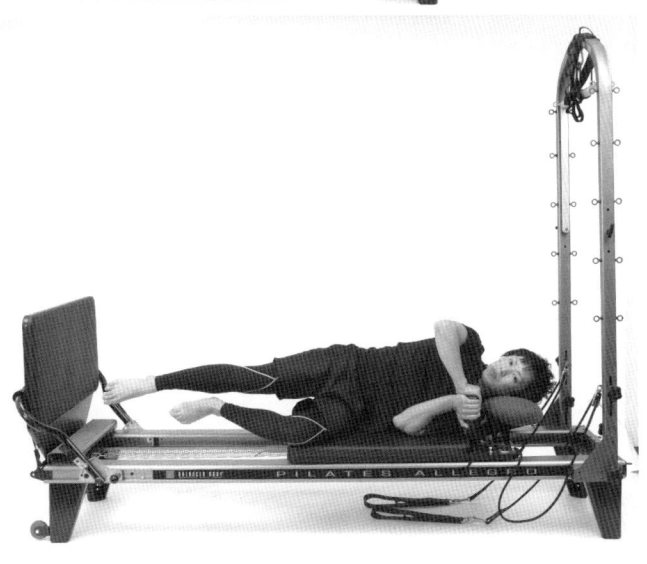

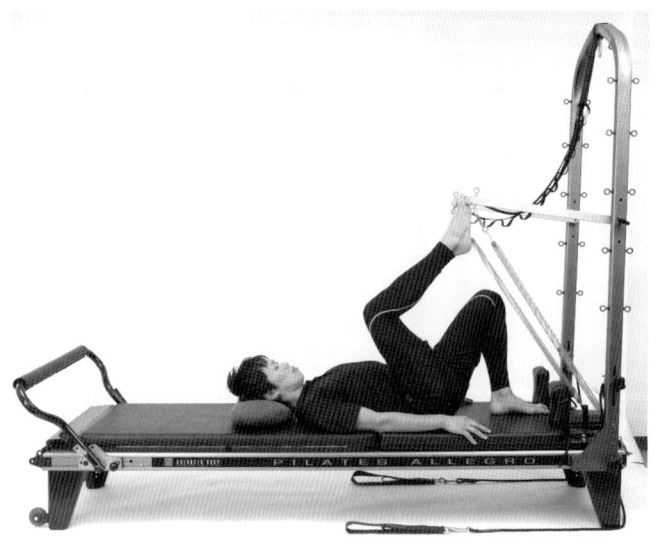

タワーバーを使用した背臥位での下肢の伸展運動

脊柱をニュートラルに保持した状態で，スプリングの抵抗に対してコントロールしながら，下肢の伸展運動を行う。足関節の分離運動を膝伸展位，屈曲位で行うこともできる。足部のアライメントを自身で視覚的に確認でき，修正を行うことができる利点がある。

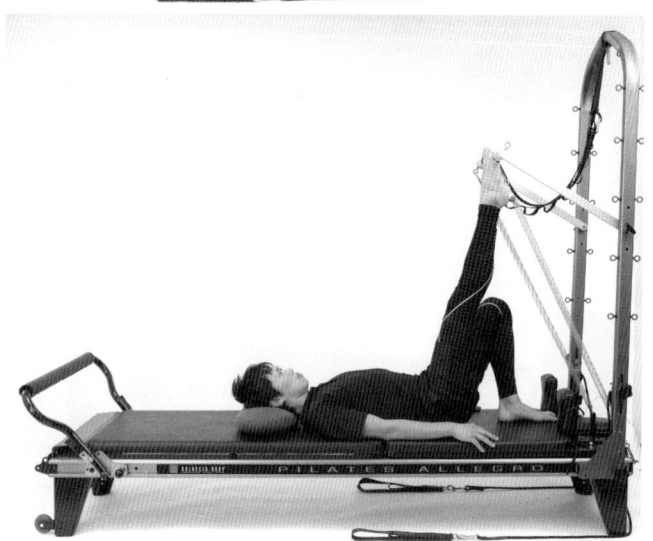

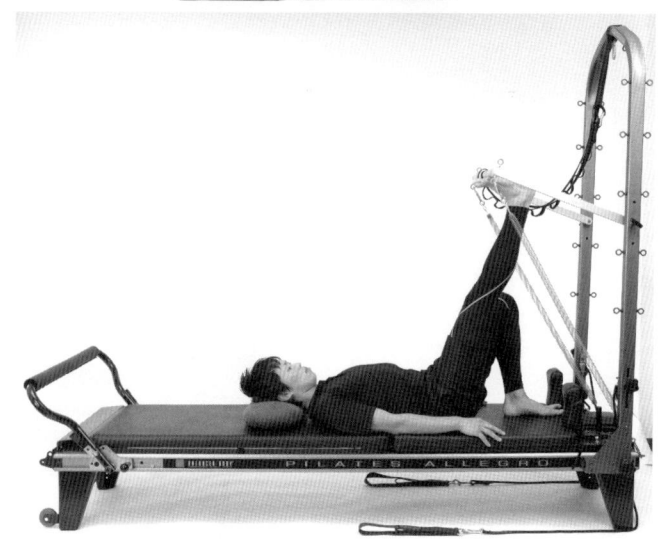

IV. 実践！ 運動学的視点からみたピラティスの特異性

> 試してみよう

イクイップメントを使わずに，下肢の伸展運動を様々な肢位で行ってみよう。

■ 背臥位
❶ 肩甲骨を外転・下制し，首を伸ばす。膝と股関節を 90°曲げる（テーブルトップポジション）。ここから，両踵をつけたまま，膝とつま先を左右に約 45°開く（V ポジション）。
❷ 息を吐きながら，膝を伸ばし，両脚の内腿を合わせる。
❸ 息を吸いながら，❶に戻る。

> 注意

　下肢全体の重さを腹筋群で支えなければならない，比較的強度の高いエクササイズである。腹筋群が弱い人は，重さを支えられず腰部が反ってしまうことがあるので，注意を要する。その場合には，脚を伸ばす時の床からの高さを調節する。

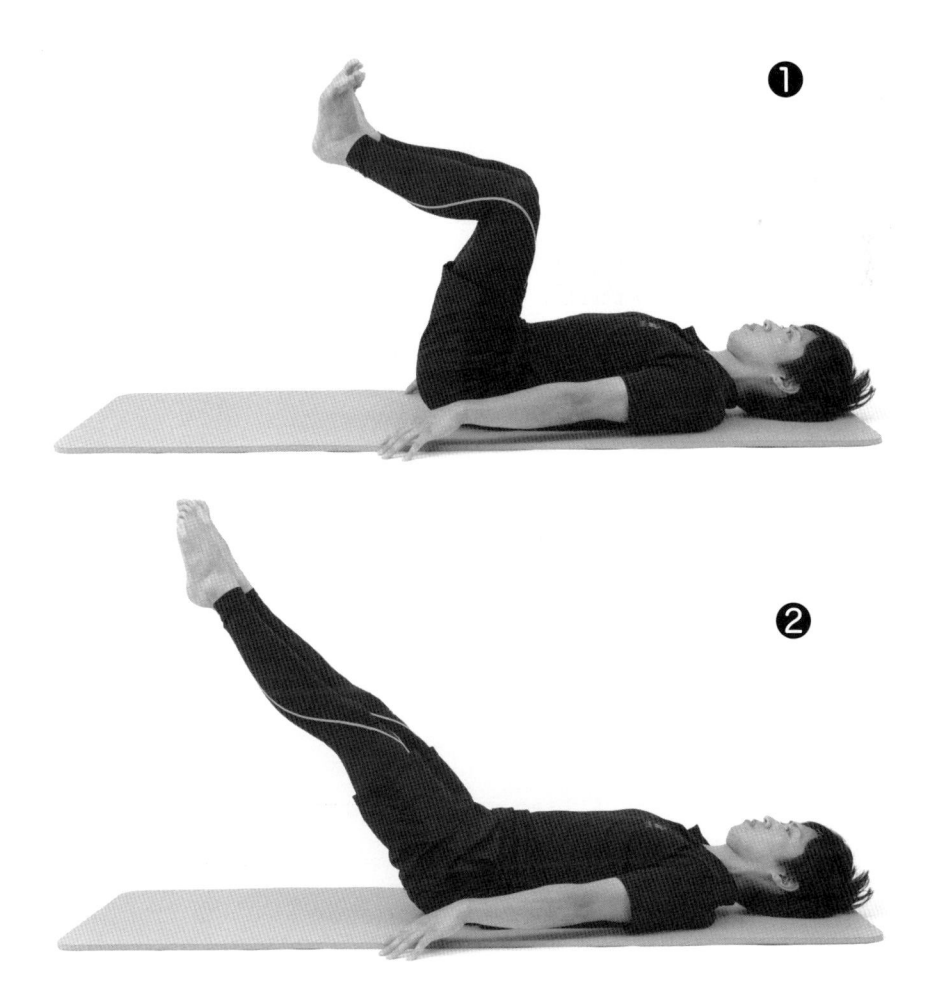

■ 側臥位

❶ 下側の下肢を屈曲し，上側の下肢を伸展する．下側のウエストの隙間を潰さないように，上の下肢を遠くに伸ばすようにしながら床から浮かす．
❷ 息を吸いながら，股関節屈曲，足関節背屈を行う．
❸ 息を吐きながら，股関節伸展，足関節底屈を行う．
❹ 反対側でも同様に行う．

ポイント

・下肢の動きに伴い骨盤が動きやすいので，股関節屈曲の時は腸腰筋を，伸展の時は内腹斜筋を使って安定化させる．
・脊柱の生理的弯曲を維持しながら行う．

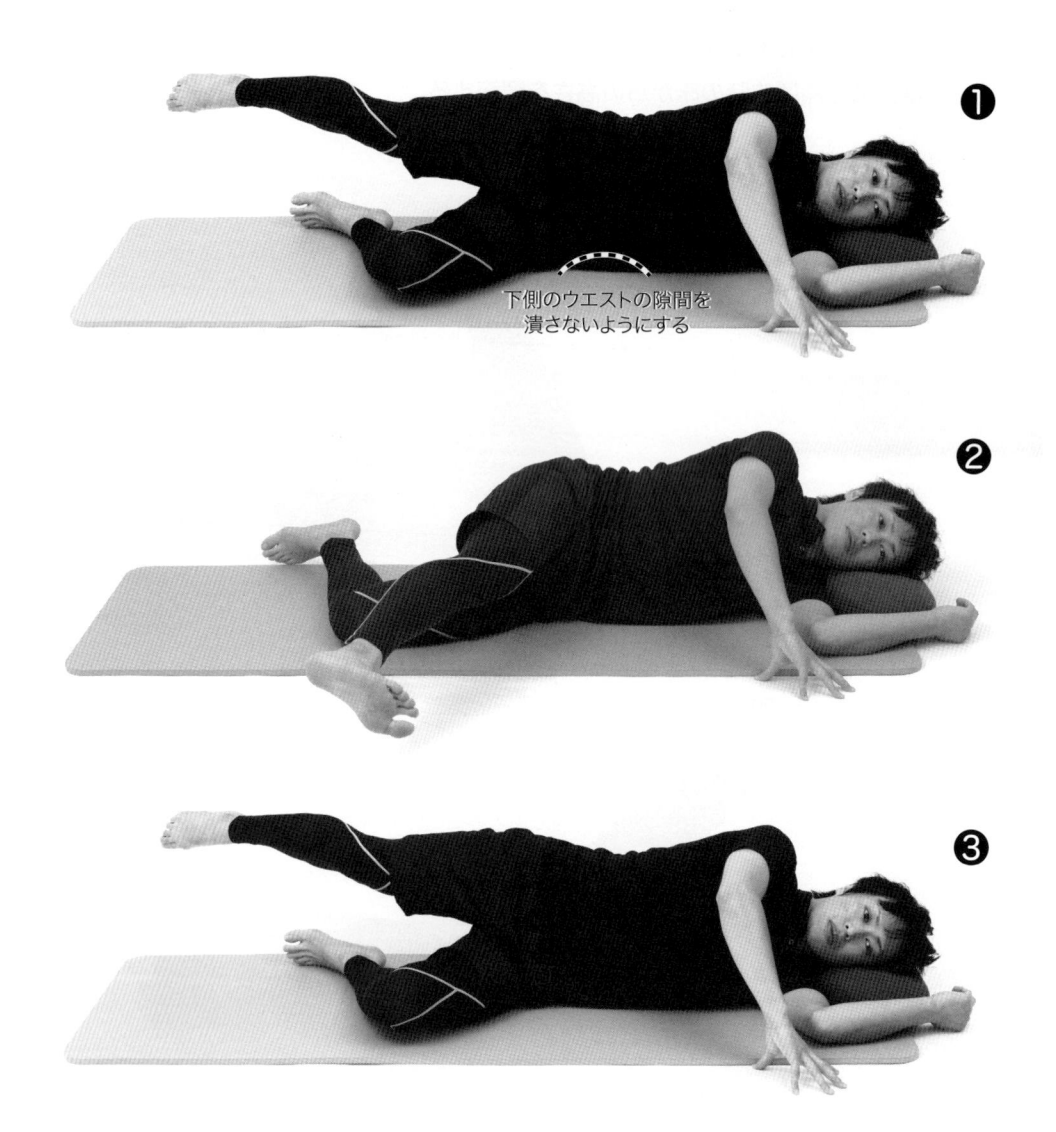

❶ 下側のウエストの隙間を潰さないようにする

❷

❸

四つ這い位

❶ 肩関節の下に手関節を，股関節の下に膝を位置させる。
❷ 脊柱をニュートラルに保持したまま，一側下肢を伸展する。この時，伸展する下肢以外の部分は動かさないように意識する。特に，支持側下肢に体重移動しないよう，体幹をコントロールする。
❸ 反対側でも同様に行う。

ポイント

・上肢による体重支持では，肩甲骨が内転しやすい。常に前鋸筋を用いて，外転位を維持するよう意識する必要がある。
・動きを繰り返していると，頭部が下に垂れて来たり，骨盤が下肢の動きに伴い動いたりしやすい。頭頂から坐骨までの伸長感を持続することで，体幹の安定化を促す。
・❷で下肢を伸展する時は，下肢を挙げるのではなく，伸ばすように意識する。

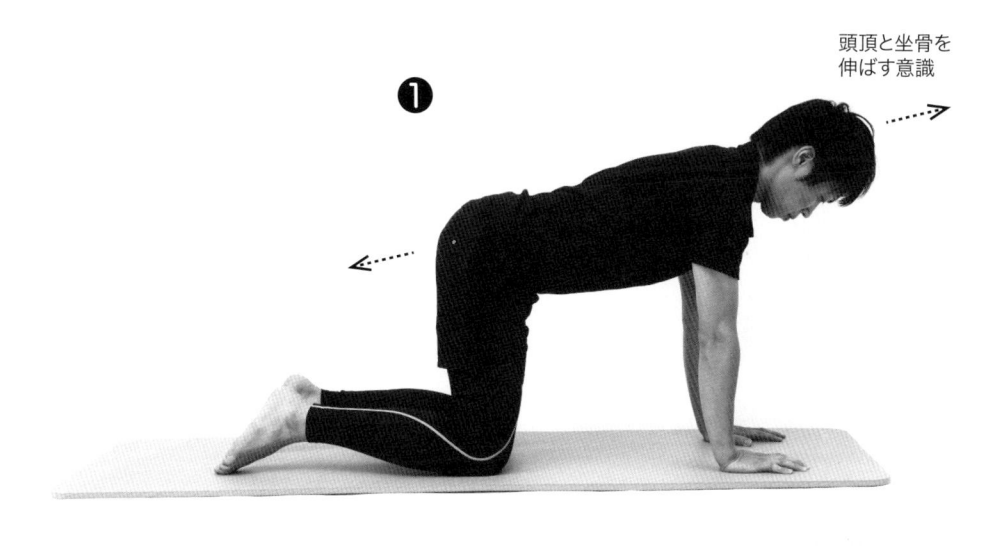

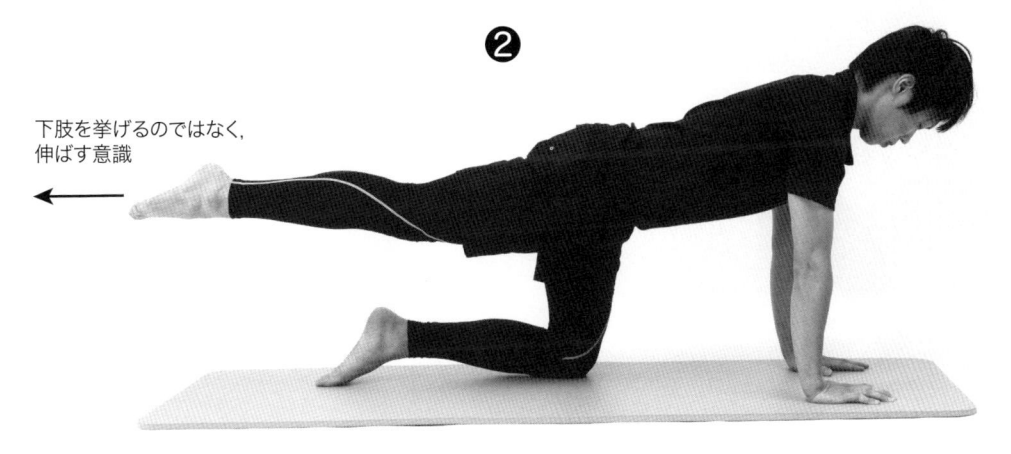

❶
頭頂と坐骨を伸ばす意識

❷
下肢を挙げるのではなく，伸ばす意識

■ 立位
❶ 一側の下肢を屈曲し，床から浮かせた状態で，反対側の下肢を屈曲する。
❷ 息を吐きながら，支持側の下肢を伸展する。さらに，足関節を底屈し，つま先立ちになる。
❸ 反対側でも同様に行う。

ポイント

・頭頂から坐骨までの伸長を意識する。
・運動中は支持側の下肢以外は動かさないように安定化させる。
・勢いで行わずに，各体節の連動を意識しながらゆっくりと行う。

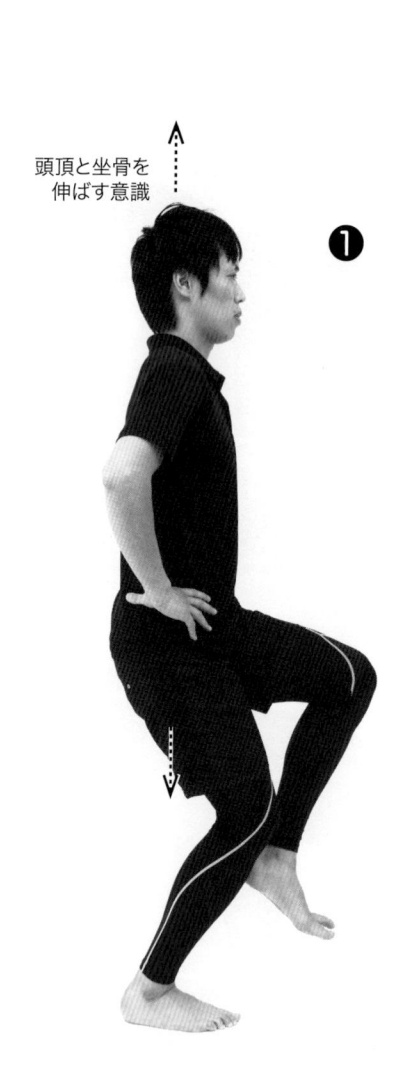

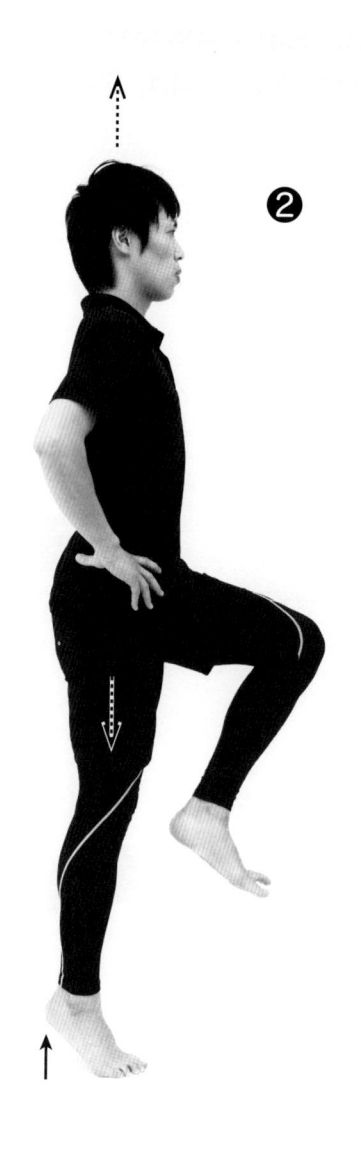

頭頂と坐骨を伸ばす意識

❶

❷

IV．実践！　運動学的視点からみたピラティスの特異性

■ 腹臥位

❶ 両手を重ね，手の甲に額を乗せる。両肩甲骨を外転，下制し，首を伸ばす。腹部と骨盤底筋群をやや収縮させ，骨盤を安定化させる。
❷ 一側の股関節を伸展し，下肢を床から浮かせる。その下肢以外は動かさないようにし，脊柱はニュートラルに維持する。
❸ 反対側でも同様に行う。

ポイント

・股関節の伸展では大殿筋を優位に使いやすいが，ここではハムストリングを用いて伸展を行う。そのため，殿部は柔らかくリラックスしたままとなる。そうすることで，大殿筋による外転・外旋を阻止し，純粋な股関節伸展を行うことができる。

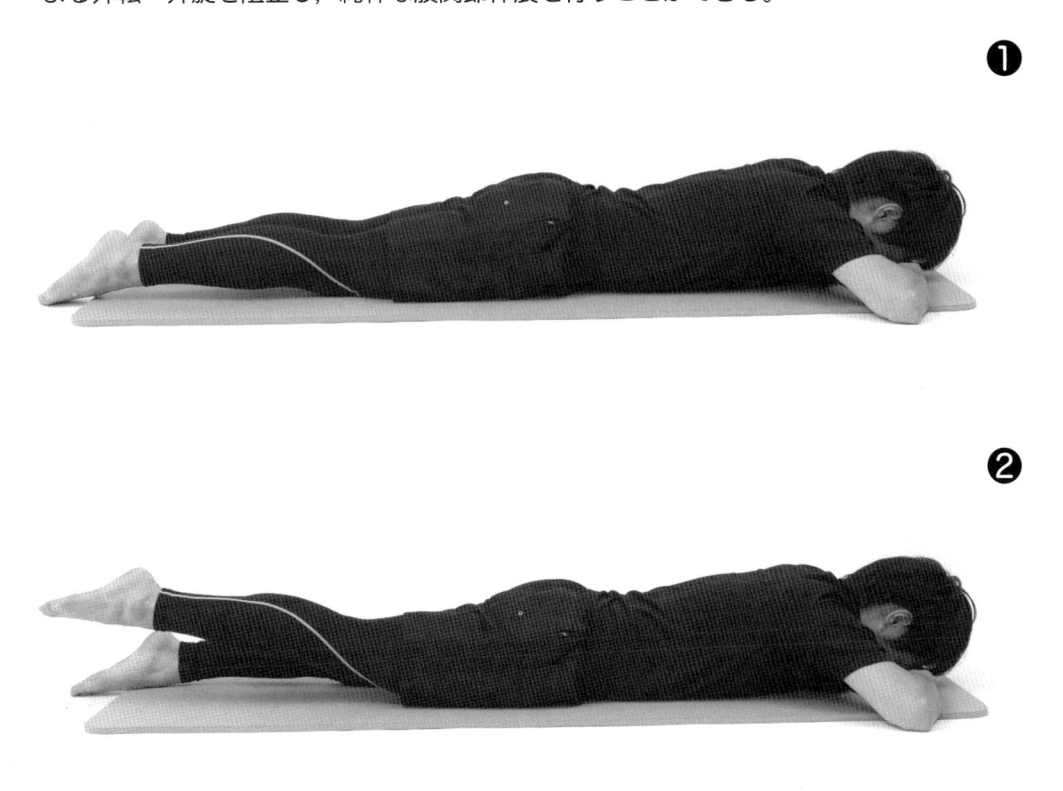

❶

❷

　例え下肢のみの運動であったとしても，姿勢，アライメントとして全身の意識化を必要とするところが，ピラティスの特徴である。日常の運動でも，それぞれの体節が関連し合い，連動して動いている。適切な「連動性」を学習することは，ピラティスの重要な一面である。

エクササイズ 10

キューイング

　具体的な物に例えることで動きを引き出す「イメージキュー」や，体に触れて運動を誘導するタクタイル（触覚）キューなどを使い，キューイングを行う．インストラクターがクライアントの肢位に変化を加えることによって，正確な動きを誘導する．

試してみよう

■ 胸椎のみの屈曲を誘導する

❶ 背臥位で膝を立て，左右の手の甲を合わせ，指先が足の方向を向くように胸骨に置く．
❷ 息を吐きながら肘を前に出し，指先の方向に上体を起こす．
　インストラクターが次のようなキューイングを行い，胸椎のみの屈曲を誘導する．
　イメージキュー
　・「みぞおちが凹むように，体を持ち上げてください」
　・「背骨がもう1cm伸びるように，体を持ち上げてください」
　・「お椀の弯曲のように丸くなるように，背中を床から離していってください」
　タクタイルキュー
　・脊柱の伸長を促すため，頭部をわずかに牽引する．
　・剣状突起の上方に動きの意識を誘導するため，その部位に軽く触れる．
　・肩甲骨の外転を促すため，肩甲骨の内側縁を外側に開くように触れる．
❸ 背中から首筋までを長くしながら，息を吸い，吐きながら，下ろす．

（中村　尚人）

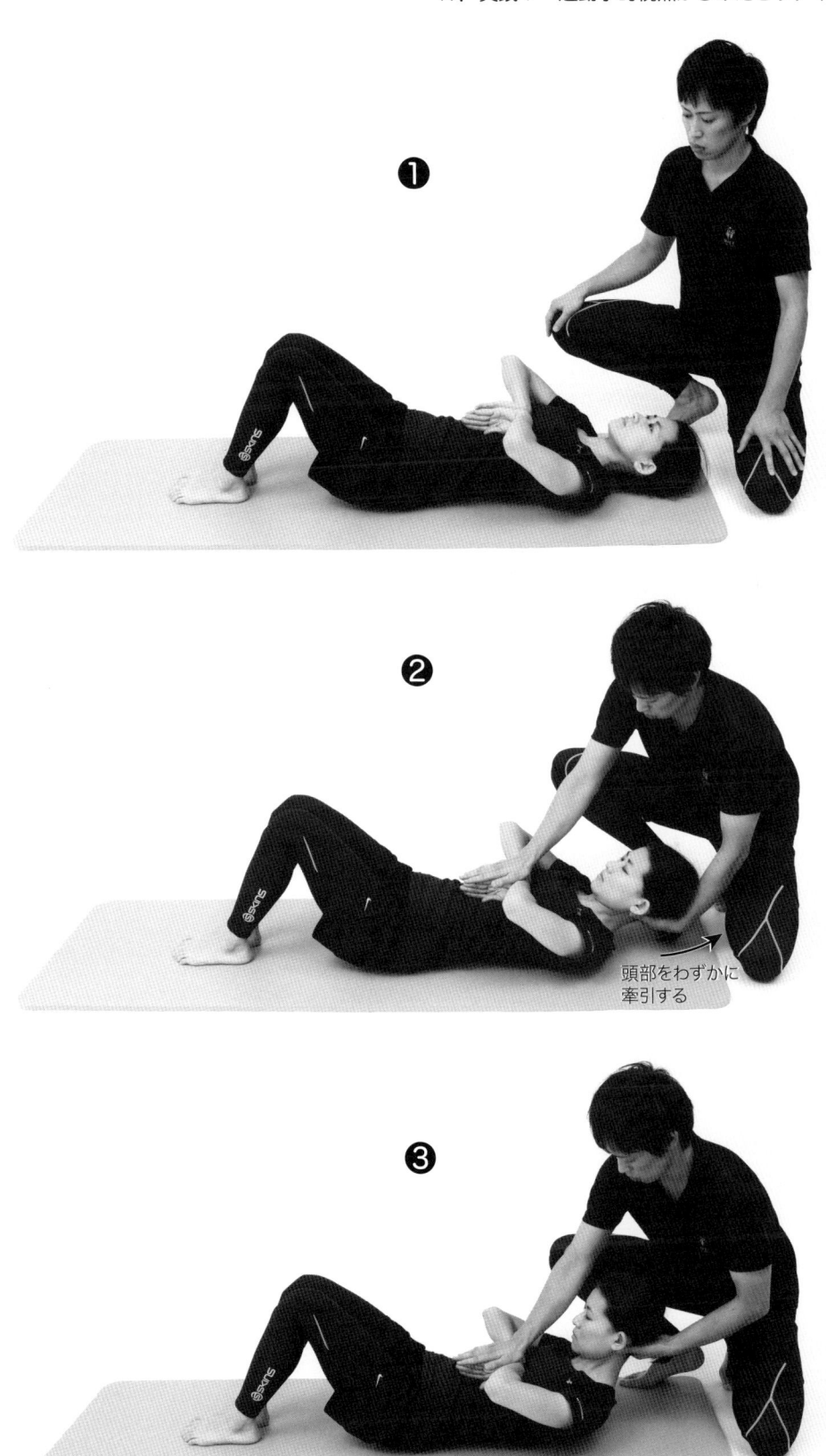

IV. 実践！ 運動学的視点からみたピラティスの特異性

❶

❷

頭部をわずかに
牽引する

❸

87

V
ピラティスを指導するうえで知っておくべき筋骨格系

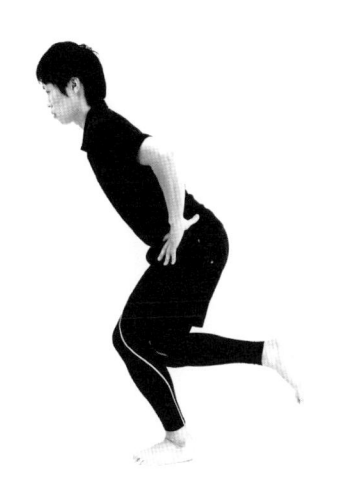

1. 上 肢

1.1 前鋸筋（図5-1），菱形筋（図5-2）

◆ 前鋸筋
　起始：肩甲骨内側縁
　停止：第1～9肋骨

◆ 小菱形筋
　起始：C6-7
　停止：肩甲骨内側縁

◆ 大菱形筋
　起始：T1-4
　停止：肩甲骨内側縁

　前鋸筋と菱形筋は，肩甲骨を動かす鍵となる筋である。特に前鋸筋は，体重支持，上肢挙上などに関係し，肩甲骨を外転・下制させることで胸郭と肩甲骨を結びつけるはたらきがある。また，外腹斜筋と強固な筋連結があり，胸椎の屈曲・回旋に与える影響も大きい。ピラティスでは，胸椎の屈曲・回旋誘導に，肩甲骨の外転を用いる。

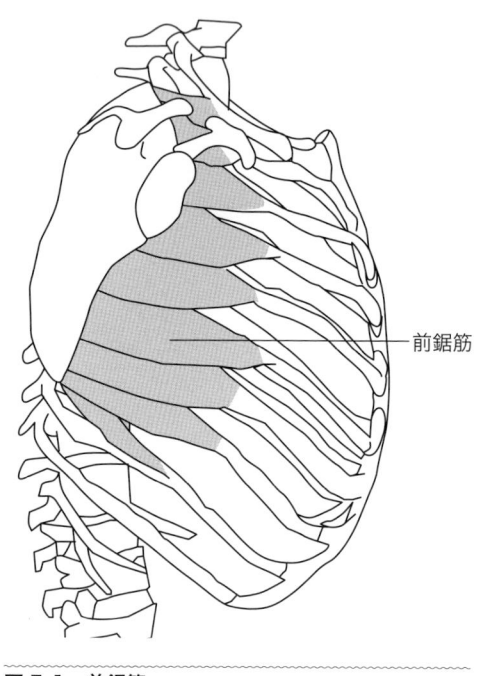

図5-1　前鋸筋

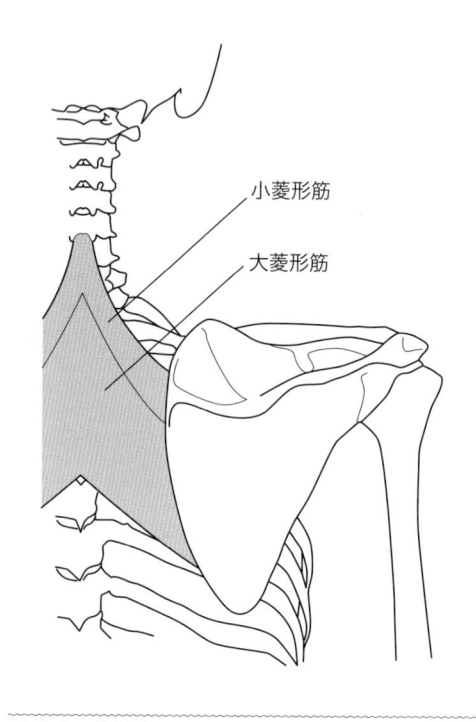

図5-2　菱形筋

1.2　回旋筋腱板（図 5-3）

◆ **棘上筋**
　起始：肩甲骨棘上窩
　停止：上腕骨大結節

◆ **棘下筋**
　起始：肩甲骨棘下窩
　停止：上腕骨大結節

◆ **小円筋**
　起始：肩甲骨外側縁・下角
　停止：上腕骨大結節

◆ **肩甲下筋**
　起始：肩甲骨肩甲下窩
　停止：上腕骨小結節

　回旋筋腱板は，肩甲上腕関節の安定性に寄与する肩のインナーマッスルとして重要である。

　荷重によって活性化するため，ピラティスのエクササイズでは体重支持によって活性化を促す。この時には，土台である肩甲骨の安定性が重要なので，前述の前鋸筋の活性化も必要不可欠となる。また，指先を遠くに伸ばすような動きでも活性化するので，腕を肩の高さまで挙げて伸ばす感覚を意識して行うエクササイズもある。

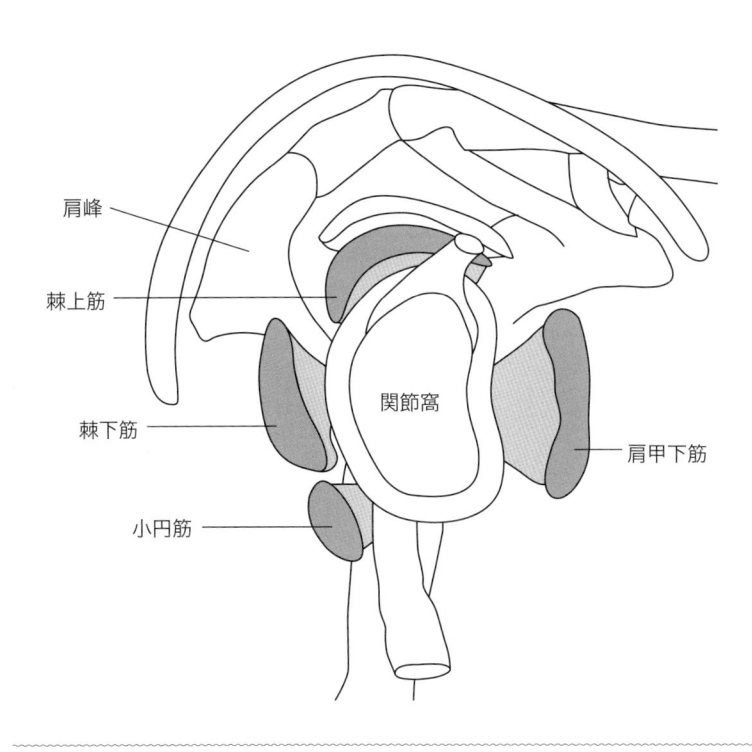

図 5-3　回旋筋腱板

2. 体　幹

2.1　腹筋群（図 5-4, 5-5）

◆ **腹直筋**
　起始：恥骨稜，恥骨結合
　停止：剣状突起，第 5 〜 7 肋軟骨

◆ **腹横筋**
　起始：第 7 〜 12 肋軟骨，腰筋膜，腸骨稜，鼡径靱帯
　停止：剣状突起，白線，恥骨

◆ **内腹斜筋**
　起始：腸骨筋膜，腸骨稜，腰筋膜
　停止：第 10 〜 12 肋骨，腹直筋鞘

◆ **外腹斜筋**
　起始：第 5 〜 12 肋骨
　停止：腸骨，鼡径靱帯，腹直筋鞘前葉

体幹に対する外力に抗するには，これらの腹筋群が重要となる。腹直筋は直線方向，腹斜筋は斜め方向，腹横筋は中間位の保持と，各筋がそれぞれの役割を担う。特に内腹斜筋と腹横筋は，胸郭に影響を与えづらいため，呼吸機構を自由にしたまま体幹を安定させるという利点がある。

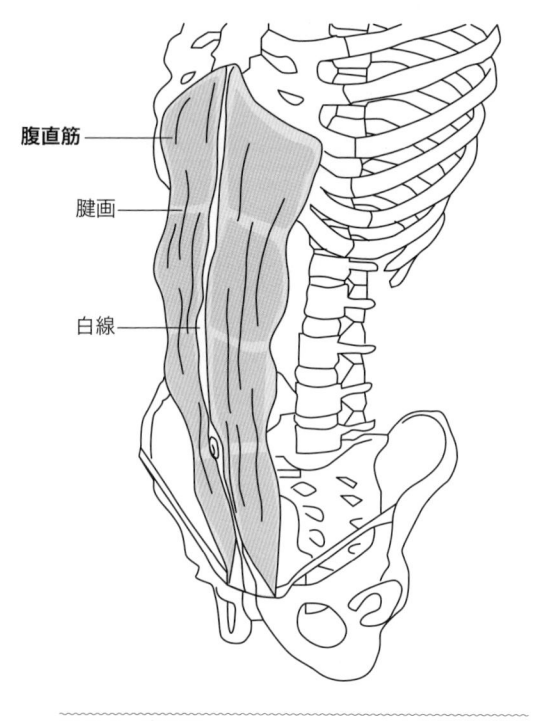

図 5-4　腹直筋

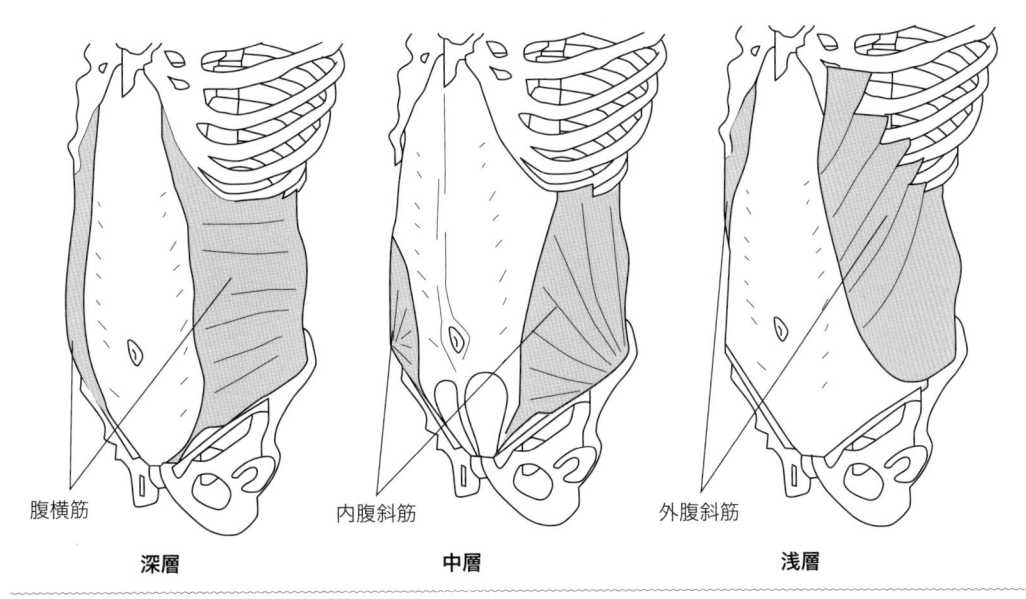

図 5-5　腹横筋，内腹斜筋，外腹斜筋

2.2　横隔膜（図 8-5 参照）

　横隔膜は，いわずと知れた吸気筋であり，吸気の約7割を担っているといわれる（図 8-6 参照）。ピラティスでは，腹式呼吸は吸息時に腹部の弛緩を招くと考え，胸式呼吸を奨励しているが，胸式呼吸でも横隔膜がはたらいていないわけではない。逆に，横隔膜が腹横筋や骨盤底筋群と同時にはたらくことによって，腹腔内圧が上がる。腹腔内圧は，咳嗽と同じように息をこらえることで上昇し，重い物を持ち上げるような時に腰椎椎間板への負担を3割程度軽減するといわれている。特殊な状況ではあるが，腹腔内圧の上昇が可能であることは重要である。

2.3　骨盤底筋群（図 8-1 〜 8-3 参照）

　骨盤底筋群は，骨盤底部を形成する筋群である。腹腔内圧の保持に関係すると同時に，起始部が中心にあるため，身体の正中化に関与しているのではないかといわれている。また，仙骨のカウンターニューテーション（起き上がり）にも関与し，多裂筋などによるニューテーション（うなずき）を調整する。骨盤底筋群のエクササイズは，ピラティスでは特に，産前には出産時のコントロールとして，産後には緩んだ骨盤底筋群の正常化のために，軸の伸長とともに強調される。
（骨盤底筋群については，第VIII章も参照のこと）

2.4 多裂筋（図5-6）

◆ 頚多裂筋，胸多裂筋，腰多裂筋
起始：C4-7，胸椎，腰椎，仙骨，腸骨
停止：2〜4個またいだ上方の椎骨

　脊柱の生理的弯曲を保持するために重要である。腰多裂筋は断面積が多裂筋中最大である。骨盤の前傾にはたらくため，腰椎前弯の主動筋であると勘違いされやすいが，腰椎前弯の主動筋は腸腰筋であることに注意をしなければならない。

　多裂筋のスパズムは腰椎の過前弯，筋筋膜性腰痛の原因にもなりうる。日常的に前屈位が多く，腰が曲がっている（後弯）人の場合，多裂筋内圧の上昇によって血流障害が起こり，多裂筋自体も萎縮していることが多い。

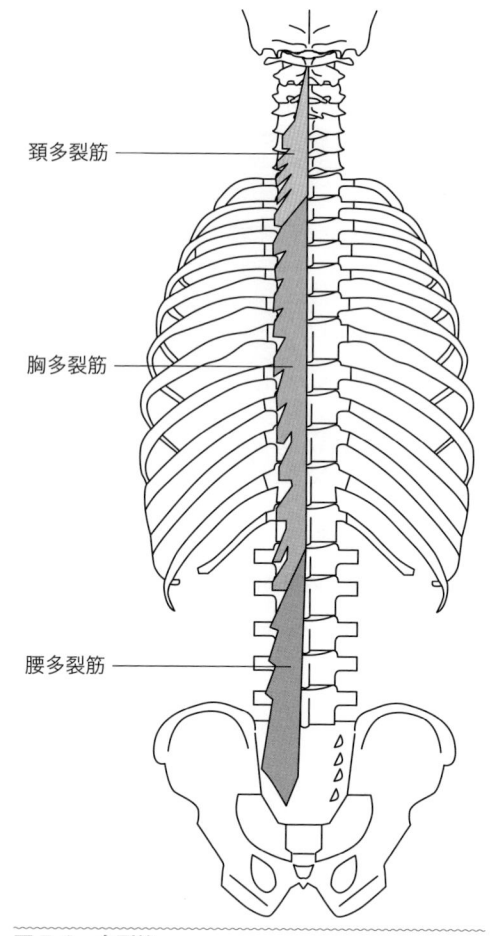

図5-6　多裂筋

2.5 脊柱起立筋（図5-7）

◆ 頚腸肋筋
    起始：第1〜6肋骨
    停止：C4-6

◆ 胸腸肋筋
    起始：第7〜12肋骨
    停止：第1〜6肋骨

◆ 腰腸肋筋
    起始：仙骨，腸骨
    停止：第7〜12肋骨

◆ 頭最長筋
    起始：T1-5，C4-7
    停止：側頭骨

◆ 頚最長筋
    起始：T1-5
    停止：C2-6

◆ 胸最長筋
    起始：L1-5，仙骨
    停止：胸椎，L1-3，肋骨

◆ 頭棘筋
    起始：C7，T1-6，C4-6
    停止：後頭骨

◆ 頚棘筋
    起始：C7，T1-2
    停止：C2

◆ 胸棘筋
    起始：L1-2，T11-12
    停止：T1-4

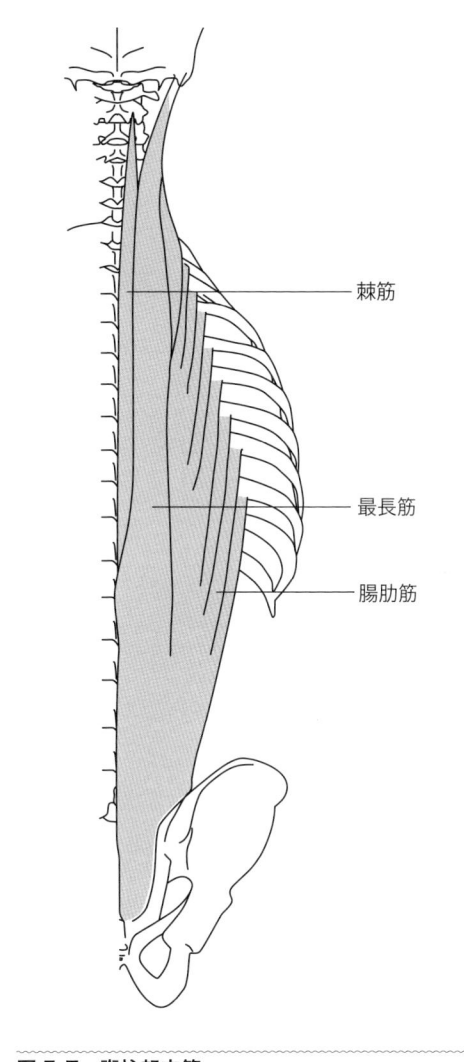

図5-7 脊柱起立筋

　脊柱起立筋は，伸筋であると同時に回旋筋でもあり，背筋群として腹筋群とのバランスをとるために重要である．腹筋に対する背筋の筋力比は，概ね1：1.3〜1.5であり，筋力としては背筋のほうが強い必要がある．また，背筋群は持久力に優れているため，背筋群のエクササイズでは持久力の意識が重要となる．

3. 下　肢

3.1　腸腰筋（図5-8），大殿筋（図5-9）

◆ **大腰筋**
　　起始：T12，L1-5
　　停止：大腿骨小転子

◆ **小腰筋**
　　起始：T12，L1
　　停止：腸恥隆起

◆ **腸骨筋**
　　起始：腸骨
　　停止：大腿骨

◆ **大殿筋**
　　起始：腸骨，仙骨・尾骨，仙結節靱帯
　　停止：大腿筋膜，大腿骨

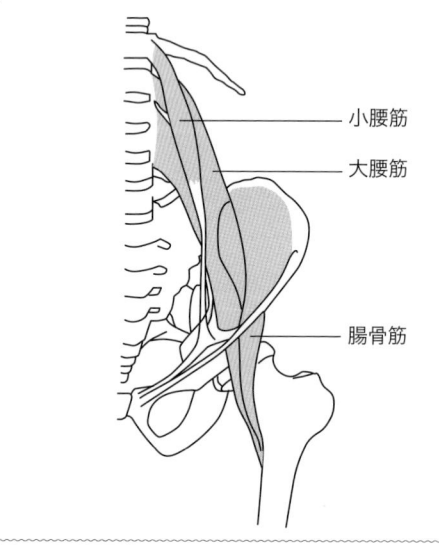

図 5-8　腸腰筋

　腸腰筋（大腰筋，小腰筋，腸骨筋）は骨盤を立て，腰椎の生理的な前弯を保持するのに非常に重要である。股関節の屈筋でもあるが，発揮エネルギーとしては歩行中の伸展相での遠心性収縮時が最も強く，伸展相での制御にはたらいていることがわかる。特に大腰筋の後部線維は垂直成分が強く，椎骨の圧迫にはたらき，腰椎の安定性を高める。また，腸腰筋は左右あるため，腰椎の側方への安定性にも寄与している。
　大殿筋は，ランジなどの股関節屈曲位で体を支えるはたらきが中心で，歩行では減速期の衝撃吸収にはたらく。遠心性収縮で屈曲，内転，内旋を制御するため，求心性ではたらくと伸展に伴い外転，外旋を起こす。

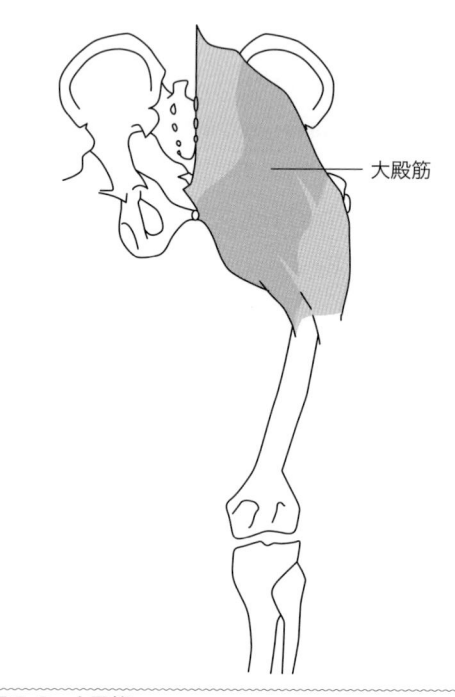

図 5-9　大殿筋

3.2 ハムストリング（図5-10），大腿四頭筋（図5-11）

◆ **大腿二頭筋**
　起始：大腿骨，坐骨
　停止：腓骨頭

◆ **半膜様筋，半腱様筋**
　起始：坐骨
　停止：脛骨

◆ **大腿直筋**
　起始：腸骨（下前腸骨棘）
　停止：脛骨粗面

◆ **中間広筋，外側広筋，内側広筋**
　起始：大腿骨
　停止：脛骨

　股関節に影響するものとして，ハムストリング（大腿二頭筋，半膜腰筋，半腱腰筋）と大腿四頭筋（大腿直筋，中間広筋，外側広筋，内側広筋）のバランスに注目する必要がある．強さと柔軟性を両方兼ね備え，前後バランスとして釣り合うことが重要である．骨盤前傾位ではハムストリングが，後傾位では大腿四頭筋が過緊張となるが，それは逆に，反対の筋の弱化を表わしている．

　ハムストリングと大腿四頭筋は，骨盤の中間位の獲得と股関節の分離運動のために重要な筋である．特に分離された股関節の伸展は，大殿筋が主となると伸展だけでなく外旋と外転が起こってしまうため，ハムストリングが主で行うべきである．

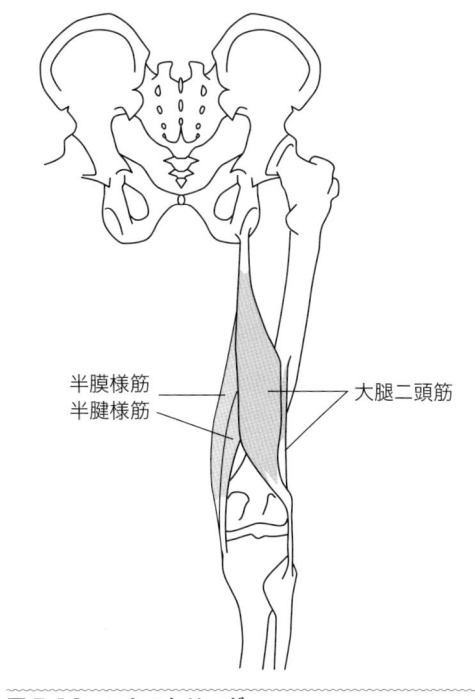

図5-10　ハムストリング

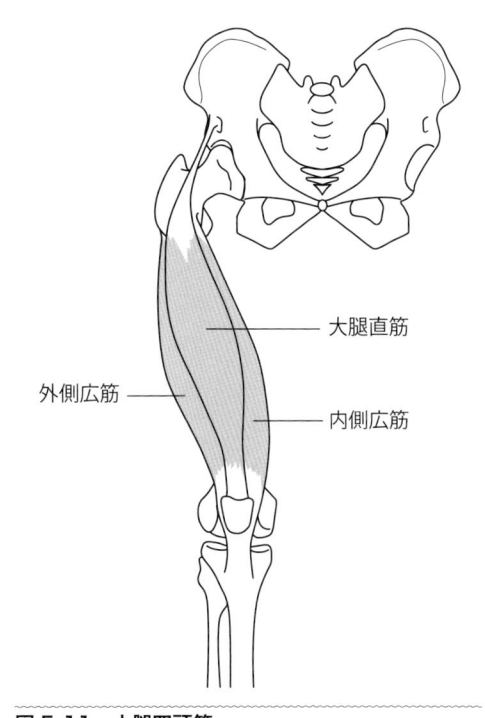

図5-11　大腿四頭筋
中間広筋は大腿直筋の下に位置する．

3.3　中殿筋（図5-12）

◆ 中殿筋
　　起始：腸骨
　　停止：大腿骨大転子

　片脚立位時に要となる筋。頚体角（図6-12参照）があるため股関節は内転位になりやすく，片脚立位での外側支持機構として中殿筋の遠心性収縮（内転制動）が重要である。特に，重心が膝に対して内側に落ちているためにはたらくという関係性が重要であり，外側荷重でははたらかない。そのため，中殿筋の弱化では，単に筋力を鍛えるという発想ではなく，重心線に対して筋がはたらくという条件設定を重視する機能的な視点が必要となる。つまり，アライメント，正中化，軸の伸長があってはじめて適切に機能する筋である。

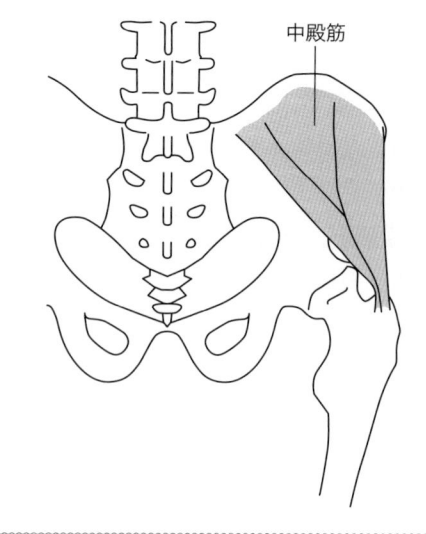

図5-12　中殿筋

3.4 深層外旋六筋（図 5-13）

◆ **梨状筋**
　起始：仙骨，腸骨
　停止：大腿骨

◆ **上双子筋**
　起始：坐骨
　停止：大腿骨

◆ **下双子筋**
　起始：坐骨
　停止：大腿骨

◆ **大腿方形筋**
　起始：坐骨
　停止：大腿骨

◆ **内閉鎖筋**
　起始：坐骨・恥骨，閉鎖膜
　停止：大腿骨

◆ **外閉鎖筋**
　起始：恥骨，閉鎖膜
　停止：大腿骨

　深層外旋六筋（梨状筋，上双子筋，下双子筋，大腿方形筋，内閉鎖筋，外閉鎖筋）は，中殿筋と同じく，片脚立位時に特に重要で，歩行では立脚中期での股関節内旋方向の動きに抗し調節する。ピラティスでは「Vポジション*」というスタンスを重要視し，外旋位であるが大殿筋は弛緩させたまま，内転筋とともに深層外旋六筋を促通する。また，梨状筋や内閉鎖筋は，骨盤底後壁の構成要素でもあり重要であるとされる。

---

*Vポジション：つま先をやや外に向けた立位（股関節外旋，内転位）。ピラティスで頻繁に使われる。

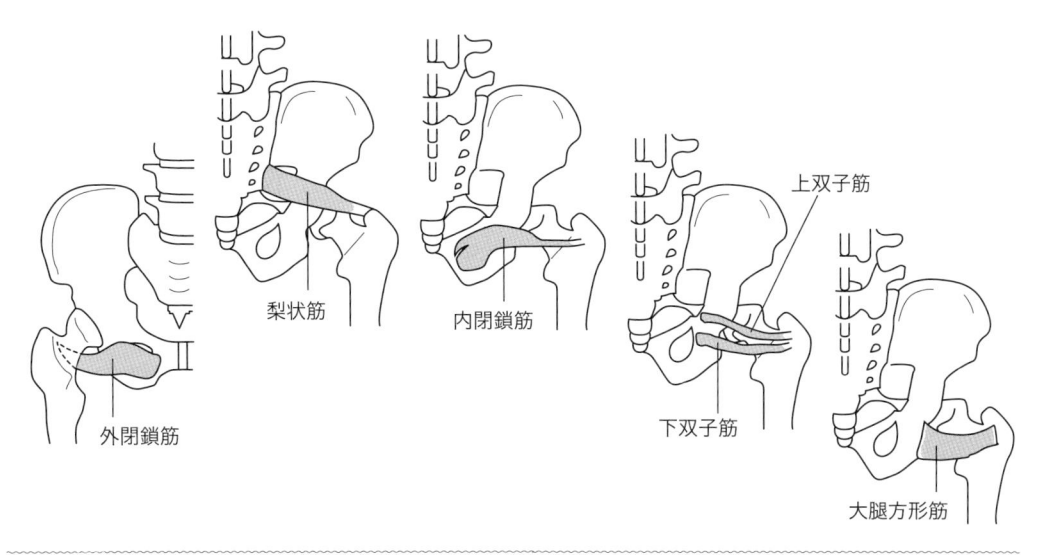

図 5-13　深層外旋六筋

3.5 大腿内転筋群（図5-14）

◆ 長内転筋
　起始：恥骨結合，恥骨
　停止：大腿骨

◆ 短内転筋
　起始：恥骨
　停止：大腿骨

◆ 大内転筋
　起始：坐骨，恥骨
　停止：大腿骨

◆ 恥骨筋
　起始：恥骨
　停止：大腿骨

身体の正中化のために重要な筋群である。大内転筋には内転頭と伸展頭があり，伸展頭はハムストリングと同じく股関節の伸展作用が強いため，股関節の内転および伸展を同時に行う筋として特に重要である。

3.6 下腿三頭筋（図5-15）

◆ 腓腹筋
　起始：大腿骨
　停止：踵骨

◆ ヒラメ筋
　起始：脛骨，腓骨
　停止：踵骨

単関節筋であるヒラメ筋と，二関節筋である腓腹筋からなる。歩行・走行時の加速はほとんどがこの筋でなされるため，ロコモーションには非常に重要な筋となる。また，歩行時の遊脚側のクリアランスにも関与し，重心の3～5cmの上下移動に関与する。歩行ではこの筋がはたらくことで位置エネルギーを作り出し，それを慣性モーメントに変換し，効率的に移動している。高齢者ではこの筋が弱化していることが多く，転倒やロコモーションの低下に繋がる。

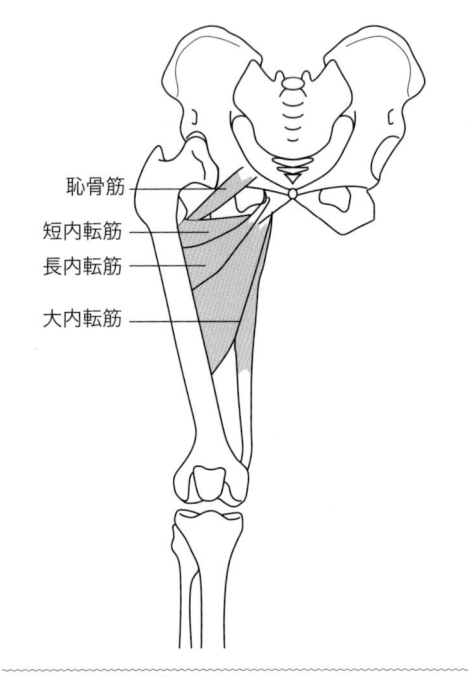

図5-14　大腿内転筋群

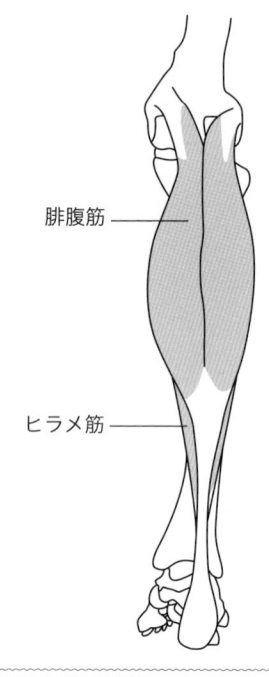

図5-15　下腿三頭筋

V. ピラティスを指導するうえで知っておくべき筋骨格系

3.7　前脛骨筋, 後脛骨筋, 長腓骨筋, 短腓骨筋, 長母趾屈筋（図5-16）

◆ **前脛骨筋**
　起始：脛骨, 骨間膜
　停止：内側楔状骨, 第1中足骨

◆ **後脛骨筋**
　起始：脛骨, 腓骨
　停止：舟状骨, 楔状骨, 立方骨, 第2〜4中足骨

◆ **長腓骨筋**
　起始：腓骨, 脛骨
　停止：内側楔状骨, 第1中足骨

◆ **短腓骨筋**
　起始：腓骨
　停止：第5中足骨

◆ **長母趾屈筋**
　起始：腓骨
　停止：母趾

アーチを構成する主要な外在筋である。特に長母趾屈筋は, 載距突起を下から支えることによって後足部の安定に関わっている（図5-17）。内側縦アーチは前・後脛骨筋, 長母趾屈筋の3つの筋からなるが, それに対し外側縦アーチは腓骨筋ただ1つである。骨格的に, また重心が内側を通るため, 内側のサポートが大きい。また,「蹴る」という足部のはたらきそのものが, 踵骨下関節の回外を必要とするため, 回外する筋群（内側縦アーチを引き上げる筋群）が優位となっている。

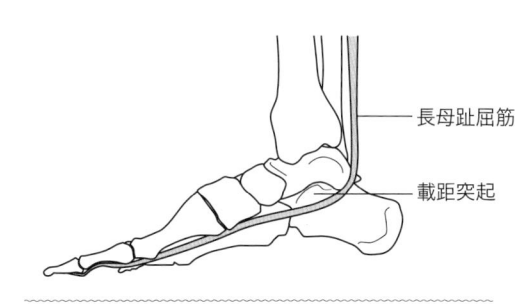

図5-17　長母趾屈筋と載距突起

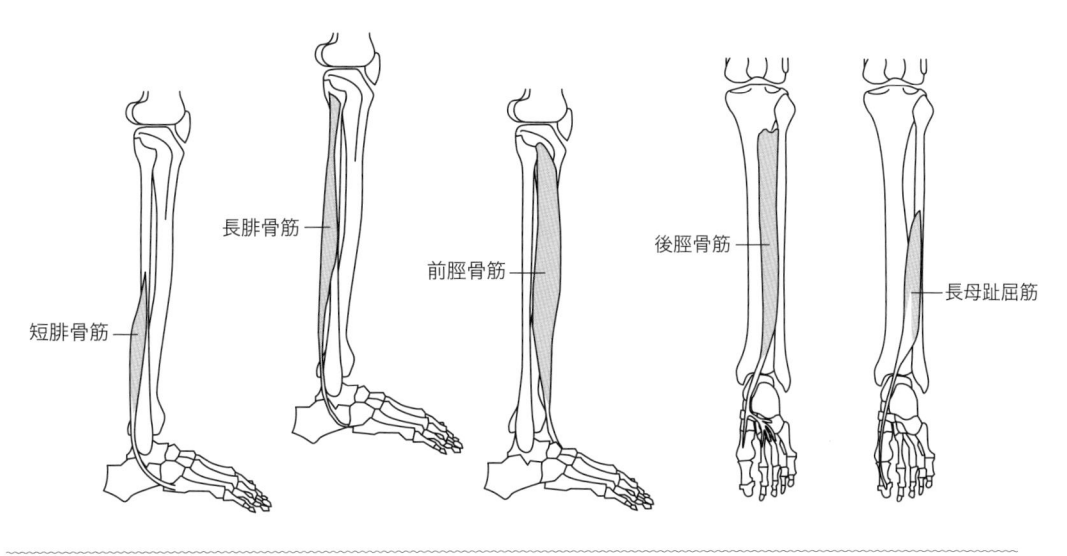

図5-16　足部の外在筋

3.8　母趾内転筋，母趾外転筋，虫様筋，短趾屈筋（図5-18）

◆ **母趾内転筋**
　起始：第2～5趾中趾関節の関節包，外側楔状骨，第3, 4中足骨
　停止：母趾

◆ **母趾外転筋**
　起始：踵骨
　停止：母趾

◆ **虫様筋**
　起始：長趾屈筋腱
　停止：第2～5趾の長趾伸筋腱

◆ **短趾屈筋**
　起始：踵骨
　停止：第2～5趾骨

　これらは，アーチを構成する主要な内在筋である。
　「タオルギャザー」というエクササイズでは，虫様筋によるIP関節伸展，MP関節屈曲の動きを使う。
　これらの筋は踵離地以降にはたらきはじめる。遠心性にはたらき，足趾の急激な伸展を制動し，前足部荷重を安定化させる。そのため，前足部荷重が困難な場合は，はたらくことができず，萎縮していく。アーチの形成には前足部荷重が重要である。

（中村　尚人）

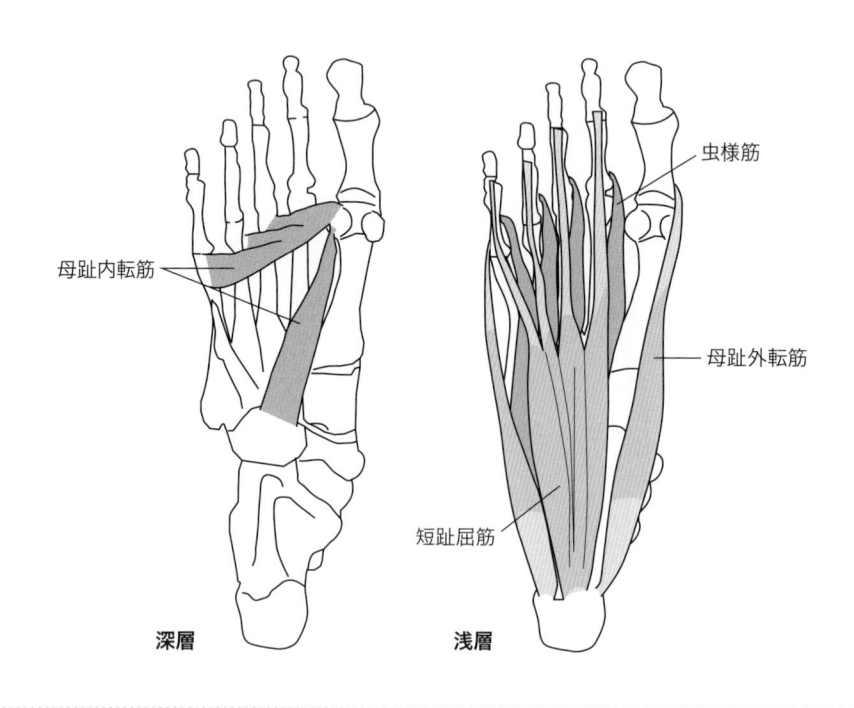

図5-18　足部の内在筋

VI
ヒトの特徴とピラティス

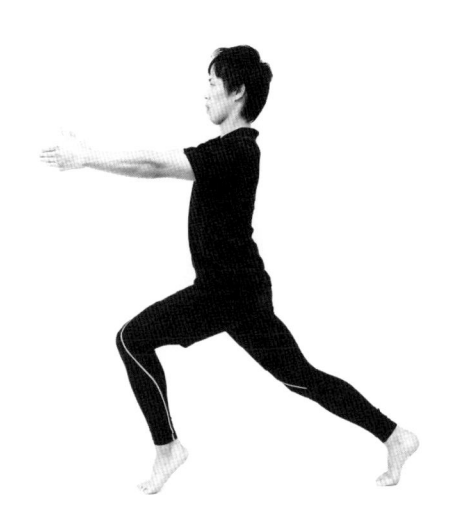

第III章で説明した「ピラティスの基本原則」は，人間の根源的な機能を表わしている。そして，これらの機能は，人間特有の移動形態である二足歩行がつくり上げて来たものと思われる。直立姿勢，優れた言語能力，巧緻な手指機能といった人間特有の機能は，すべて二足歩行と関連している。人間の進化の過程には，二足歩行がまずはじめにあり，その後の対応として各種機能の発達が起こったと推測されている。

　我々理学療法士は，身体の様々な機能障害を対象として機能訓練を行うが，最終的な目標は常に正常な歩行機能，つまり人間としての動きの基本原則の再獲得なのである。

　本章では，二足歩行と関わりのある人間の身体的特徴について解説し，関連するピラティスのエクササイズを紹介する。

1. 股関節の伸展

　ヒトの身体において，四足動物と比べて最も大きく変化した部位は，股関節である。四足動物では約90°の屈曲位となっているが，ヒトでは直立位で0°，歩行時で伸展15〜20°である（図6-1）。

　股関節をここまで伸展させた要因は，歩行という運動形態だと考えられる。歩行時の推進は，重心の前方移動による転倒モーメントであるが，身体を前傾しないで重心を前方に倒すためには，重心が位置する骨盤を移動させる必要がある。股関節の伸展は，その骨盤を前方に移動させ，かつ足関節の底屈とともに床を蹴るという加速行為によって，重心移動の効率を上げている（図6-2）。

　このように股関節は，直立姿勢と二足歩行という人間の2大特徴に密接に関わっている。したがって，この部分の障害がそれらの機能に直接的に影響を与えうることは，想像に難くない。

　身体全体の中での上肢と下肢の比率は，進化の過程で逆転してきた。チンパンジー

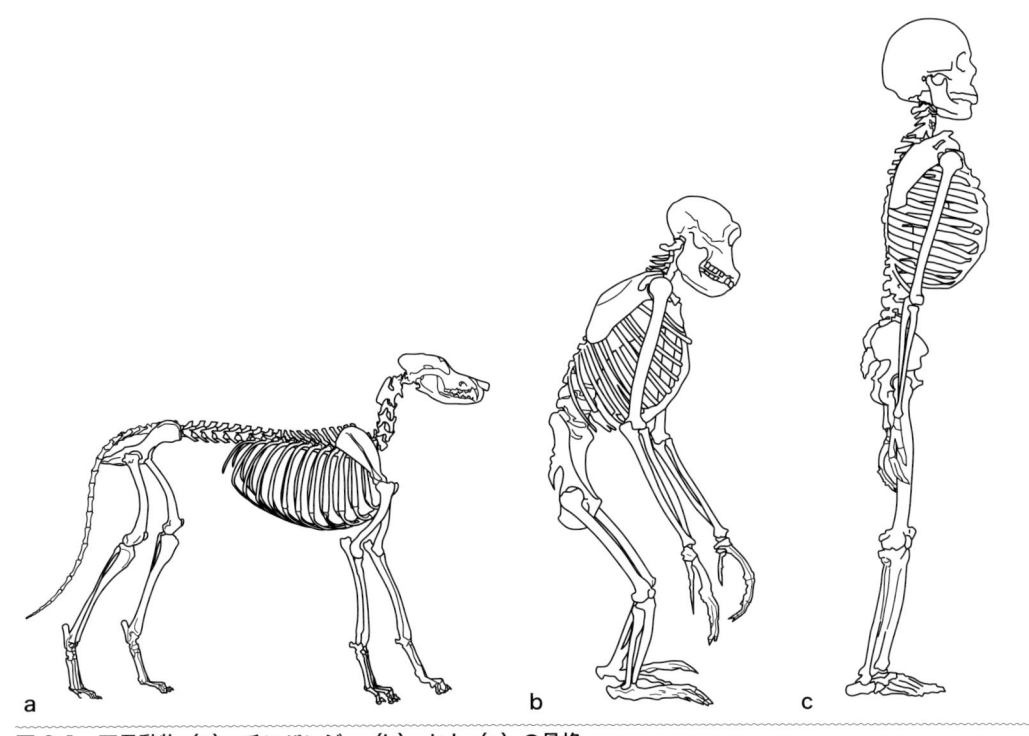

図6-1　四足動物（a），チンパンジー（b），ヒト（c）の骨格
四足動物，類人猿であるチンパンジー，ヒトの股関節を比較すると，屈曲位から伸展位へと変化していることがわかる。

などの類人猿は，主に手を使用するナックルウォークを行うため，下肢よりも上肢の長さが長い（図6-1b）．ヒトは，下肢を長くし身体重心を高くし（身長の55〜57％の高さ），重心位置の直近にある股関節を主に使って，効率的に前方に移動する方策をとっているといえる．

　ここで重要なことは，股関節の伸展運動は，純粋な矢状面上の動きを行う筋によることが望ましいということである．つまり，伸筋である大殿筋とハムストリングを比較した場合，大殿筋は股関節の外転と外旋運動の力が強く，推進に用いるのには向かない．ピラティスでは，この視点から，股関節伸展のエクササイズではハムストリングを使うことを強調している．実際，大殿筋は推進期では短縮位となり機能せず，減速期での遠心性収縮としてのはたらきが中心である．

股関節伸展の役割

1. 重心を前方に移動させること
2. 腸腰筋の活性化（身体を支える）
3. 上半身から床へ伝わる力の分散

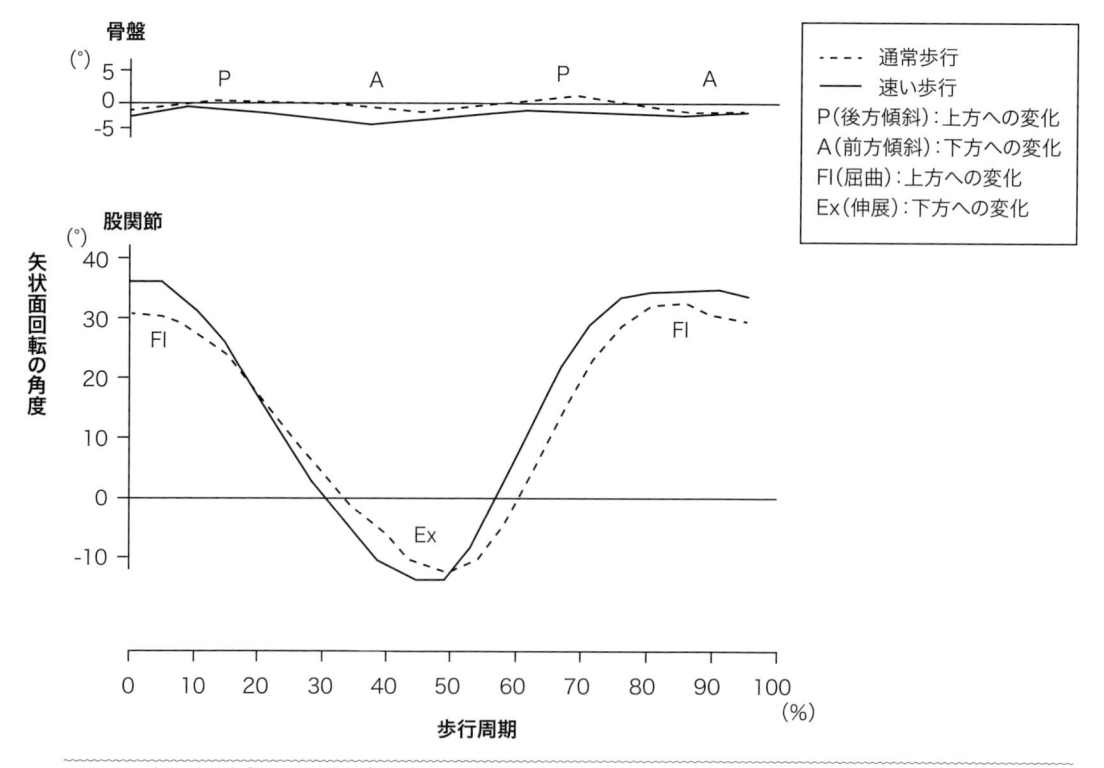

図6-2　歩行時の骨盤と股関節の矢状面での回転運動
正常男性30名の平均．0は立位姿勢での角度．
（中村隆一 他著：基礎運動学，第6版，医歯薬出版，2013より引用）

エクササイズ 1
プローンでのヒップエクステンション

主に使用する部位

ハムストリング

方 法

❶ 腹臥位になり，両手を重ねて甲の上に額を乗せる。肩甲骨は外転・下制し，上半身を安定させる。
❷ 息を吐きながら，片脚のつま先を遠くに伸ばすように，大腿を床から持ち上げ，股関節を伸展する。
❸ 息を吸いながら，大腿をゆっくりと床に下ろす。反対側でも同様に行う。

ポイント

・股関節伸展に，大殿筋でなくハムストリングを使うよう注意する。大殿筋が中心になると，同時に股関節外転・外旋が起こり，脚が外へ開き，つま先が外へ向く。そうならないように，坐骨結節を意識し，やや内旋・内転するようなイメージで行うと，ハムストリングを使いやすくなる。

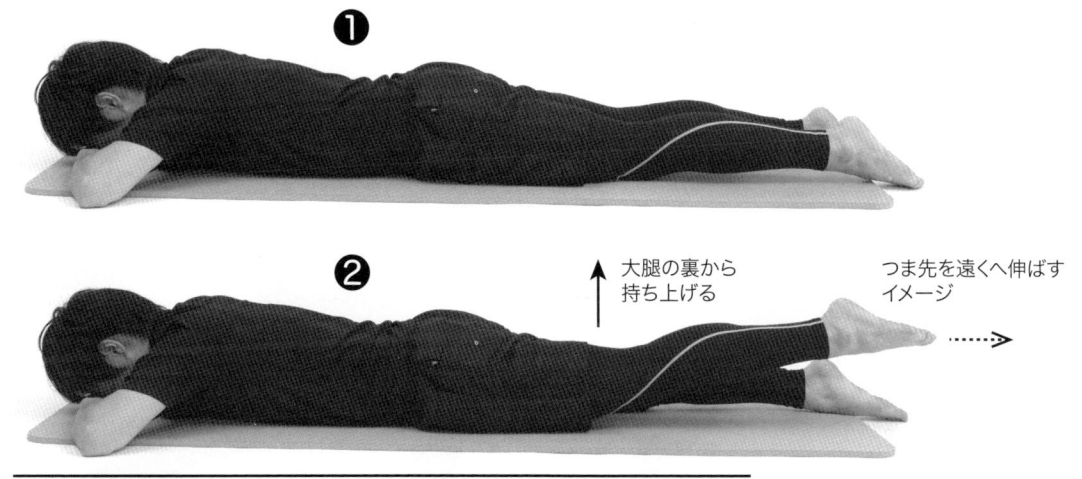

❶

❷　大腿の裏から持ち上げる　つま先を遠くへ伸ばすイメージ

図内の矢印の説明
──▶：実際の動きの方向，┄┄▶：イメージする動きの方向を示す。

エクササイズの回数
Pilates は基本的に 5 回繰り返すといっているが，クライアントの持久力を考慮し，また運動学習の視点から，個々に決定する必要がある。

コメディカルのためのピラティスアプローチ

エクササイズ2

ランジでのスクワット

主に使用する部位

大殿筋（前脚），腸腰筋（後脚）

方法

❶ 脚を前後に開き，後脚をつま先立ちにする。
❷ 体幹を傾けないようにしながら重心を落とし，前脚の殿部で体の重さを支える。同時に，後脚の鼠径部の伸張感を感じるようにする。
❸ 反対側でも同様に行う。

ポイント

・体重を前後の脚に均等にかけたまま，体の上下運動を行うようにする。片脚だけに重心が偏ると，効果が得られない。

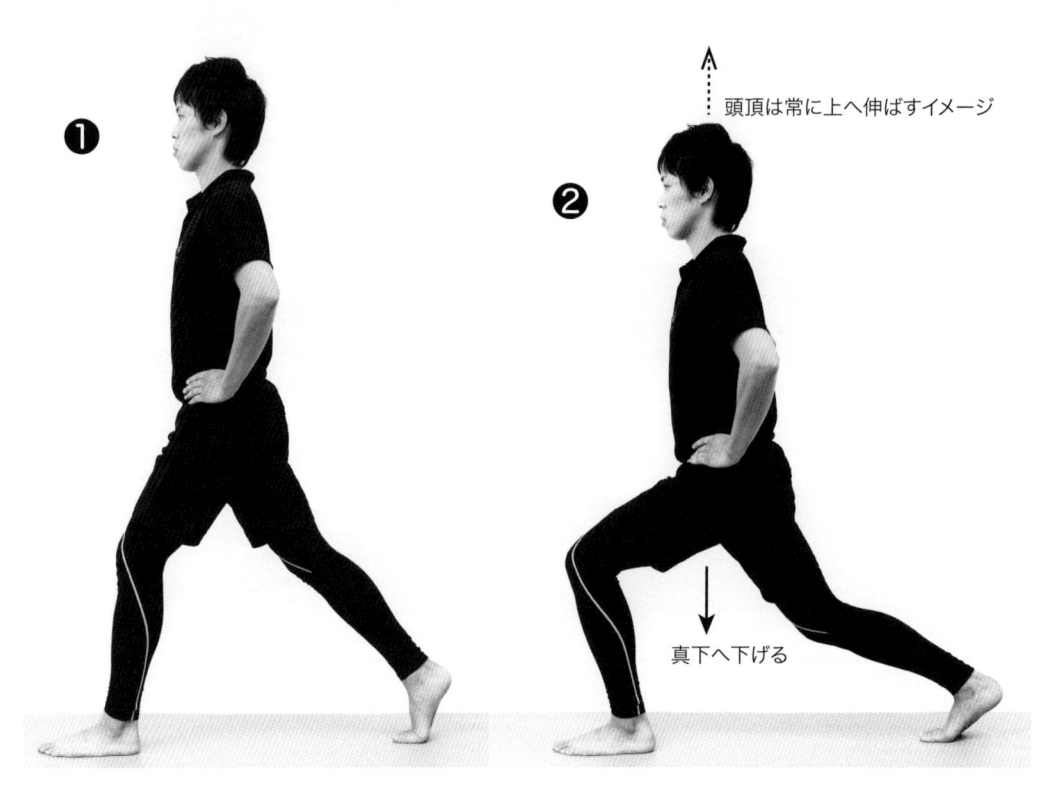

❶

❷ 頭頂は常に上へ伸ばすイメージ

真下へ下げる

2. 足部の3つのアーチ

　足部には内側縦アーチ，外側縦アーチ，横アーチという3つのアーチが存在する。このアーチもまた，ヒトの祖先が獲得してきた重要な機能である（図6-3）。

　歩行では，床と足部との衝撃が常に繰り返されており，この衝撃を膝や股関節とともに足部そのものでも吸収している。そのはたらきを担っているのがこれら3つのアーチである。最近は靴がそのような機能を備え，走りをより効率的にするというようなこともうたわれているが，足部には本来その機能がすでに備わっている。

　アーチは，骨の形態（配置）と靱帯，筋によってつくられている。歩きはじめたばかりの幼児の足部をみると，それらが未熟なため，扁平足になっている。成長する過程で,徐々にアーチができあがってくる（3歳以降）。しかし，運動経験が足りなかったり，靴に頼りすぎていたりすると，アーチを主に構成している筋の力が貧弱になり，幼児のアーチのように低下してしまう。これが，成人にみられる扁平足である。

　また，遠位下腿骨の横軸は近位下腿骨の横軸に対して約23°外旋しており，この関係により足関節の背屈は純粋な背屈ではなく「外がえし」として起こる。そのため，歩行では足位は約7°外旋位をとる。この関係性が支持基底面を安定させ，効率的に母趾に荷重がかかるようにできている。股関節や膝関節の回旋により，この関係性が

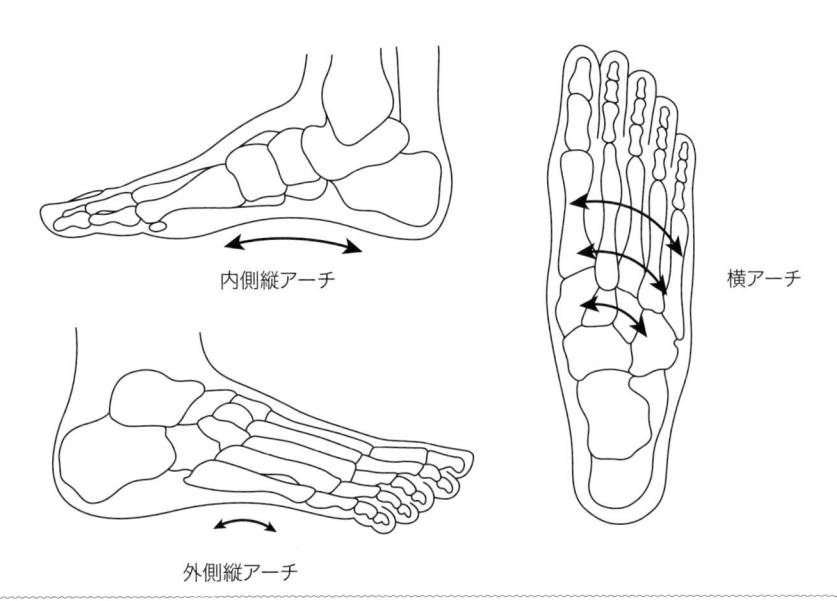

図6-3　足部のアーチ

崩れることは，足部の機能に大きく影響し，母趾の機能不全を引き起こす。頭位の偏位などによる重心の偏位も，母趾への荷重を困難にし，足部の回内対応によって扁平足を惹起する原因となりうる。

　アーチが引き上がった状態は，足部全体として非常に安定した強い状態だが，アーチが低下した状態は，緩くて柔らかい弱い状態となる。アーチが低下した場合，伸びてしまった靱帯の強度は戻らないが，筋は鍛えることで回復させることができる。足底挿板（insole）や筋力トレーニング，また生活の見直しなどによって，ある程度アーチを戻し変形を軽減させることは，成人であっても可能である。

　足部は，身体の中で唯一床と接している部位である。この部位で床を蹴ることで，身体が前方に加速する。床を蹴るためには，足部が安定していなければならない。足部がコンニャクのようでは，力を骨盤や上半身に伝えることはできない。安定した足部とは，アーチが引き上がった足部であり，それはつまり外在筋と内在筋の機能が正常であることを示している。またその逆は，それらの機能不全を表わしている。

アーチの役割

1. 衝撃の吸収
2. 足部を安定させ，床に力を伝えること

エクササイズ3

フットワーク

主に使用する部位

足部のアーチをつくる筋群

方　法

❶ 踵をつけ，つま先を約 20°開いた状態で立つ（V ポジション）。できる限り左右の内股をつけるようにする。
❷ 踵を離さずに，足部内側を引き上げながら，つま先立ちになる。

ポイント

・足部内側（内側縦アーチ）を引き上げる時に，母趾が床から浮かないように注意する。

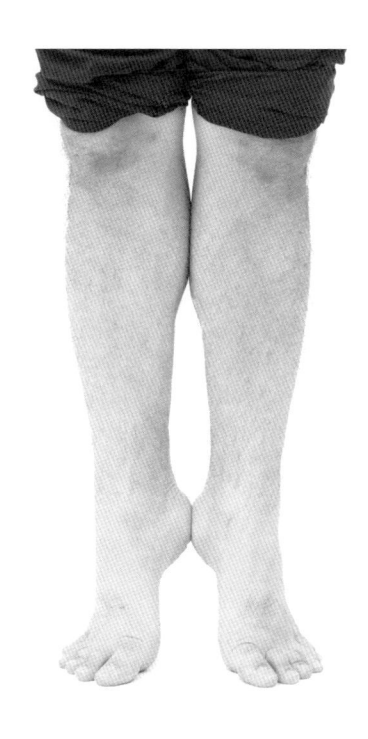

エクササイズ4
つま先立ちでのスクワット

主に使用する部位

下腿三頭筋

方　法

❶ 踵をつけ，つま先を約20°開いた状態で立つ（Vポジション）。
❷ 踵を離さずに，つま先立ちになる。
❸ 踵の高さを変えないようにしながら，膝を曲げる。
❹ 踵の高さを変えないようにしながら，膝を伸ばし，最後に踵を床に戻す。

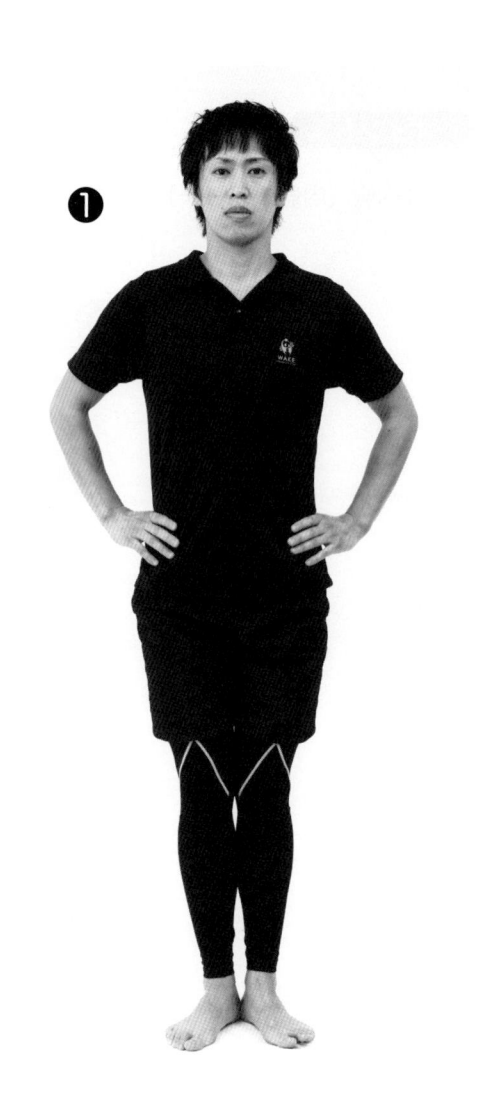

❶

VI. ヒトの特徴とピラティス

> **注 意**

　膝を曲げる時に，殿部をやや後方に引くようにする。体幹を垂直にしたままにすると，膝が前方へ出すぎて負担がかかる。

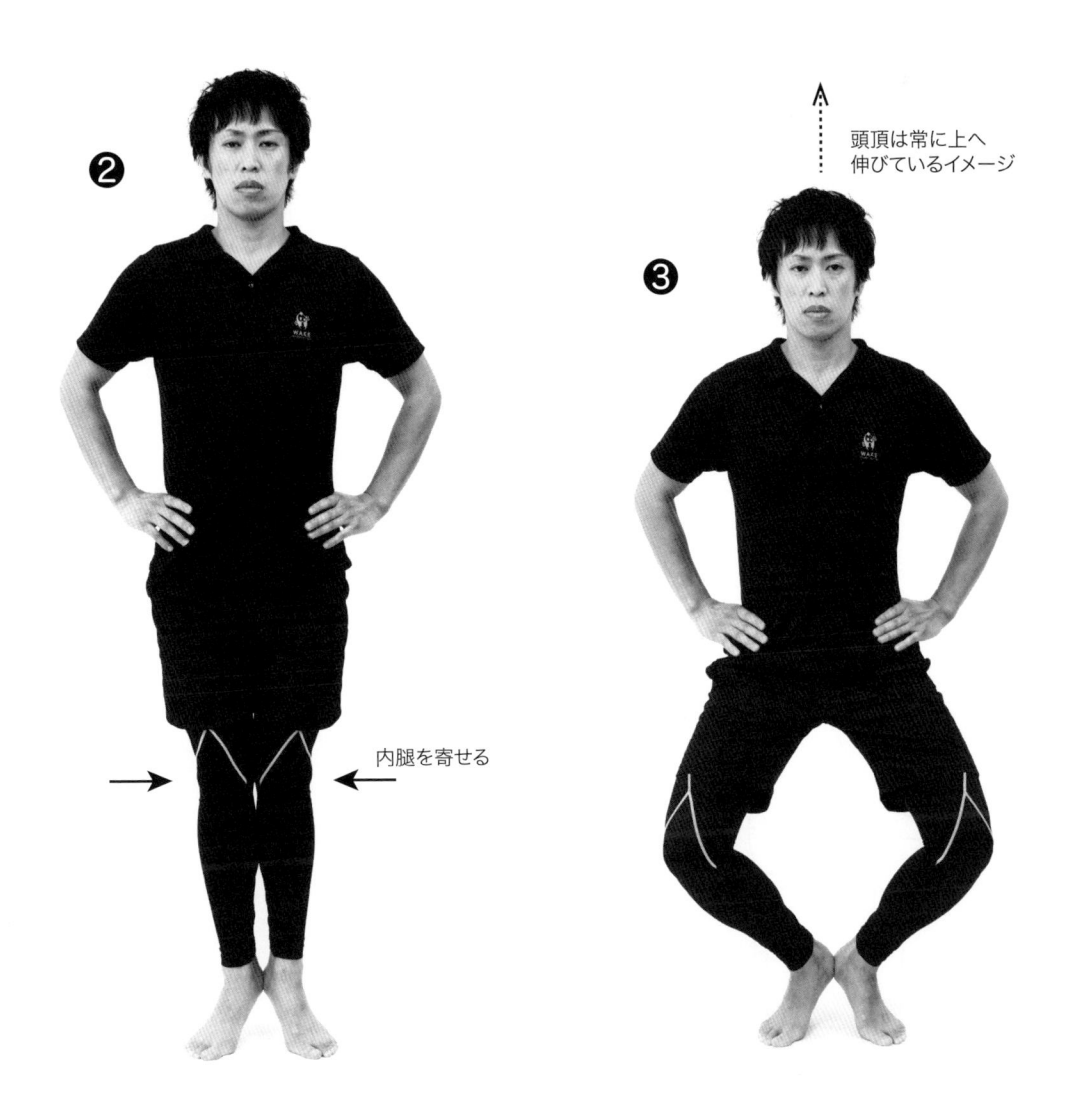

❷　　内腿を寄せる

❸　頭頂は常に上へ伸びているイメージ

3. 腰椎の前弯

　意外に思われるかもしれないが，腰椎の前弯はヒトにしか存在しない。四足動物はもちろんのこと，ゴリラやオランウータンのようなヒトに最も近い類人猿にも存在しない。ヒトが長い進化の過程で獲得してきた，ヒトならではの証である。これは，ヘルニアを代表とする腰痛の原因の多くが，腰椎の後弯（屈曲）であることからも理解できる（過前弯が原因の腰痛ももちろん存在する）。

　腰椎の前弯の消失を「先祖帰り」と表現することもあるが，獲得してきた大切な機能の消失をうまく表わしているように思える（図6-4）。

　では，この腰椎の前弯はなぜ必要なのだろうか。これには，哺乳類のなかでヒトのみが行う直立と二足歩行が大きく影響する。猿回しの猿は，幼少の頃から直立と二足歩行の訓練をする。芸の途中では，頻繁に「気をつけ」をする。X線を撮ると，ヒトのような腰椎の前弯がみられる。

　つまり，まっすぐ「立つ」ために必要なのが腰椎の前弯なのである。四足動物が身体を起こすためには，どこかで身体を反らなくてはならない。上半身の重心を骨盤に乗せるためには，腰が要になるのである。

　またこの前弯は，身体を起こすことだけに留まらず，「歩く」という身体を前方に

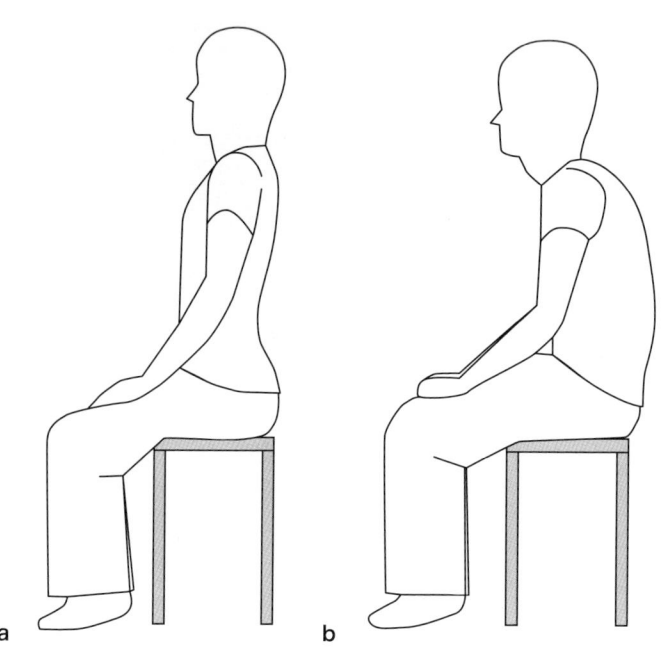

図6-4　腰椎前弯位(a)と後弯位(先祖帰り)(b)

移動させる動作においても，その効率を非常に良くするものである。足で床を蹴ると，その力が，前弯した腰椎を通して骨盤を前に押しやる力になる（図6-5）。

そして歩行では，床と身体との衝撃が連続的に生じるため，この衝撃を吸収する必要がある。この衝撃吸収にも，腰椎の前弯が一役買っているのである。腰椎の前弯とカップリングモーション*を用いて，床からの突き上げる力に対応している。

歩行中，腸腰筋は，股関節の屈曲時のみでなく，伸展時（立脚後期）にも強くはたらくということが確かめられている。また，腸腰筋は抗重力筋の代表でもある。腸腰筋の中でも大腰筋は，腰椎を両サイドから挟むように存在し，腰椎の前弯を保持する。そのため，身体を重力に対して持ち上げる，姿勢を保つ筋といえる。一般的に姿勢が良いということと，効率よく前進できるということは，この腸腰筋がうまくはたらいていることの証ともいえる。

*カップリングモーション：脊椎に生じる2方向の動きがセットで起こる現象のこと。椎間関節の形状から，胸椎では回旋と同側の側屈が，腰椎では回旋と反対側の側屈が，自動的に起こる。

> **腰椎前弯の役割**
>
> 1. 直立姿勢を可能にすること
> 2. 前方移動の効率を上げること
> 3. 衝撃吸収

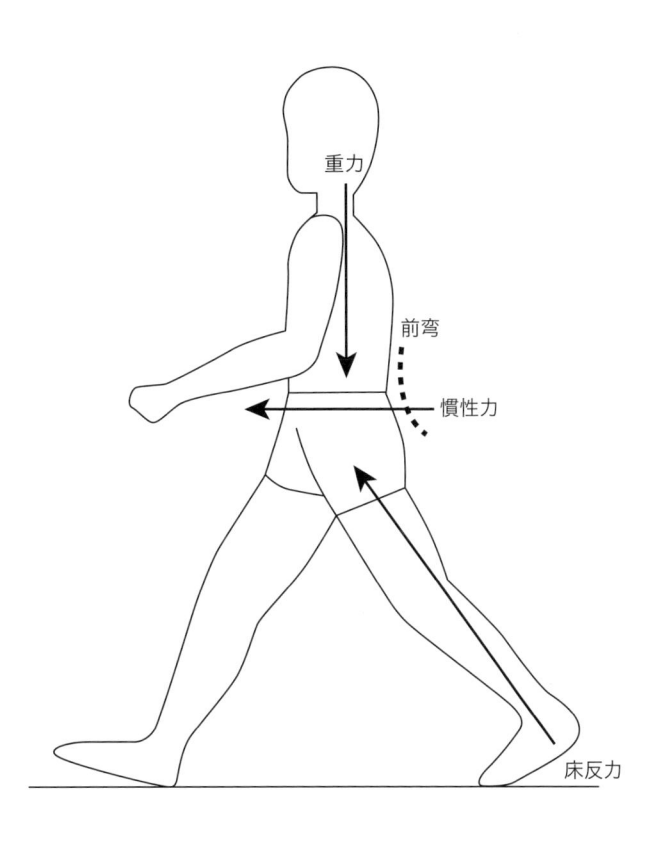

図6-5 骨盤の傾きと床反力ベクトル

エクササイズ5
オープンレッグロッカーの修正

主に使用する部位

腸腰筋

方法

❶ 膝を立てて座り，膝裏に手を入れて腕で体を支える。
❷ 手で大腿を引き寄せるようにしながら，背すじを伸ばし，骨盤を起こす。
❸ 骨盤が起きた状態を維持したまま，片手を大腿から離す。可能であれば，両手とも離す。

ポイント

・視線はやや斜め上を見上げるようにし，脊柱の延長上に頭部を位置させる。
・❸では，背筋ではなく鼠径部を使って姿勢を保持する。
・肩が上がらないようにする。
・ハムストリングの柔軟性が低く，床座位では骨盤を起こすことができない場合は，椅子座位で行う。

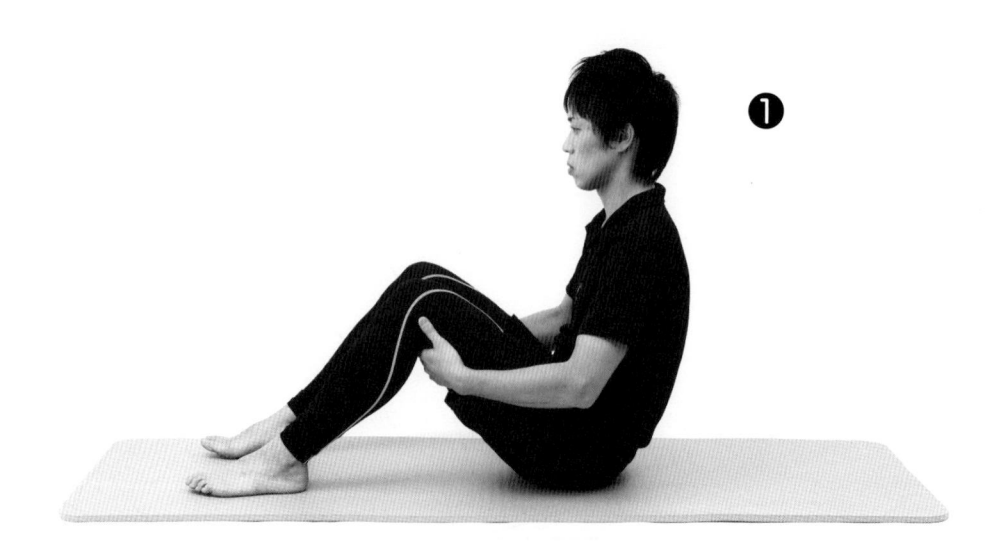

❶

VI. ヒトの特徴とピラティス

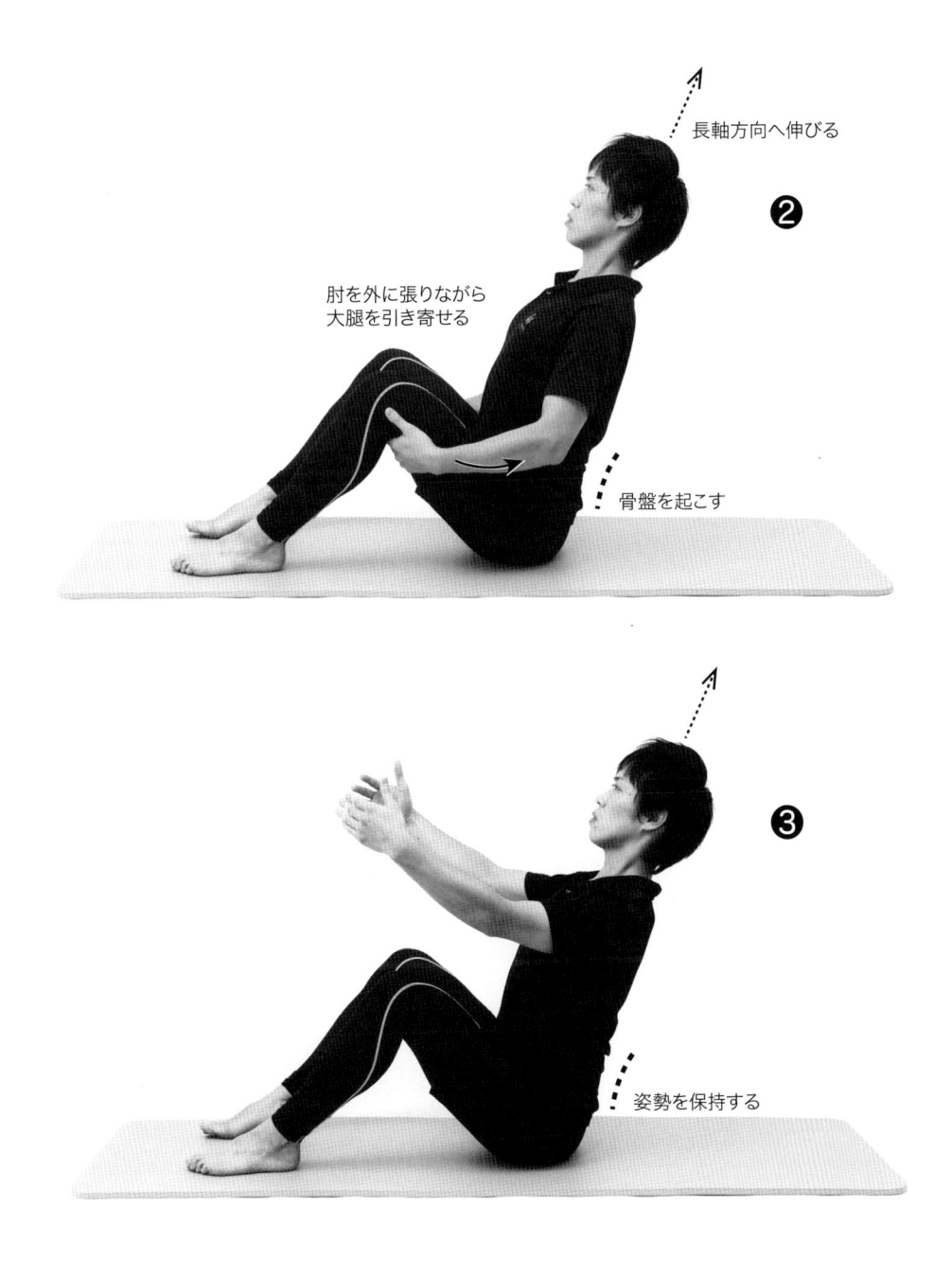

長軸方向へ伸びる

❷

肘を外に張りながら
大腿を引き寄せる

骨盤を起こす

❸

姿勢を保持する

117

エクササイズ6

デッドバグス

主に使用する部位

腸腰筋

方　法

❶ 背臥位で膝を立てる。片脚ずつ持ち上げて，膝・股関節を90°屈曲する（テーブルトップポジション）。
❷ 息を吐きながら，つま先が床に触れるまで片側の股関節を伸展する。
❸ 息を吸いながら元のポジションに戻る。息を吐きながら，反対側で同様に行う。
　　呼吸に合わせて繰り返す。

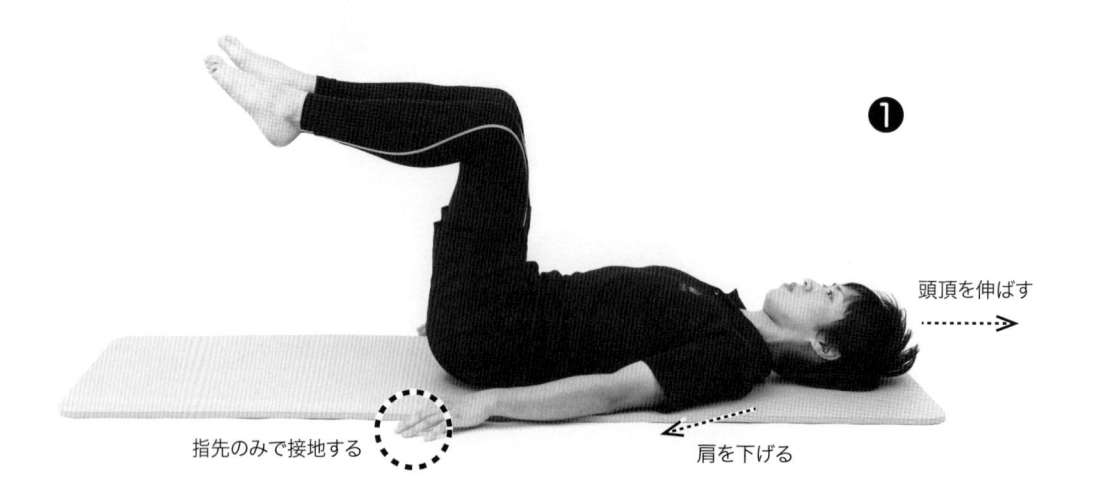

❶

頭頂を伸ばす

指先のみで接地する　　　　肩を下げる

VI．ヒトの特徴とピラティス

> **ポイント**

- 上半身はリラックスさせるわけではなく，肩甲骨を外転・下制し，耳と肩の間の距離を広げるようにして，積極的に安定させる。肩が上がらないように注意する。
- 骨盤が後傾したり，過前弯したりしないように，また下肢の動きとともに動いてしまわないように，骨盤底筋，腹横筋などの筋を動員して安定性を高めながら行う。
- ❷，❸で股関節を伸展する時は，薄い氷の上に足趾を置くようなイメージで，柔らかく地面に触れる。

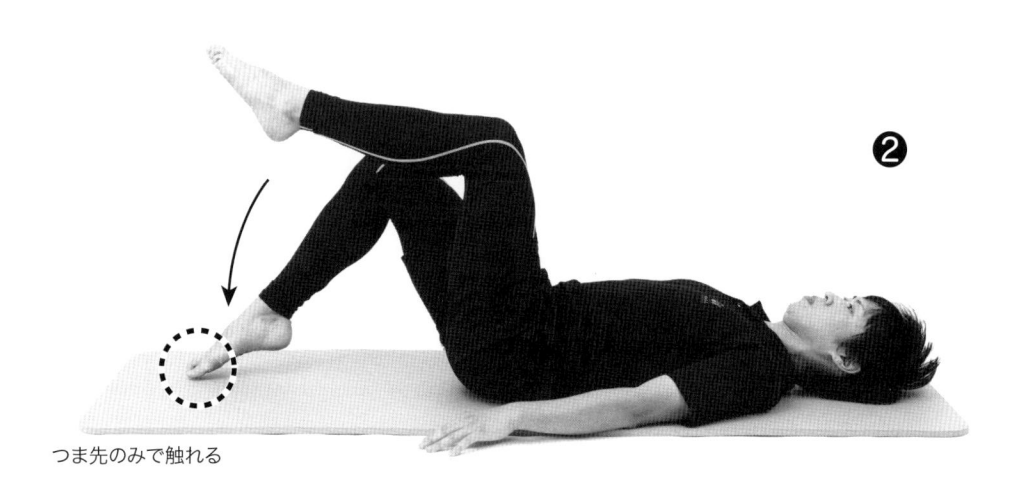

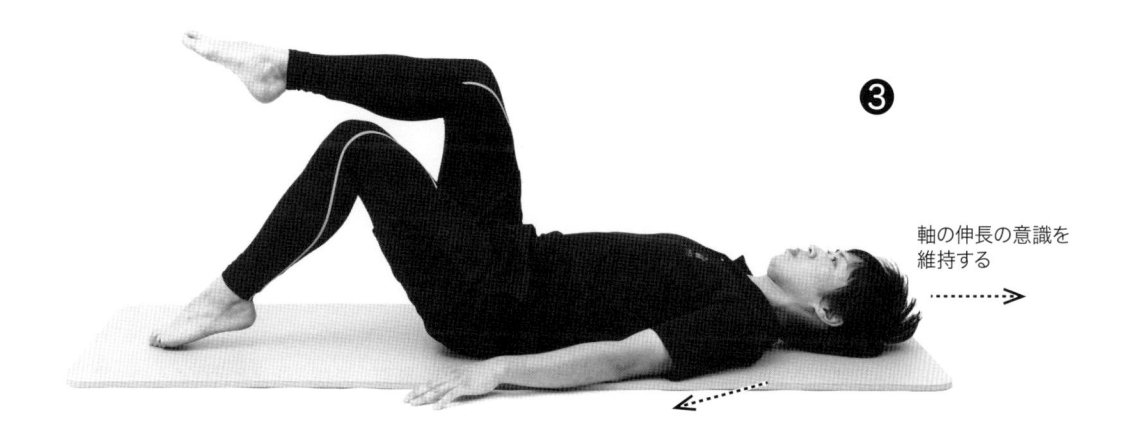

❷

つま先のみで触れる

❸

軸の伸長の意識を維持する

119

4. 頭部が脊柱の真上にある

　立てるようになったばかりの幼児の姿勢は，まさにぎりぎりの筋力でバランスをとっている，最も調和のとれた姿勢といえる。この姿勢の特徴は，仙骨・脊柱の真上に頭部が位置している（大後頭孔が真下をを向いている）ことだろう（図6-6）。成人では筋力も十分であり，頭部を下げた状態でも立位を保持できるが，幼児の場合は頭部が身体の中で大きい割合を占めるため，頭部の位置は姿勢に大きな影響を与える。

　成人でも，頭部の位置は頚部の筋緊張に大きな影響を与え，肩こり，頭痛，肩痛などの多くの原因になっている可能性がある。

　約5 kgの重さがある頭部は，足部を支点とすると，レバーアームの先端となり，この位置の偏位は全身に影響を及ぼすことは想像に難くない。このように脊柱を考える時，また直立姿勢を考える時に，頭部の位置は非常に重要な要素となる。

　直立姿勢は，重力線とアライメントが一致している最も効率の良い姿勢であるため，無駄な筋活動は必要ない。幼児をみればわかるように，力よりもバランスが重要となる。しかし，幼児の足部に目を向ける

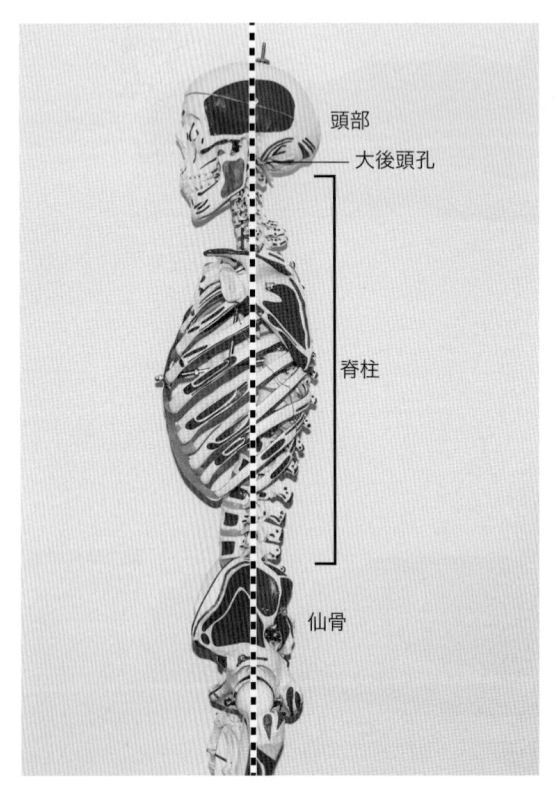

図6-6　頭部，脊柱，仙骨と大後頭孔の位置
頭部，脊柱，仙骨が一直線上に位置し，大後頭孔が下を向く。

と，足趾は踏ん張っている。これは座禅でいう「上虚下実[**]」の状態ともいえる。縦に長い身体であるため，身長に比べて極端に小さい土台である足部は，ある程度踏ん張る必要がある。そして，成長とともに下半身が安定してくると，上半身もそれに準じて弛緩できるようになる。

この「上半身はリラックスし，下半身は安定している」という関係を意識するためには，「肩の力が抜けるところ」，「頚の力が抜けるところ」が鍵となる。下半身は，少し前に荷重をかけ，ふくらはぎに「少し緊張がある」くらいがちょうど良い位置となる。この姿勢を習得するには，自分の身体の緊張状態に対して意識を持っていく集中力が，ある程度必要である。

縦断的研究からは，現代になるほど立っているときの重心の位置が後方化しているという報告がある。

成人は，頭部を前に突き出した姿勢でいることが多い。事務仕事などで机に向かうと，どうしても下をみることになる。最近は，携帯電話の画面をみるために下を向くことも多い。下を向くと頭部が前方に出，頭部が前方に出ると，カウンターウエイトとして背中（上部胸椎）は後ろに移動する。

[**] 上虚下実：上半身はリラックスしている一方，下半身は骨盤が起き，充実している状態。長時間の座法に適している。

こうなると，胸椎の可動性が低下し，肩を上げる時や上を見上げる時に胸椎の伸展が得られず，肩関節や頚椎にストレスが溜まっていく。

また，腰椎の伸展時痛も，胸椎の可動制限の代償としての側面が強い。

姿勢を正す時には，頭部を前に突き出さずに軽く後ろへ引き，頚椎と上位胸椎の上に乗せるような感覚を意識することが重要である。この脊柱と頭部の関係性を維持したまま頭部を動かすと，動きの中心は胸椎に移動し，頚部は過度な動きを免れることができる。ただし注意点として，顎を引くことで気道狭窄が起こるような咬合の問題（下顎の後方への引き込み）がある場合は，単純に顎を引くという姿勢矯正は危険であることを知っておく必要がある。

このように，頚椎と腰椎を守るために胸椎の可動性は重要であり，胸椎の可動性を引き出すために頭部と脊柱のアライメントが重要となる。

直立姿勢のポイント

1. 仙骨と頭部が一直線上にあること
2. 上虚下実の感覚と前方重心
3. 頭部を上位胸椎と頚椎の上に乗せる感覚

エクササイズ 7

ネックロール

主に使用する部位

後頭下筋群，頭長筋

方　法

❶ 背臥位になり，膝を立てる。
❷ 顎を突き出すようにしながら，頚部を反る。
❸ 顎を引きながら，頚部を曲げる。

ポイント

・頚部の動きに伴う胸椎の屈伸や下顎の動き（上下の歯が咬み合う，離れる）にも意識を向ける。❷で頚部を反ると，胸が閉じ，上下の歯が離れる。❸で頚部を曲げると，胸が開き，上下の歯が咬み合う。

注　意

　頚部の中間位は上下の歯が約 2，3 cm 離れている状態である。歯を咬み合わせるのは，1日の中で食事の時くらいであるのが普通である。

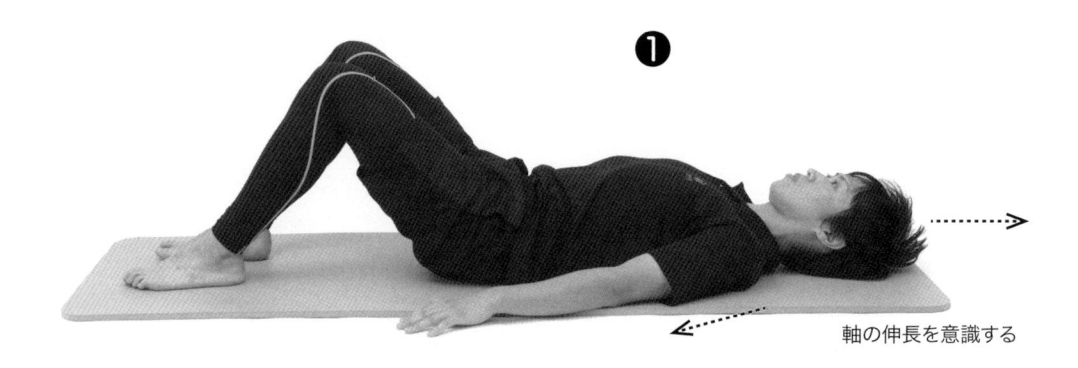

❶

軸の伸長を意識する

VI. ヒトの特徴とピラティス

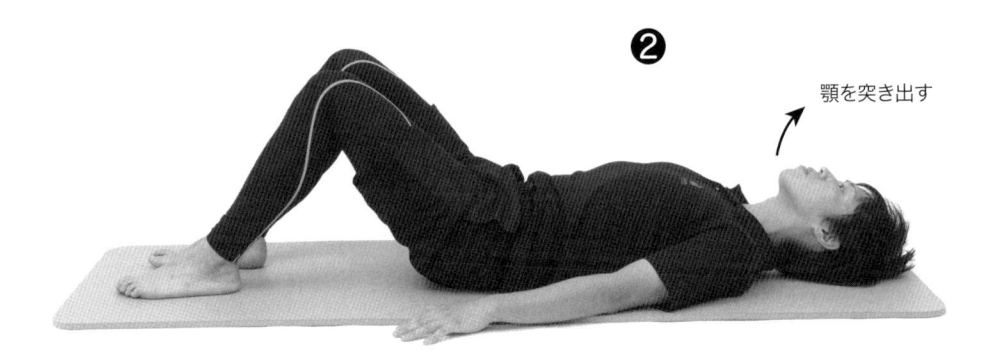

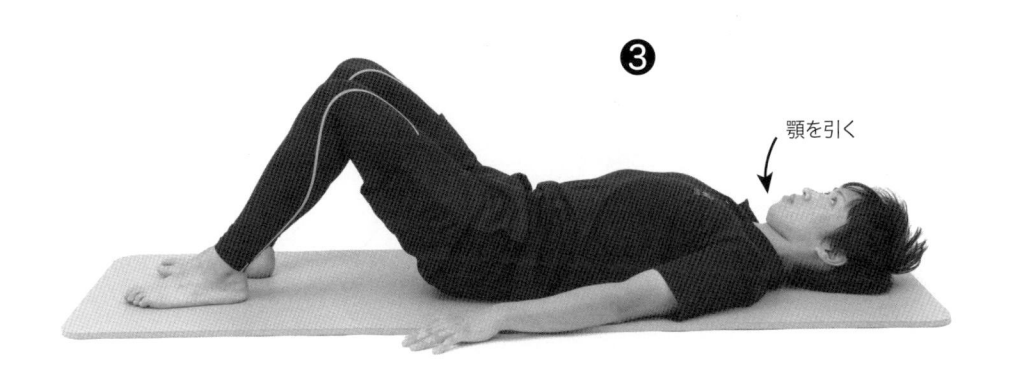

❷ 　　　　　顎を突き出す

❸ 　　　　　顎を引く

エクササイズ8

マーメイド

主に使用する部位

腹横筋，外腹斜筋，腸腰筋

方　法

❶ 骨盤を起こし，両手の指先を体側のできるだけ遠くに下ろし，胡座で座る。
❷ 息を吸いながら，片手を上に伸ばす。
❸ 息を吐きながら，上げた手と反対側に上体を倒す。その姿勢で数回呼吸を繰り返し，より深く上体を倒していく。
❹ 息を吸いながら，上体を起こし，吐きながら❶に戻る。反対側でも同様に行う。

ポイント

・上半身のエクササイズだが，下半身の安定性を常に意識して行う。
・上半身を傾けても，両坐骨に均等に体重が乗る状態を維持する。
・上体を倒した側の手は，床を軽く押し，体幹が潰れすぎないように補助する。
・❸で側屈する時にも，腰椎の前弯を保持して行う。可能であれば，大腰筋の意識を高め，腰椎の側屈を制動する。

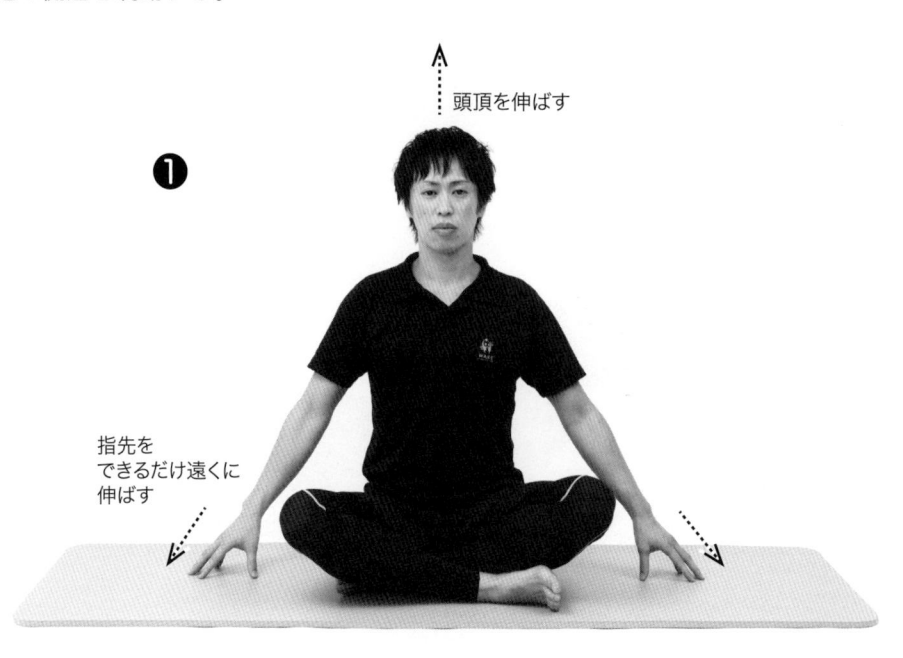

❶

頭頂を伸ばす

指先を
できるだけ遠くに
伸ばす

VI. ヒトの特徴とピラティス

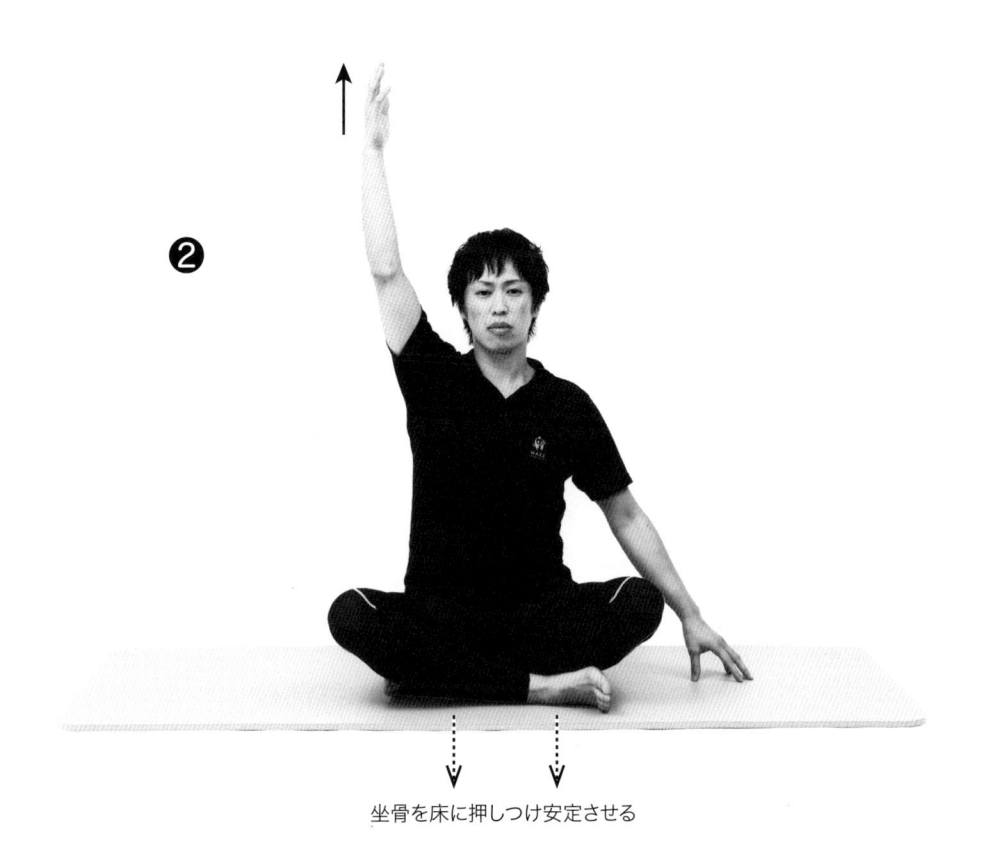

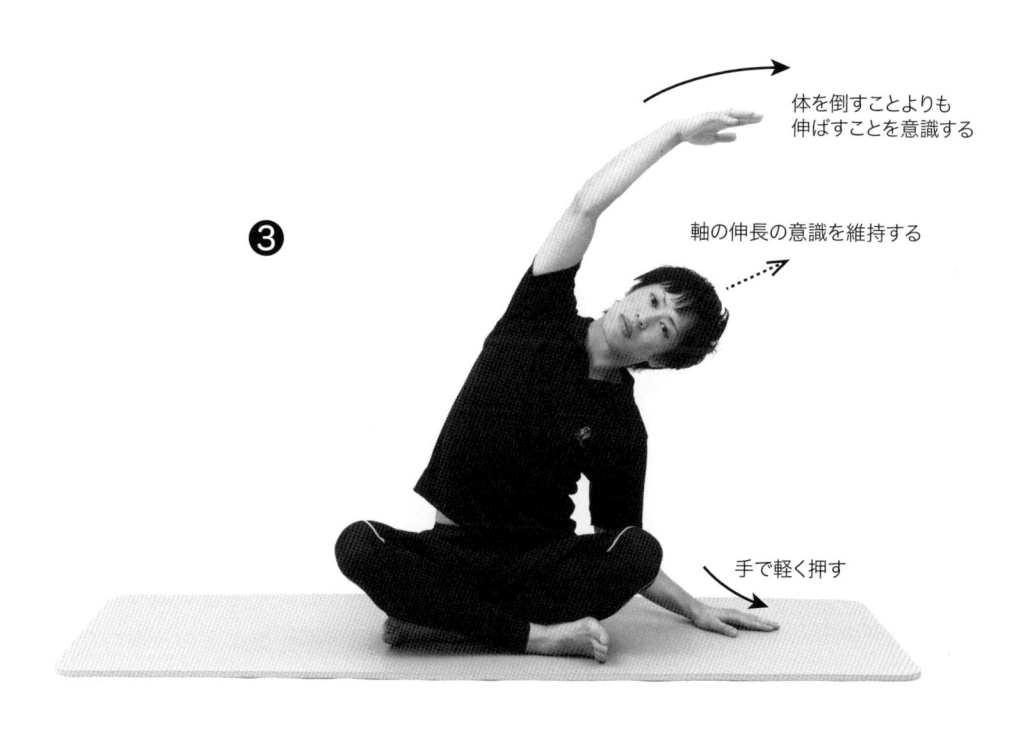

❷

坐骨を床に押しつけ安定させる

❸

体を倒すことよりも
伸ばすことを意識する

軸の伸長の意識を維持する

手で軽く押す

125

5. 樽状の胸郭

　脊柱の伸長のために重要な動きに，回旋運動がある。ヒトの胸郭は，類人猿のような円錐形ではなく，樽状をしている。このために，回旋運動をより効率的に行うことができる。この回旋運動の回転軸は重力線と一致し，ピラティスではイメージキュー（第VI章参照）に多用される。胸郭の回旋には，体幹の回旋筋，腹斜筋群とともに，肩甲骨の動きを誘導する前鋸筋，菱形筋，下後鋸筋が重要である。著者は，歩行時の腕の振りとともに生じる胸郭の回旋動作が，胸郭を樽状に進化させたのではないかと考える。歩行時の胸郭の回旋は腕の振りと連動しており，どちらが先かは明確でないが，肩甲骨と胸郭は一体となって動きを起こす。乳幼児の時に「這い這い」の体重支持を担ってきた肩甲骨は，歩行時には回旋に用いられていると考えられる（図6-7）。

　このように仮定すると，身体軸の活性化には，頭位をはじめとする重心線に沿った良好なアライメントだけでなく，肩甲骨によって誘導される胸郭の回旋運動が重要であると考えられる。また，前鋸筋と外腹斜筋との筋連結も肩甲骨と胸郭の関係性を示している。

　現代の生活様式では，バッグを肩に掛けたり持ったりすることで，肩甲骨の動きを固定化していることが多くみられる。これでは，肩甲骨による体幹の回旋が行えず，身体軸の感覚が低下してしまう。抗重力という観点からは非機能的な生活様式といえよう。肩甲骨は，回旋方向の外転・内転以外にも，挙上・下制，上方回旋・下方回旋を行い，非常に自由度の高い効果器であるとともに，様々な平衡反応に関与するバランサーである。そのため，偏った身体の使い方は肩甲骨の偏位を起こしやすく，この偏位をきっかけに重心の偏位も惹起しやすい。多くの原因はバッグの持ち方などの習癖だが，その他にもバランサーとしての平衡反応の中で起こる場合があり，そのような場合は，スポーツなどの特異的なバラン

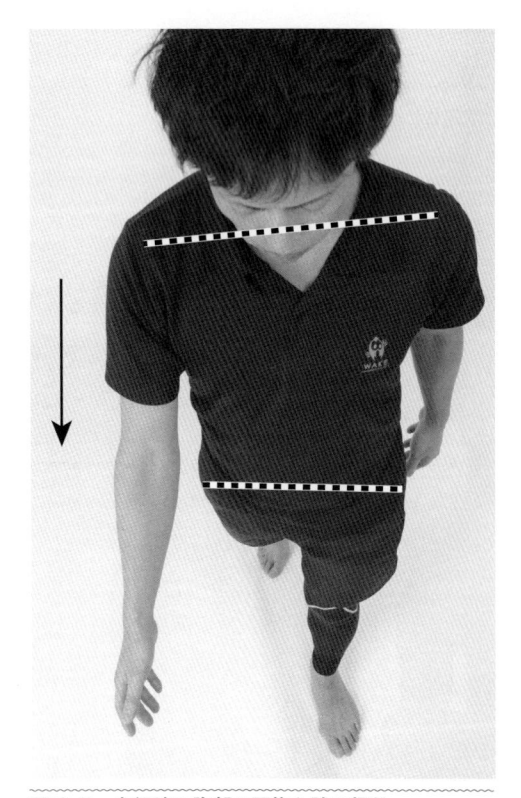

図6-7　歩行時の胸郭の回旋と腕の振り

スの中で固定化される。スポーツは片側性の動作が主であることが多いため，肩甲骨に限らず，多くの偏位を惹起する（図6-8）。

　胸郭は呼吸器である。胸郭内の肺は，風船のように3次元的に拡張する。しかし姿勢が崩れていると，胸郭に限局的に圧縮ストレスがかかり，胸郭の拡張が限定されることがある。例えば，「胸を張る姿勢」を意識して背部を圧縮した場合，胸郭の拡張は前面のみに限定される。このように，限定された胸郭の拡張は，そのまま胸椎の可動性に影響を与える。樽状の胸郭であるためには，呼吸時の胸郭の拡張も3次元的である必要がある（図6-9）。

樽状胸郭のポイント

1. 歩行時の腕の振り
2. 呼吸を3次元的に行うこと
3. 前鋸筋・菱形筋のはたらき

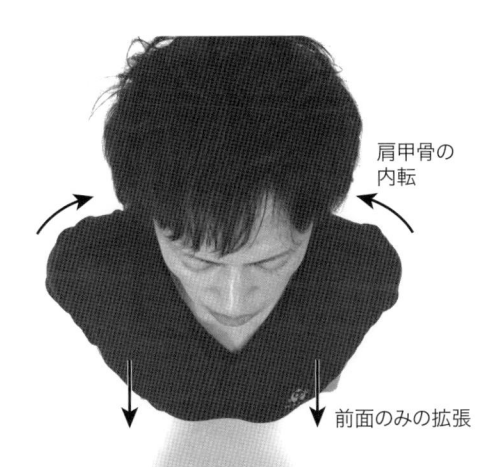

図6-9　背部の圧縮により限定された胸郭の拡張
肩甲骨の内転により，胸椎は伸展を起こし，吸息では胸郭後面に拡張がなく，前面にのみ広がる。

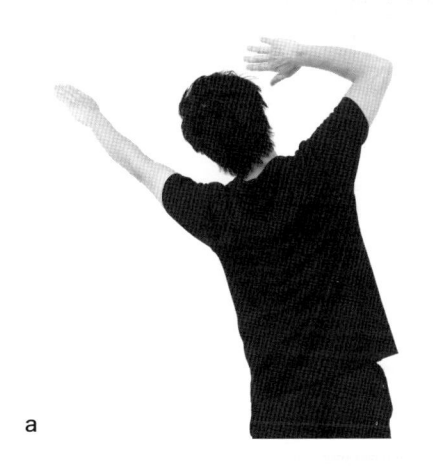

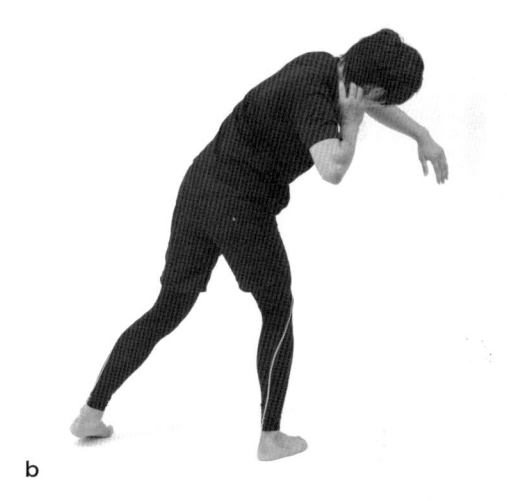

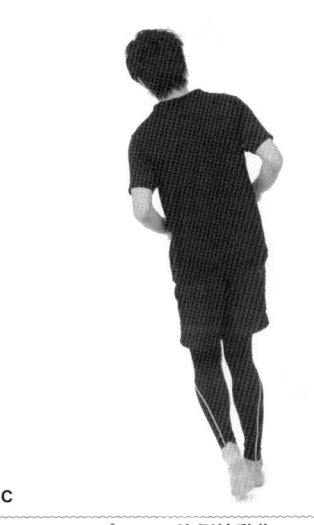

図6-8　スポーツの片側性動作
a：バレーボールのアタック動作，b：砲丸投げの構え，c：トラックでのランニング動作

エクササイズ9

チェストリフト

主に使用する部位

胸横筋（前面固定）・肋骨挙筋（背面拡張）

方法

❶ 背臥位になり膝を立て，手を上に挙げる。
❷ 息を吐きながら，みぞおちを中心に上体を持ち上げる。この時，骨盤は中間位，腰椎は前弯位を維持するようにする。
❸ そのまま，胸部後面に吸気を入れるように息を吸い，吐きながら❶に戻る。

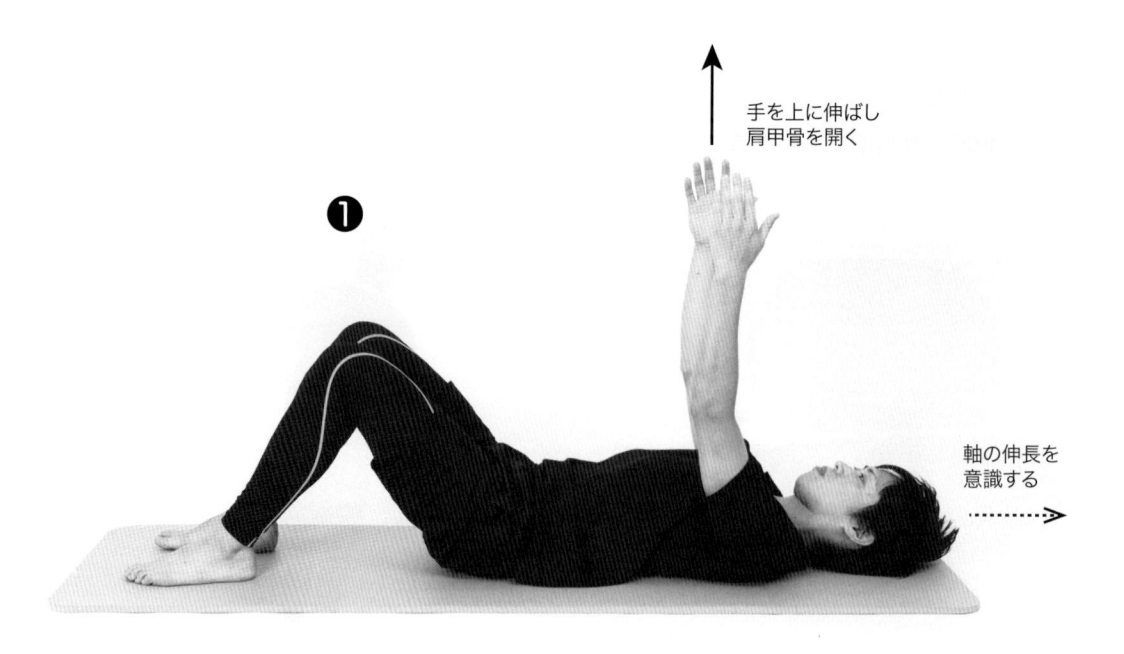

❶

手を上に伸ばし
肩甲骨を開く

軸の伸長を
意識する

VI. ヒトの特徴とピラティス

ポイント

- 上体を持ち上げる時に，首の長さをできるだけ変えないようにする（顎が胸骨につかないようにする）。頸椎ではなく，純粋な胸椎のみの屈曲を用いる。
- 腰椎の前弯を保持し，後傾しないようにする。
- 吸息時に腹部が持ち上がらないよう，背部（肋骨挙筋，上後鋸筋）を意識する。

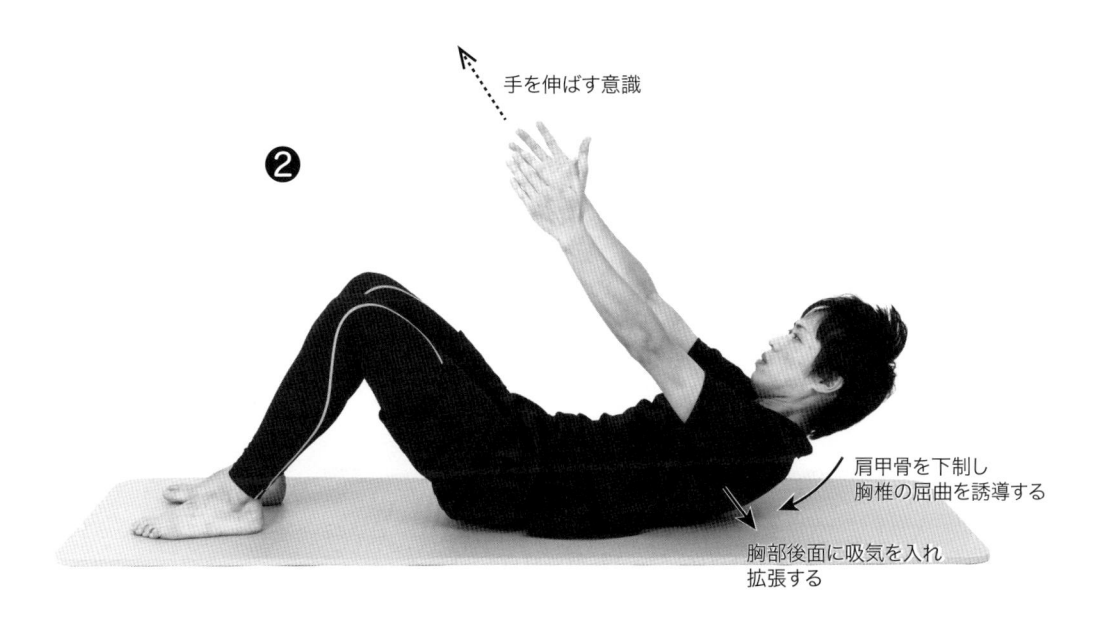

❷

手を伸ばす意識

肩甲骨を下制し胸椎の屈曲を誘導する

胸部後面に吸気を入れ拡張する

エクササイズ 10

ダート

主に使用する部位

胸棘筋（背面固定）・外肋間筋（前面拡張）

方　法

❶ マットの上に腹臥位になる。
❷ 息を吸いながら，上体を持ち上げる。下肢も持ち上がってもよい。3～5呼吸くらい保ち，❶に戻る。

❶

軸の伸長を意識する

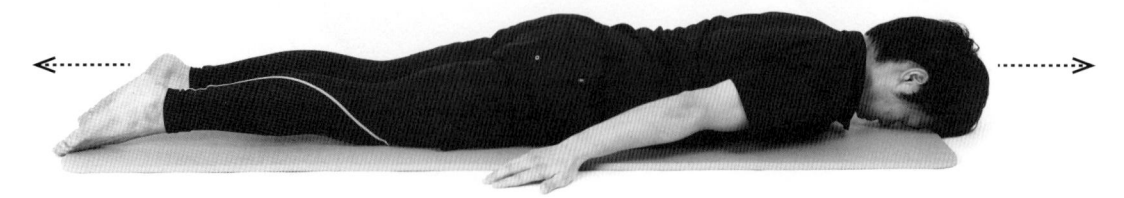

VI. ヒトの特徴とピラティス

ポイント

- ❷の時に下肢も持ち上がってもよいが，殿部を締めすぎたり，腰を反りすぎたりしないように注意する。腹部をやや緊張させ，腰椎の伸展を抑制する。力が入りすぎる場合は，上体を起こす高さを調節し，負荷を下げる。
- 殿部を締めると股関節は外転・外旋し，腰の反りが強くなってしまう。股関節の伸展はハムストリングを使って行うよう意識する。

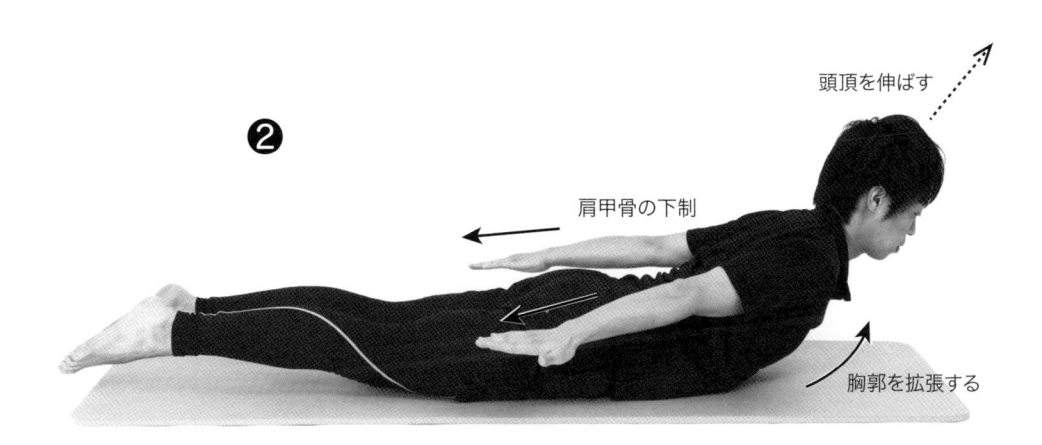

❷

頭頂を伸ばす
肩甲骨の下制
胸郭を拡張する

エクササイズ11

ソウの修正

主に使用する部位

前鋸筋，菱形筋，腹斜筋群

方法

❶ 骨盤を起こして胡座で座り，腕を肩の高さまで横に挙げる。
❷ 息を吐きながら，体幹をまっすぐに伸ばしたまま，まず片側に回旋する。それから，前の手を対側の膝に置き，後ろの手をより遠くに伸ばしながら，前の手の側に側屈する。視線は後ろの手を追う。
❸ 反対側でも同様に行う。

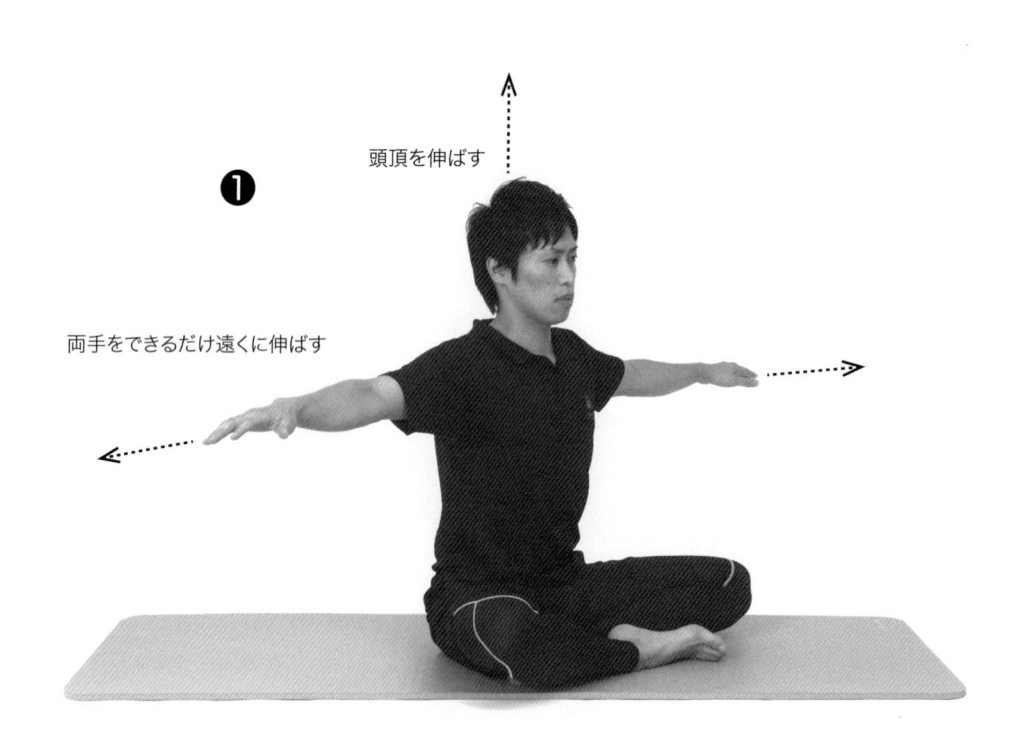

❶ 頭頂を伸ばす
両手をできるだけ遠くに伸ばす

VI．ヒトの特徴とピラティス

> **ポイント**

- ❷で回旋する時も，側屈する時も，骨盤はできるだけ起こした状態を維持するようにする。
- しっかりと回旋してから上体を前へ倒すことで，腹筋を使う。脊柱を潰すのではなく，腹筋を締める意識で行う。
- 手や肩甲骨を体の中心から引き離すようなイメージで，回旋する。肩が上がったり，脇が縮んだりしないようにする。

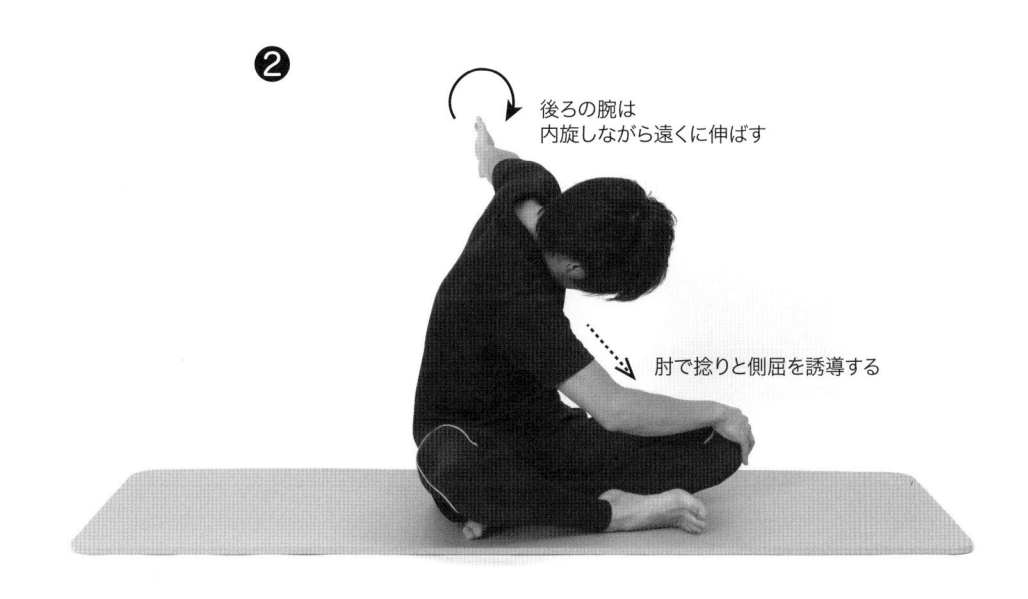

❷

後ろの腕は
内旋しながら遠くに伸ばす

肘で捻りと側屈を誘導する

6. 母趾の強さ

　手でも足でも，最も大きな指は母指（母趾）であるが，最も大きいことには意味がある。与えられている役割が最も大きいということである。手でいえば，ものを握る動き（対立）である。丸いものに沿って手を丸めて持つことができるのは，一部の類人猿とヒトだけである。

　足ではどうだろうか。足のはたらきの1つは床を蹴ることであるが，母趾は床を蹴る時に最も活躍する趾だといえる。進化の過程をみると，直立二足歩行をはじめたといわれるヒト属になってから，母趾は他の趾と同じように正面を向くようになったといわれている。類人猿では，手と同じように木などを掴めるように，母趾が他の4趾と離れ内側を向いている（これは外反母趾を連想させる）（図6-10）。ヒトは，母趾を進行方向に向け，前方推進の要として進化させてきたのではないだろうか。

　突き指などで母趾をけがしたことのある人ならわかるだろうが，母趾を痛めたらまともには歩けない。母趾はそれほど重要な役割を担っている。最近は下駄や草履，足袋を履くことはまれになり，母趾を意識して歩くことは少なくなったが，それらの履物が示しているように，日本では昔から母趾を意識するように，履物を改良してきた。そのことが最近見直され，足袋型の靴下や靴が商品化されているのはうれしい限りである。

　足趾の爪が極端に上を向いていたり，巻き爪になっている場合は，日頃の歩行で床を蹴っていないことを表わしている。爪は床をしっかり押した時に広がり，安定する。爪の役割には，指の保護もあるが，より重要なものに力の伝達がある。そのため，床を蹴らない歩き方をしていると，爪は母趾の機能不全から浮いてきてしまう。

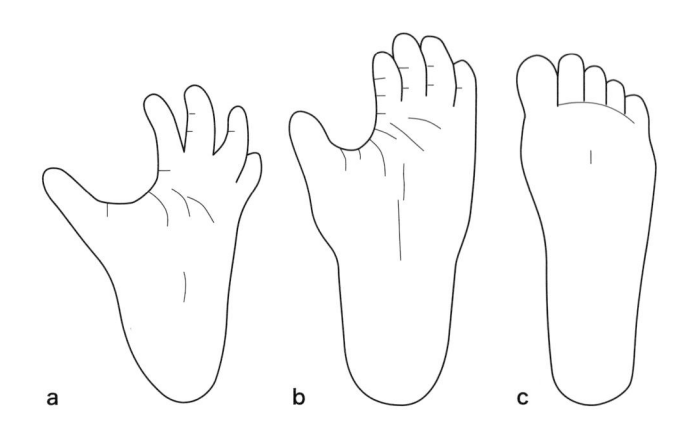

図6-10　類人猿とヒトの母趾と他の趾の向き
チンパンジー（a），ゴリラ（b），ヒト（c）の足趾。類人猿では，母趾が外転位にある。

また，母趾が最も大きいということは，歩行時の足裏では最終的に内側に荷重が移動し，次いで反対の脚に移動していくことを示している（図6-11）。前足部での荷重支持の場合は，母趾に乗る，つまり内側を中心にしてバランスをとるということである。これは，股関節のバランスとも関係があり，母趾で荷重を支えることで，股関節の内転が起こりやすくなり，相対的に足が身体（骨盤）の中心に位置し，片脚立ちが安定する。片脚立ちで，逆に小趾側に体重を持っていくと，股関節のバランスが不安定になる感じがするはずである。

外反母趾は足の変形の代表的なものだが，遺伝以外の要素として扁平足，開帳足など，内側縦アーチや横アーチの低下による足部の不安定性と相関があるといわれている。屈筋でもある母趾外転筋や内在筋（虫様筋など）の他に，母趾の屈筋である長母趾屈筋が重要である。この筋は載距突起の下方を通ることで，巨大な踵骨が内側に倒れないように支えている。つまりこの筋は，足部のアーチを支え，かつ蹴り出しにもはたらく，歩行に重要な筋である。しかし，前述のように浮き趾様になると母趾は機能せず，間接的に踵骨の不安定性を生む。

図6-11　理想的な歩行の重心の軌跡
COP (center of pressure：足圧中心) の軌跡は，小趾側へ偏っているようにみえるが，これは土踏まずがあるためにそう写るだけであって，重心そのものの軌跡を表わす COG (center of gravity：身体重心) は，常に足部内側を通っている。

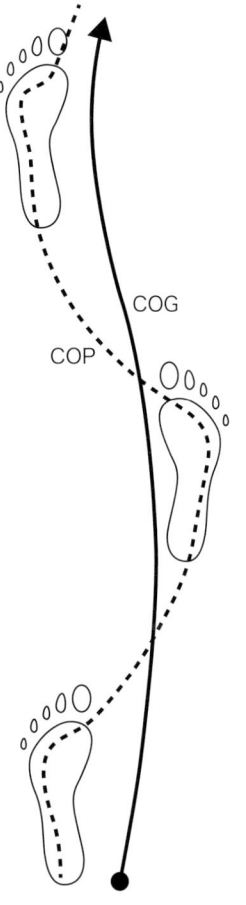

外反母趾は，扁平足などの足部不安定性と，アーチをサポートする筋群の機能不全，体重のかかり方の偏位など，複雑な要素の組み合わせで起こっているといえる。そのため，単純に外に向いた母趾を引っ張って中心に寄せるだけでは改善が難しいということがわかる。

母趾の役割

1. 床を蹴ること
2. 片脚立ちのバランスを高めること
3. 足部の安定性を高めること

エクササイズ 12

足部のポイント

　つま先を遠くに伸ばし，バレエなどのダンスで使われる「ポイント」のポジションをつくることで，足部内在筋を活性化する。

主に使用する部位

母趾内転筋，母趾外転筋，虫様筋

方　法

足趾の MP 関節を屈曲し，IP 関節を伸展する。

ポイント

・足趾全体を屈曲しないように注意する（下の写真）。つま先を遠くに伸ばす感覚とともに行うようにする。

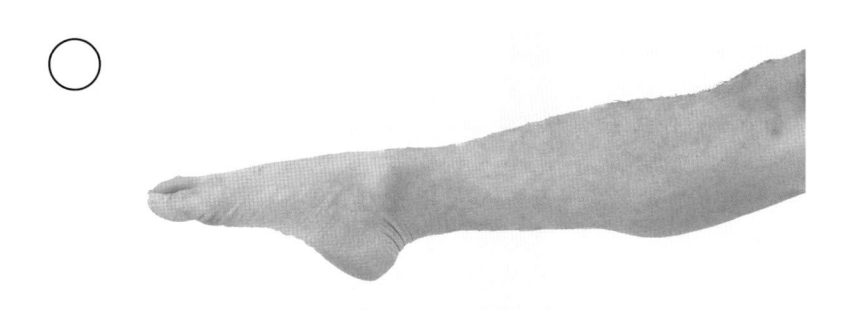

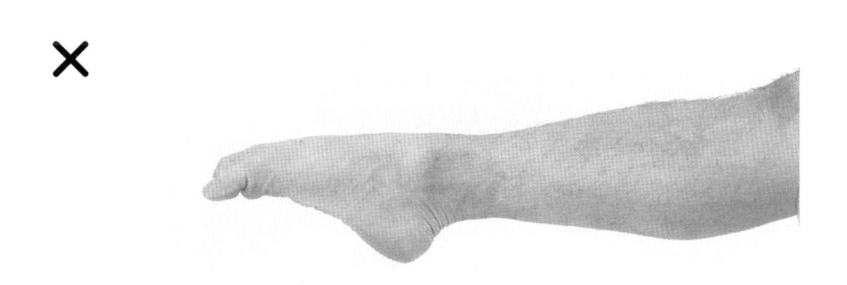

エクササイズ 13

レッグサークル

主に使用する部位

母趾内転筋，母趾外転筋，腸腰筋，大腿内転筋群

方　法

❶ 背臥位になり，片脚をポイントのポジションで挙上する。膝を伸ばす。
❷ 息を吐きながら，大腿が体の正中を越えるように，股関節を内転する。
❸ 息を吸いながら，足先を下，横，上へと，円を描くように動かす。

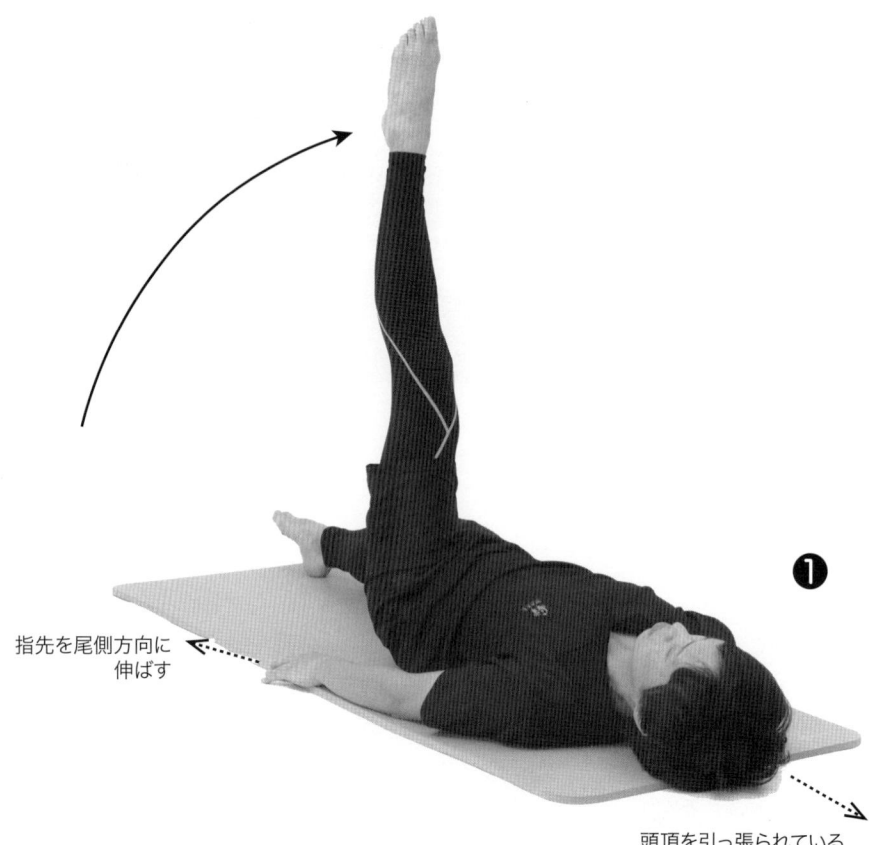

指先を尾側方向に伸ばす

❶

頭頂を引っ張られているようにイメージする

VI. ヒトの特徴とピラティス

> **ポイント**

- 大腿を動かす時に，骨盤は可能な限り動かさないようにする。
- 足で描く円の大きさは，最初は小さく，徐々に大きくする。
- 肩，肘に力を入れすぎないように，指先を尾側方向に伸ばし，首を長く保つことで，上体を安定させる。

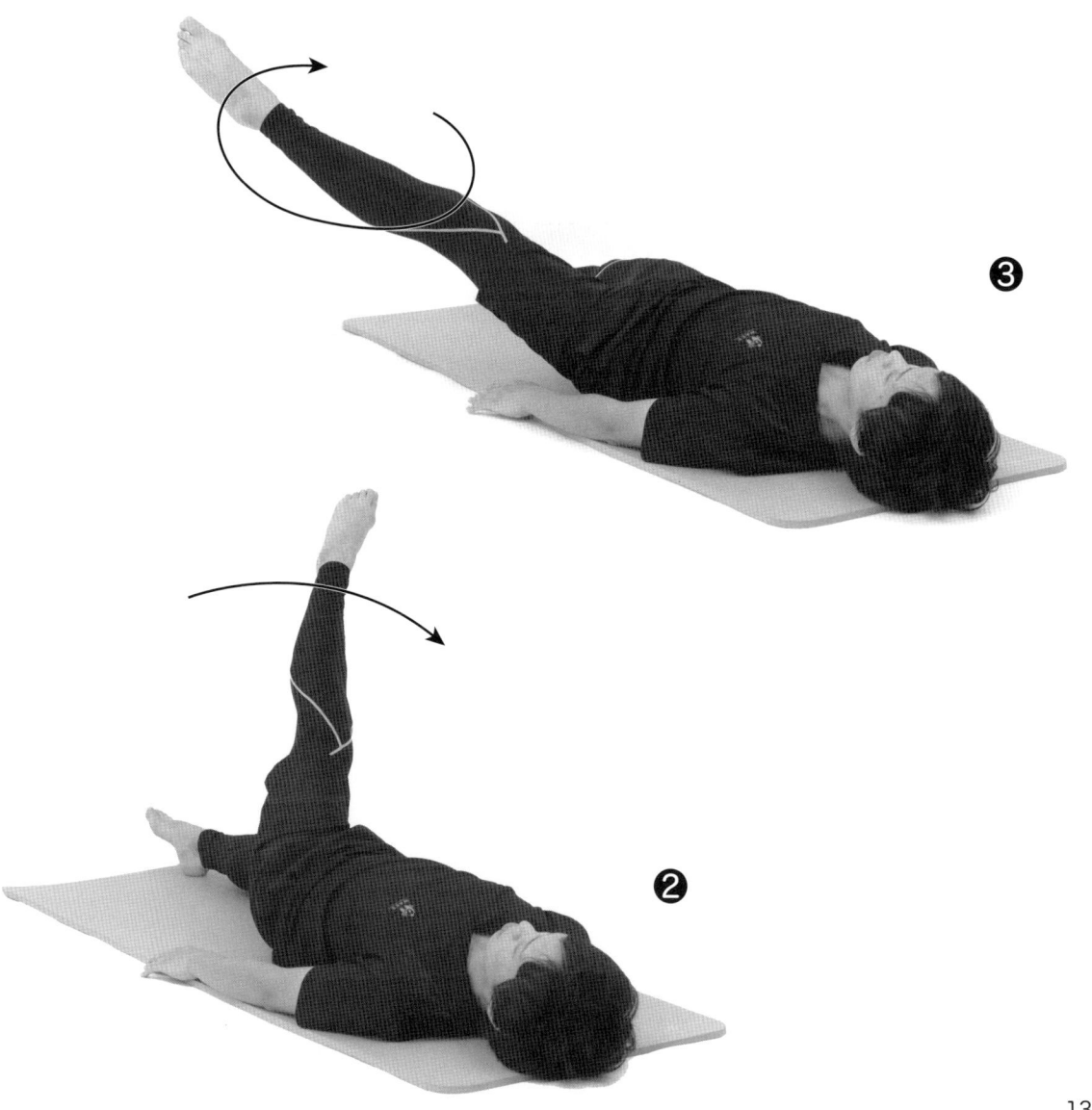

❸

❷

7. 大腿骨の頚体角

　ヒトの大腿骨は，約120°の頚体角があることによって，内側に向かって斜めに伸びる（股関節が内転位にある）。類人猿の大腿骨骨幹部は左右がほぼ平行であるため（頚体角が約90°），歩隔が広くなり二足での移動では上半身を左右に大きく振らなければならない。ヒトは頚体角によって顆部（膝）が内側にあるため，歩隔が狭くなり，片脚立位時の重心の動揺が少なくてすむ（図6-12）。

　前捻角は，爬虫類から哺乳類への進化の過程で下肢を内旋したことによる捻れである。頚体角と前捻角の成り立ちに鑑みると，股関節の内転・内旋，伸展という機能は，ヒトが特に獲得してきたものであることがわかる。この機能はまさに，歩行時の立脚中期〜後期に使われるものであり，進化的には未熟であるため，機能障害が起きやすい。

　ピラティスではこの点を意識してエクササイズを行う。股関節の内転は特に正中化に必要な要素である。この内転・内旋に対するバランサーとして，拮抗筋が遠心性収縮を行う。内転に対しては中殿筋が，内旋に対しては外旋筋が，伸展に対しては腸腰筋が，それぞれ拮抗筋としてはたらく。この主動筋と拮抗筋のバランスが重要であり，筋にインバランスが生じると関節は偏位を起こし，機能障害として現れてくる。女性の生活習慣として，割座や内股がある

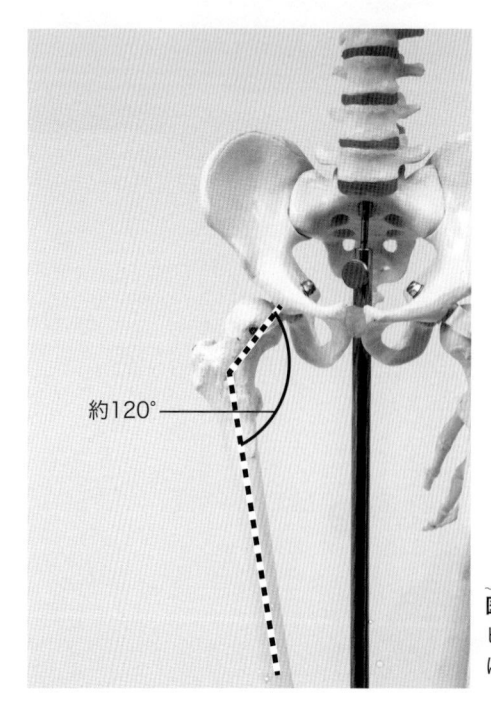

図6-12　頚体角
ヒトの大腿骨は，約120°の頚体角があることによって，内側に向かって斜めに伸びる。

が，これらは股関節の内旋偏位を起こす。最近は内旋と同時に外転偏位を生じるケースが多く，若い女性であってもO脚（膝の内反）傾向を認める。

　股関節の内転は重心線との関係性が重要であり，歩隔が狭いからこそ上半身の重心の偏位は支持基底面での対応を変化させる。下半身の平衡反応は上半身の重心の位置に対応している。そのため，例えば上半身の重心の位置が外側にずれた場合，下半身は可能な限り質量を内側へ移動しようとし，骨盤は支持側と逆へ移動し，相対的に支持側の股関節は外転位となり，重心線の落ちる位置は足部の外側でとどまる。習慣性内反捻挫の背景には，重心位置の偏位が多く存在する。特に頭位の偏位は，直接各種ストラテジーに影響を与える。この頭位の偏位の簡便な評価方法としては，片脚立位でのストラテジー確認がある（図6-13）。

股関節内転位の役割

1. 正中化による重心の安定
2. 片脚立位の安定
3. 歩行時の下半身バランスによる上半身の安定化

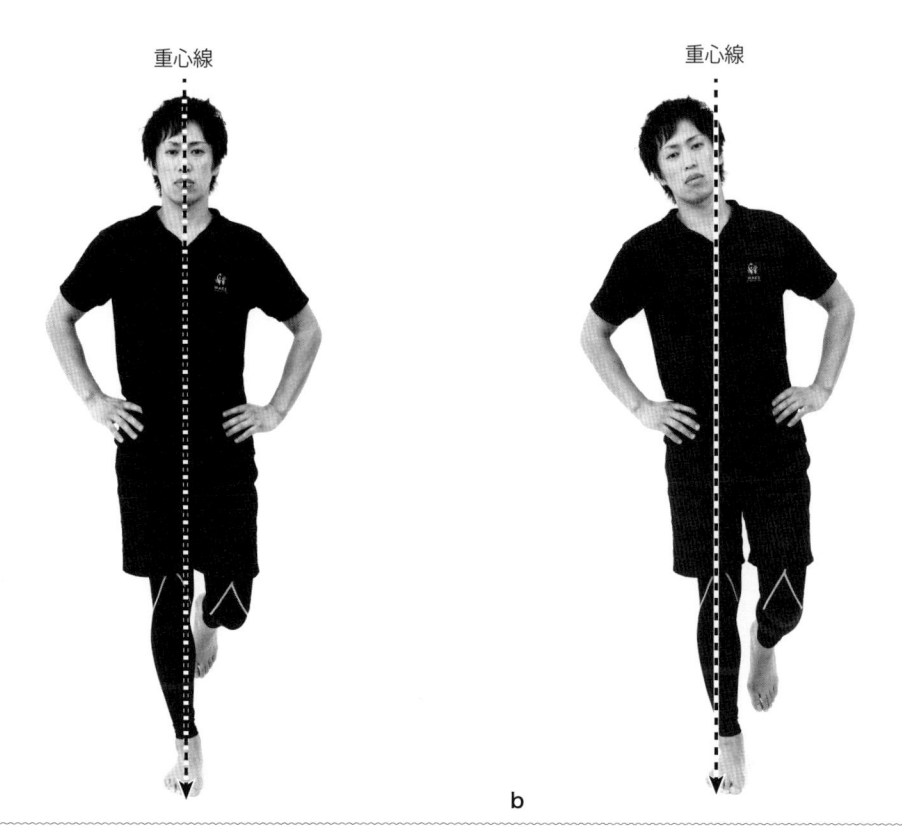

図6-13　重心の位置と足圧と股関節ストラテジー（片脚立位）
正常な片脚立位（a）では，重心線は足部内側に落ちるが，頭位が偏位している場合（b），重心線は足部外側に移動する。これはデュシェンヌ徴候と呼ばれ，中殿筋筋力の弱化を示唆するとされるが，筋ジストロフィーでなければ筋の選択的弱化が突然起こることは考えづらく，頭位の偏位が背景にあることもある。

エクササイズ14

ランジ

主に使用する部位

大腿内転筋群，腓腹筋，大腿四頭筋，腸腰筋

方法

❶ 足を前後に開き，つま先立ちになる。両腕はボールを抱えているように軽く肘を曲げ，前に伸ばす。背中を開くことで腕を安定させる。
❷ 前脚の膝を曲げ，上体を前下方に移動させる。後脚の鼠径部の伸張感を意識する。

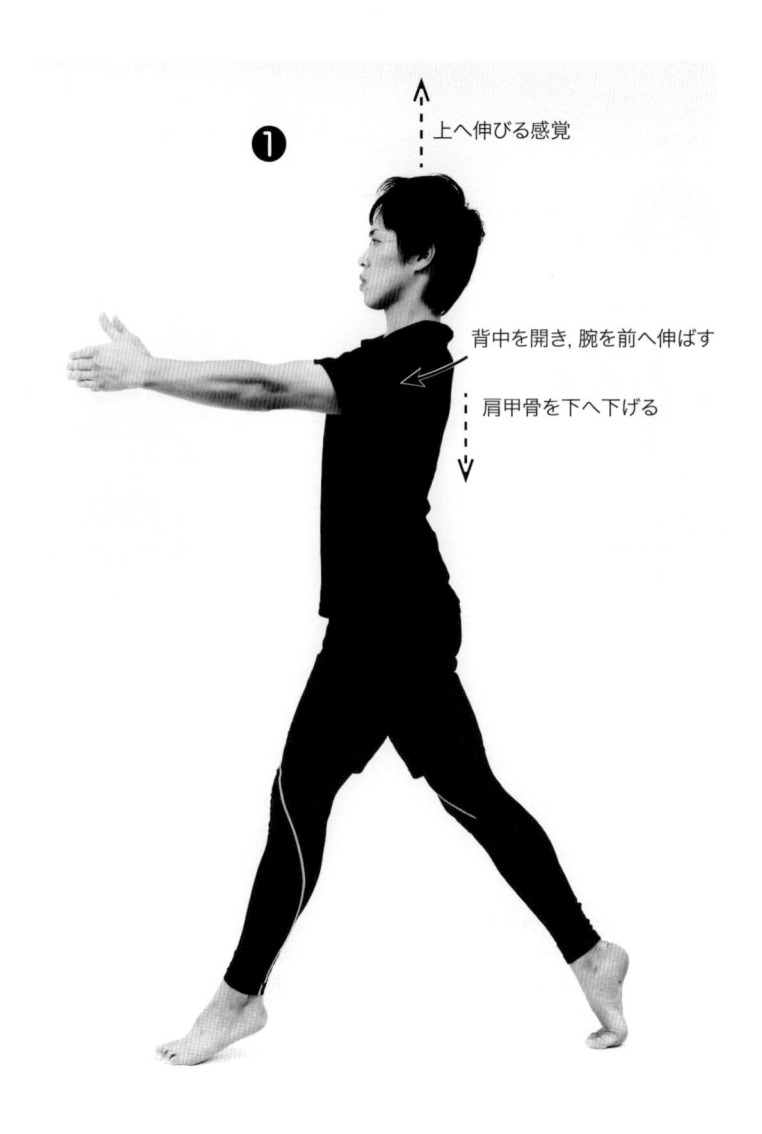

❶
上へ伸びる感覚
背中を開き，腕を前へ伸ばす
肩甲骨を下へ下げる

> **ポイント**

- 足部はつま先立ちを保持し，アーチの引き上げを意識する。
- 後脚の鼠径部が伸びると，腰が反りやすくなる。腹部を引き込むことにより，常に腹部の緊張を高めることと，恥骨をやや前方へ押し出す感覚で，腰の反りを予防する。
- 前屈みにならないように注意する。常に頭頂を上へ伸ばす意識を持ち，体幹を起こしておく。

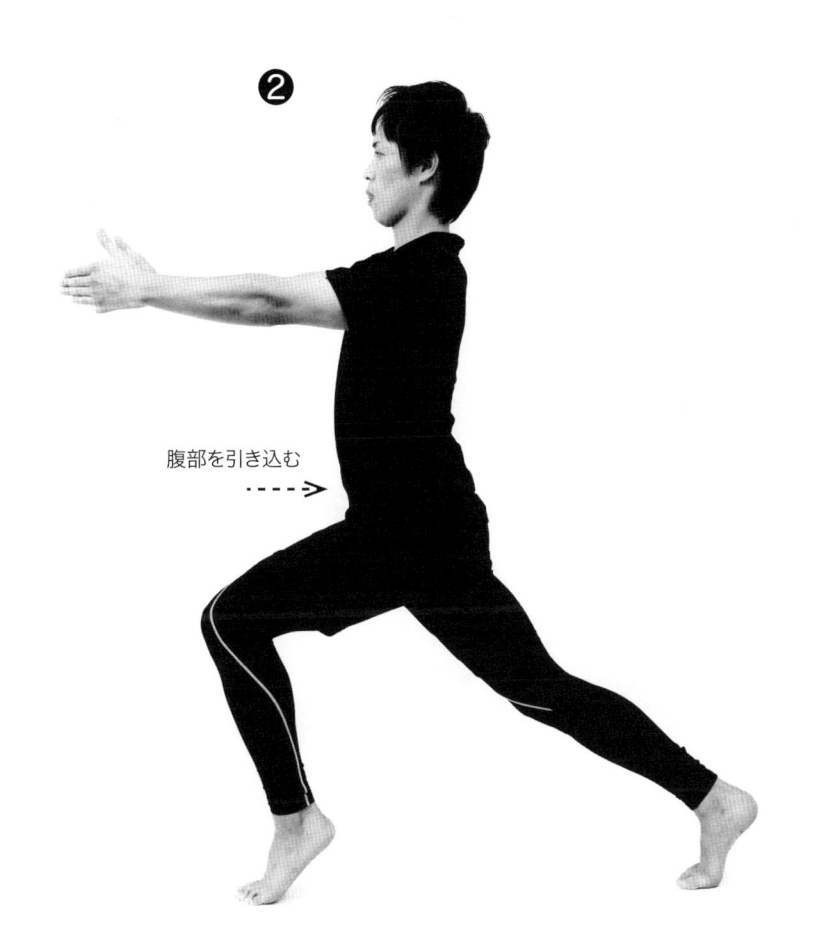

❷

腹部を引き込む
----->

エクササイズ 15

スクーター

主に使用する部位

支持側の中殿筋，大腿四頭筋，大殿筋，多裂筋

方 法

❶ 手を腰に当て，両足をそろえて立つ．軽くスクワットするように，膝を曲げる．体重を片足に移動する．

❷ 息を吐きながら，❶の肢位を保持したまま，荷重していない側の脚を後ろへ伸ばす．息を吸いながら，脚を元の位置に戻す．5〜10回ほど繰り返す．

❸ 反対側でも同様に行う．

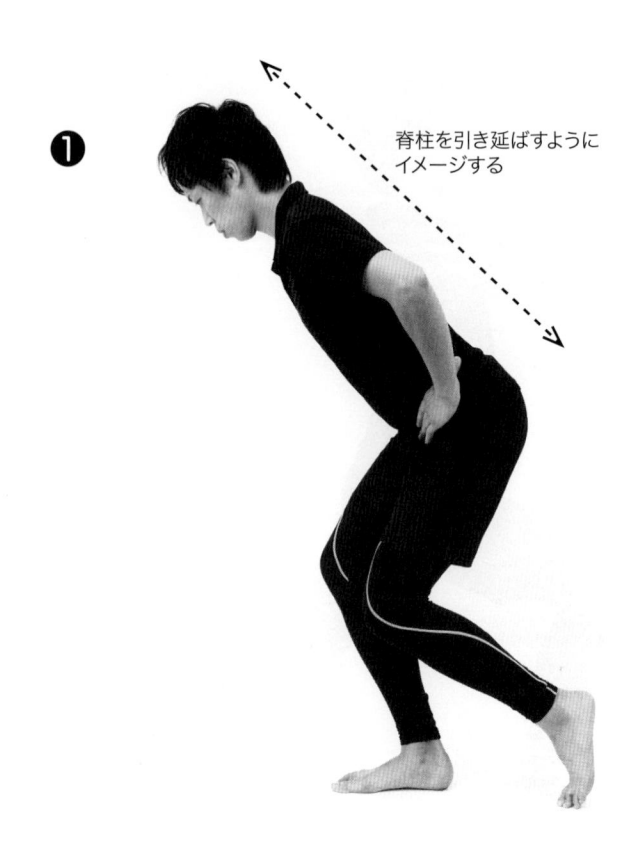

脊柱を引き延ばすようにイメージする

VI. ヒトの特徴とピラティス

> **ポイント**

- ❷で，後ろに伸ばす脚の側の骨盤が挙上したり，体幹が側屈したりしやすいが，脊柱と骨盤は脚の動きにかかわらずニュートラルな位置を維持するようにする。

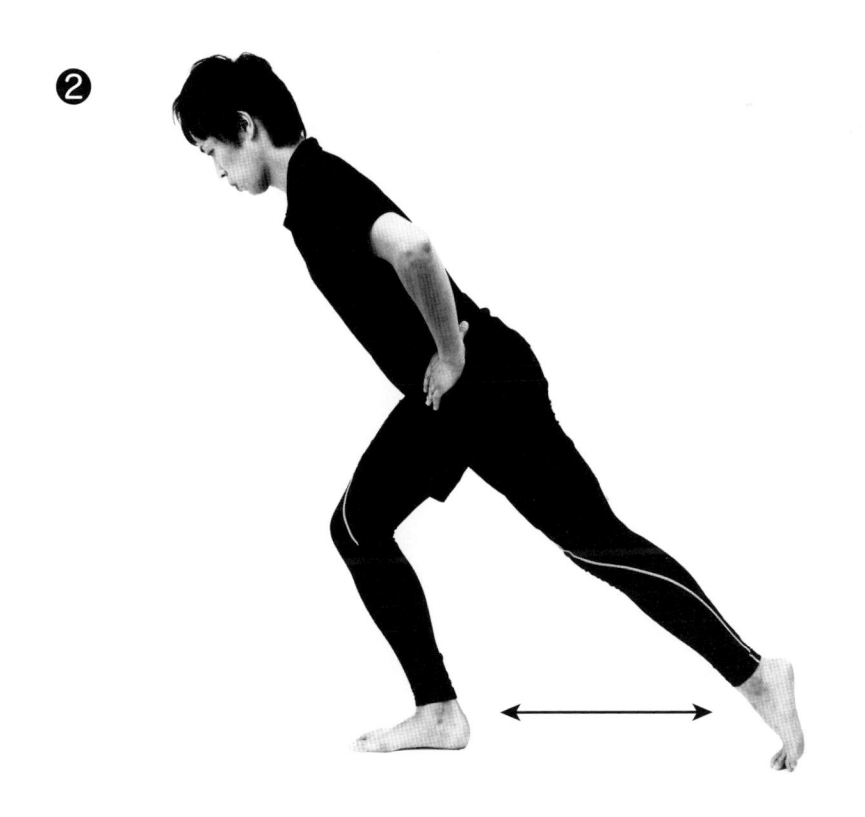

8. 縦に短く横に長い骨盤

　ヒトの骨盤は，類人猿と比べて，縦に短く横に長い。このことによって，骨盤の可動性は格段に広がった。前後，左右，回旋の3次元的な可動性の増加は，肩甲骨との運動を生むことで歩行をさらに効率的にし，上半身の可動範囲も広げた。この可動性の拡大は有益な変化であったが，同時に体幹部の不安定性も生む結果となった。人生の中で一度でも腰痛を経験したことのある人は，8割にものぼる。腰椎の可動性は前後に特に大きく，椎間関節の形状のため回旋は小さい。そのため，腰椎を前後の中間位で安定させることは難しく，反りすぎ（過前弯）や腰曲がり（後弯変形）が起こりやすい。

　骨盤を含む体幹部に必要なのは，「安定性のある自由度」である。重量のあるものを持ち上げるような時には固定も必要であり，腹筋群や骨盤底筋群，横隔膜など（インナーユニット）の同時収縮による腹圧の上昇によって，椎間板への負担軽減を図る。また，歩行などの動作中では，過度な動きが起きないように腹横筋や腹斜筋などの軽度で持続的な収縮が必要である。

　ピラティスでは，体幹部，特に腹部の安定性に焦点を当てることが多い。歩行を目的とすると，主に下肢（股関節）の動きに対する骨盤の安定性である。腹部の不安定性がある場合は，股関節の動きに伴って必要以上に骨盤が動いてしまい，椎間関節や椎間板にストレスを生じさせる。骨盤の安定化には，骨盤に付着する筋群（内腹斜筋，多裂筋，腹横筋，骨盤底筋，大殿筋，中殿筋，腰方形筋，広背筋，腸骨筋など）が重要である。特に腹部は骨による保護がないため，腸腰筋などの深層筋だけでなく腹筋群による安定化も重要となる。

　副交感神経の優位な状態では，基本的に腹部は緩み，内臓に血流を提供する。食後すぐに走ったりすると，虚血のため腹痛が生じることがあるのはこのためである。コルセットを腹部に巻くと内臓が圧迫されるのと同様に，腹部の筋活動は内臓器にとってはストレスとなる。腹部の筋収縮を必要とするような運動を行っている時は，交感神経が優位な状態にあり，この場合では胸式呼吸が主となる。ピラティスでも胸式呼吸を重視するが，それはこのような姿勢と腹部と自律神経の関係からである。当然のことながら，食後などには腹部をリラックスさせることも必要であり，腹筋群を常に活動させる必要はない。最近は，運動量の減少から，自律神経の不調もよく問題となっている。運動時は交感神経を高め，逆に食後などはしっかりと副交感神経を優位にすることが本来の姿である。腹部の安定化を考える時に，この自律神経の視点を抜きにすると，生活のリズムと矛盾する指導になりかねない。ピラティスのエクササイズは食後の時間は避けて行うことが望ましい。また，運動時以外には腹部をリラックスさせることも奨励する必要がある。

骨盤の動きに対する各筋の対応をみてみると，前傾方向には腸腰筋，多裂筋，脊柱起立筋，後傾方向には内腹斜筋，腹直筋，大殿筋，腹横筋，側屈方向には腰方形筋，腸腰筋，内腹斜筋が関与する。腹部では，ある筋のみが重要であるということはなく，それぞれの筋が複雑な人間の動きに対応して必要なモーメントを提供し，安定性を与える。運動時に共通した要素として，抗重力運動と胸式呼吸とともに，腹横筋が収縮し全体的な腹部の剛性を高める。そして，このはたらきは自動的であるという点が重要である。だからこそ，最大収縮の約30％（30％ MVC）の強度で提供される。

骨盤の役割

1. 動きの自由度を広げること
2. 上半身との連動（腕の振りなど）
3. 歩行時の安定化

エクササイズ 16

シングルレッグストレッチ

主に使用する部位

腹筋群，腸腰筋，前鋸筋

方 法

❶ 背臥位になり，両脛を抱え，上半身を起こす．片脚を遠くへ伸ばすイメージで伸展する．抱えている側の脚は，膝を上へ伸ばすイメージで，抱えている手の一方を膝の上に置き，その手で上半身に引きつけるようにする．両肘を軽く曲げ，背中を開く．
❷ 息を吸い，吐きながら，上半身の高さを保持したまま，脚を入れ替える．
❸ ❶と同様に行う．

ポイント

・呼吸は，息を吸いながら保持し，吐きながら脚を入れ替える．あるいは，息を吸いながら脚を入れ替え，吐きながらまた入れ替えるという，よりダイナミックな方法もある．
・力んで肩に力が入りやすいが，肩甲骨を骨盤の方向へ下げ，首を長く保つように注意する．

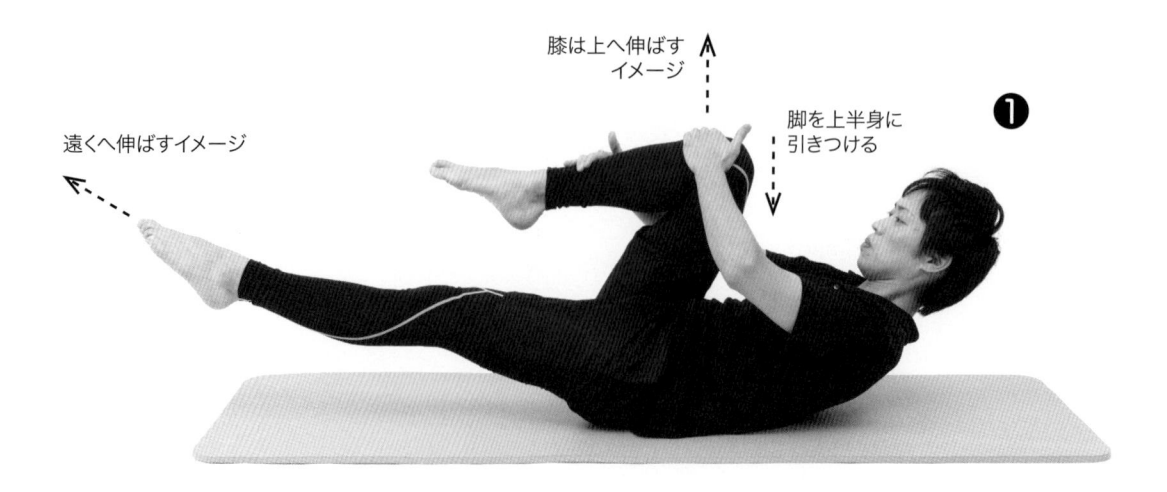

VI. ヒトの特徴とピラティス

> **注 意**

このエクササイズは比較的強度が高く，腰の反りすぎが起こりやすいので，腹筋群を収縮させることによって，腰椎の前弯を和らげる必要がある。腰椎を屈曲させ，床に押しつけるようにして，腰部を安定させる（インプリント[***]）。

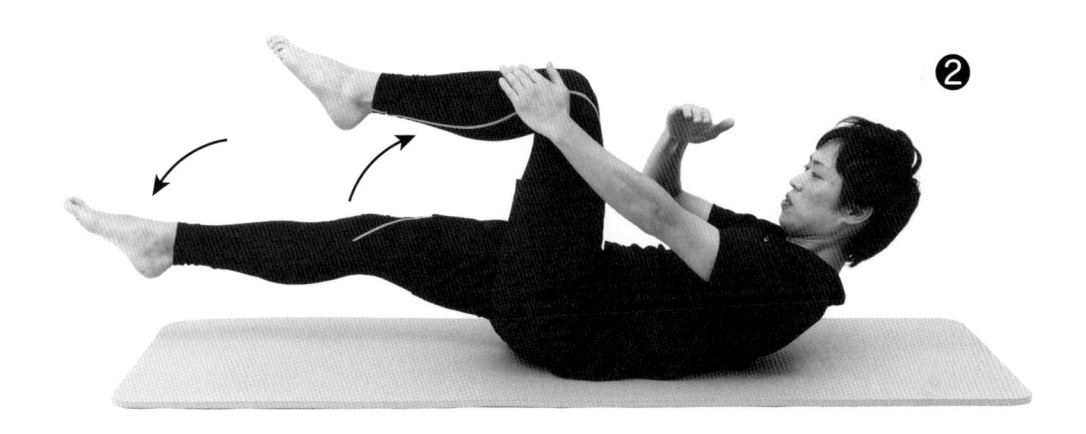

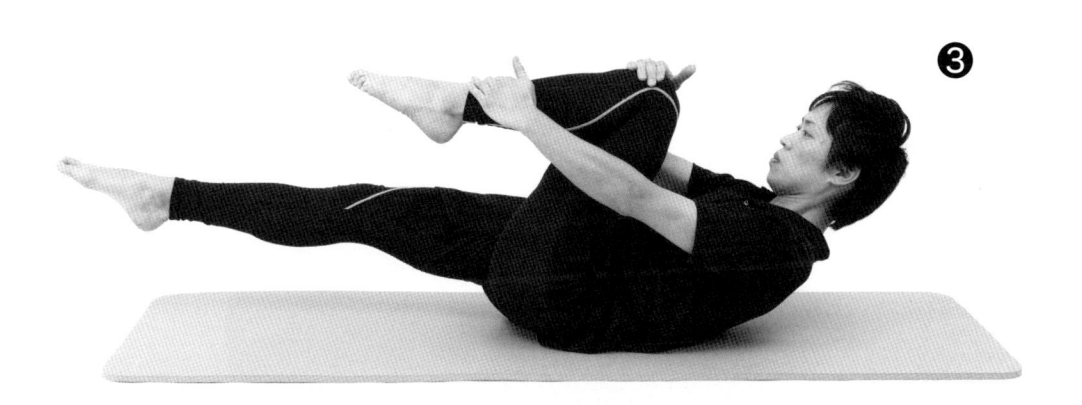

❷

❸

[***] インプリント（imprint）：このように，腰椎の防御を目的として，骨盤を後傾し，腰部を安定させることをいう。腰椎の伸展方向への負荷が高いと予測される場合に使われる。

エクササイズ 17
サイドリフト

主に使用する部位

腹斜筋，腰方形筋，中殿筋，前鋸筋

方法

❶ マットの上に側臥位になり，下側の肩の下に肘を置いて上半身を起こす。マットが体の背面と平行になるようにする。
❷ 下側の肘でマットを押し，骨盤を持ち上げる。頭頂から足先までが一直線になるようにイメージする。
❸ 上側の手を天井の方向に伸ばす。
❹ 反対側でも同様に行う。

ポイント

・❷～❸で肩に寄りかかるようにすると，肩甲骨が挙上してしまう。肩甲骨は両側とも骨盤の方向に引き下げ，脊柱と頭頂を一直線にするイメージを持つ。
・負荷が大きすぎる場合は，上の足を前，下の足を後ろにして両足で床を押さえるか，膝を後ろへ曲げ，足ではなく膝を支点にして体を支えて行う。

（中村　尚人）

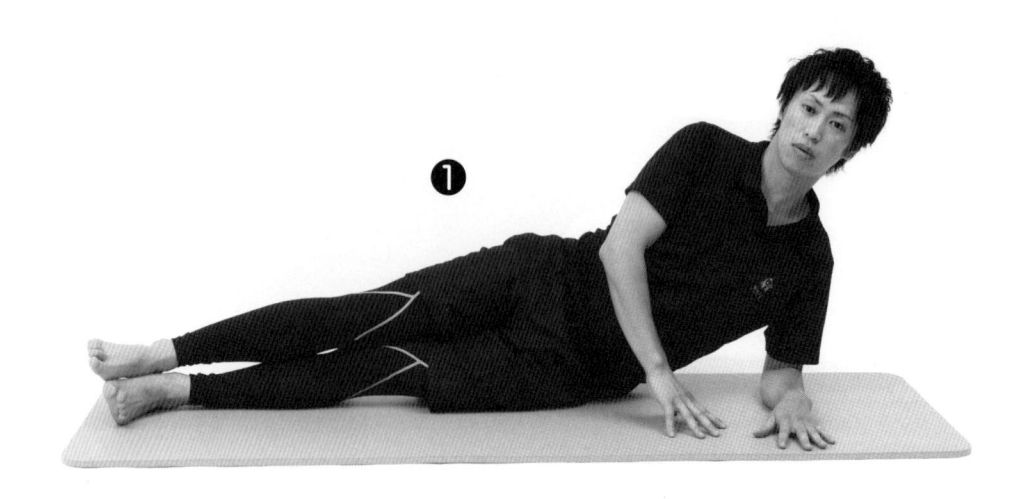

❶

VI. ヒトの特徴とピラティス

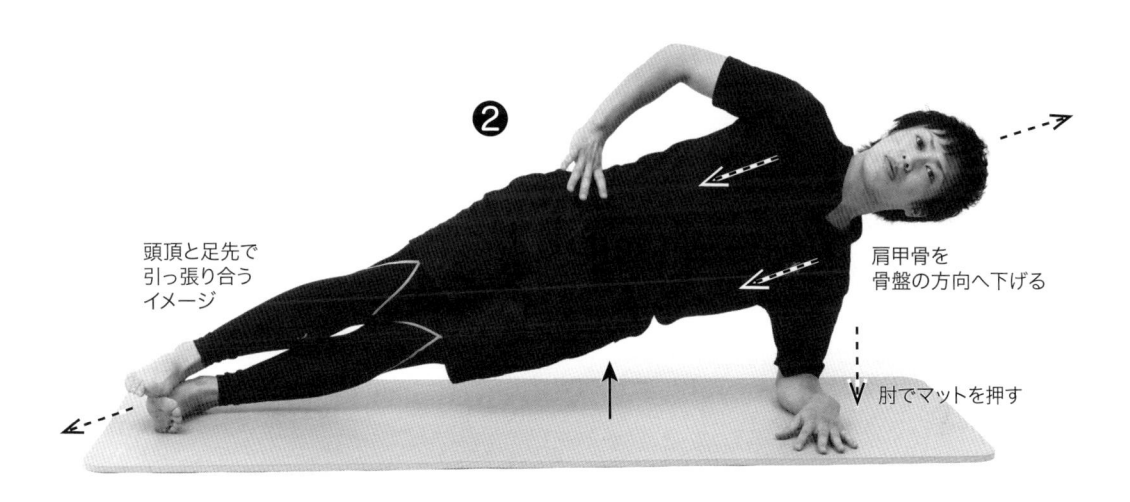

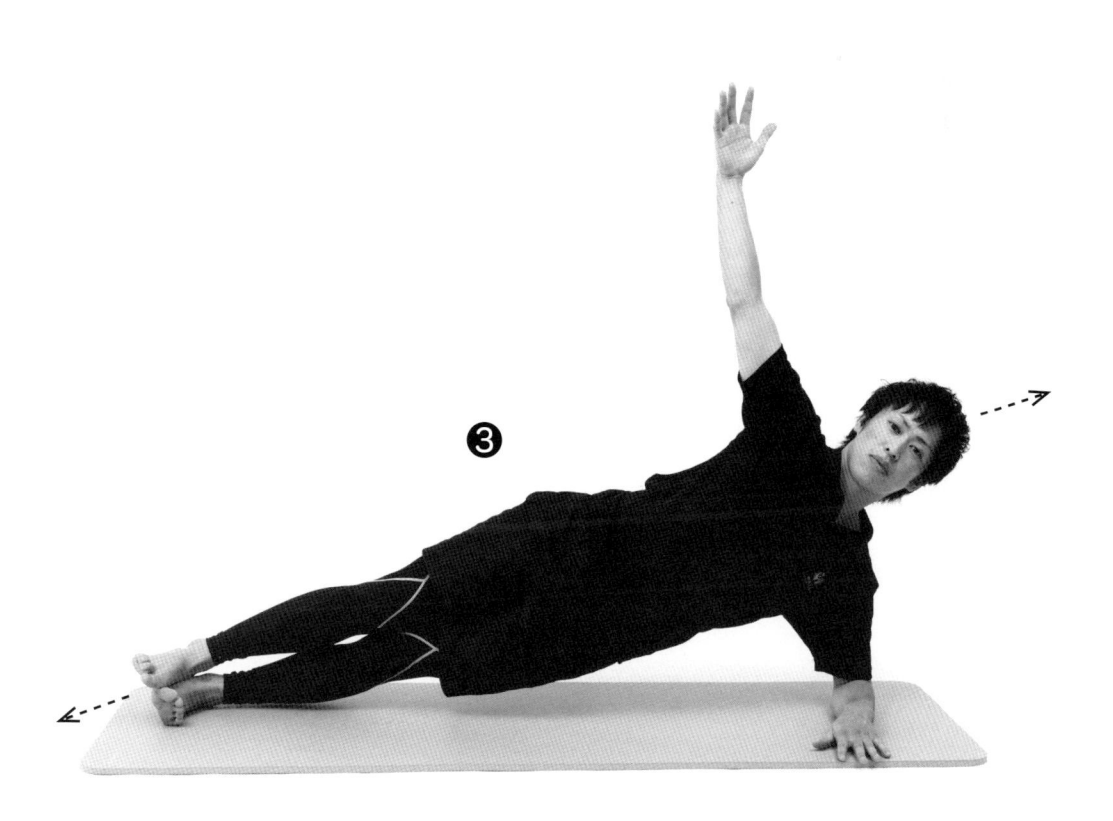

❷

頭頂と足先で
引っ張り合う
イメージ

肩甲骨を
骨盤の方向へ下げる

肘でマットを押す

❸

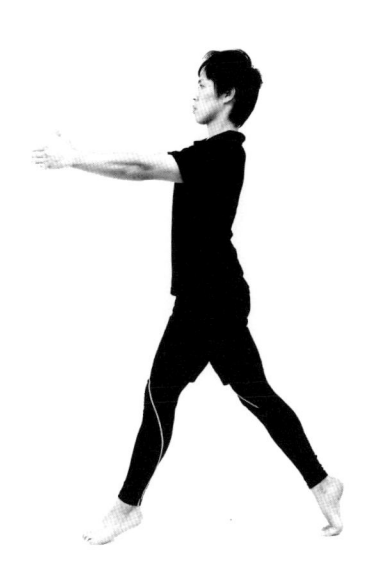

VII
理学療法とピラティスアプローチ

理学療法は，後療法としての起源から，身体の各部位に関する専門知識と技術によって発展してきた。また近年は，運動連鎖や力学的平衡理論などを背景に，より全身的な視点から，保存療法にも専門性を発揮するようになった。さらに，精神性や環境との関係性など，包括的な視点も付加され，多面的な様相を呈し，1つの分野として成熟を迎えつつあるといえる。その中にピラティスを取り入れるとしたら，どのような位置づけになるだろうか。

　基本原則についての章で示したように，ピラティスは人間の特異的機能に注目し，芸術レベルの運動の質を追求した考え方といえる。このような考え方は，理学療法の専門知識と矛盾するものではなく，むしろ専門知識と融合することで，それをより総合的にまとめあげることができるものではないだろうか。理学療法が依拠する機能解剖学や運動学の知識，様々な技術に，重力に抵抗し進化してきたヒトの機能に着目するピラティスの考え方や，美しくしなやかな質の高い動きを可能にするピラティスの基本原則を融合することで，専門知識・技術のさらなる向上に寄与するのではないかと，筆者は考える。

　本章では，理学療法の中でも中心的な考え方を取り上げ，ピラティスの視点から解説を行う。ピラティスの考え方を，臨床の技術にどのように取り入れていくかの参考になれば幸いである。

1. 運動学習

　動きは，筋力や可動域だけでなく，運動パターンによっても成り立っている。中枢神経疾患だけでなく，整形疾患の治療にも，運動パターンの改善が必要とされる。しかし，運動パターンは習慣によって無意識に固定化されているため，その改善には新しい運動パターンの学習が必要となり，そのためには，「繰り返し」と「意識化」が必要となる。この意識化には，ピラティスの基本原則である「気づき」と「集中」が有用である。

　ピラティスでは，様々なイクイップメントを用いることで，特異的な動きを誘発し，感覚からのフィードバックを多用しながら，自身の身体の状態，動きの質や左右差などを意識化させる。

　イクイップメントによる環境設定は実に豊富であり，これがピラティスの最大の長所ともいえる。イクイップメントを使用しない場合であっても，触覚や圧覚によってフィードバックを入力することは重要である。

　運動パターンは「動きの質」として捉えることができる。質の低い動きは誤った運動パターンから成り立っており，非効率で，関節や筋にストレスを与えることが多い。これを質の高い動きに修正することにも，新しい運動パターンの学習が必要となる。

　ピラティスでは，エクササイズが筋力強化の要素であるよりも，動きの質を高める学習であるということを強調している。創始者のPilatesもこの点は特に強調していたといわれている。

　「動きの質」という観点は，運動学習の面から非常に興味深い視点であると思われる。

2. インナーマッスル

「インナーマッスル」とは，単関節筋を中心とした関節の安定化筋をいい，関節の直近である深層に位置する。多くは肩関節で用いられる概念であり，肩関節でいえば回旋筋腱板である。脊柱についていえば回旋筋，多裂筋であり，股関節では深層外旋六筋，腸腰筋などがある。これらの筋群は，多くが骨の長軸に垂直な回旋筋であり，荷重や抗重力運動とともに活性化されるため，ピラティスでは軸の伸長とともに回旋運動などを行うことで促通する。

横隔膜，腹横筋，骨盤底筋，多裂筋を，腹圧に関係する筋群と捉え，「インナーユニット」と表現することがある。インナーユニットは腹圧の保持を担うものとして重視され，インナーマッスルと同義に扱われることもあるが，厳密にはインナーマッスルの定義に合わない。例えば，インナーユニットの1つである腹横筋は，腹部では深層に位置するが，「関節の安定化筋」という点からはふさわしくない。

また腹圧の上昇は，怒責や咳嗽などの，呼吸を止めるいわゆる「息み」で生じるものである。呼息時には，横隔膜が弛緩し腹圧の上昇は難しい。高血圧患者のエクササイズ指導で，血圧の上昇を起こさないように呼息とともに行うのは，この理由からである。この点を考慮せずに，腹部を収縮すれば腹圧が上がるというイメージがあるが，注意が必要である。

ピラティスでは，腹部に関して，腹横筋だけでなく腹斜筋を重視するエクササイズが多い。これは，インナーマッスルだからというよりも，体幹を屈曲する際に，腹直筋による動きでは椎骨への圧迫力が増し，また動きが固定化され椎骨の動きが阻害されるのに対し，腹斜筋では屈曲の動きを滑らかに起こせるからである。

ピラティスでは，腹部を収縮させて体幹を安定さえればよいという発想に偏りがちなインストラクターが多い印象を受けるが，エクササイズは個人の特徴に即した目的が重要であって，誰でもインナーマッスルやコアを鍛えればよいというわけではない。言葉によって物事が過度に単純化されることがあるため，注意が必要だと感じている。

3. 抗重力筋

　抗重力筋は，抗重力伸展活動という，主に伸展動作を担う筋群を指す。しかし抗重力伸展活動は，実際には屈筋と伸筋のバランスであり，このバランスがとれた中間位が重要である。抗重力筋と定義されているものは，大腿四頭筋や大殿筋，脊柱起立筋などのアウターマッスルから，多裂筋，腸腰筋などのインナーマッスルまで，幅広い。

　重要なことは，関節ごとのモーメントの釣り合いである。特に脊柱であれば，背筋と腹筋のインバランスがあると，背筋が優位であれば伸展方向に，腹筋が優位であれば屈曲方向に傾くが，どちらにせよ重力の方向からは離れていく。脊柱の生理的弯曲は，腹部の安定性の視点から考えると理想的なものである。筋張力曲線からみて，最も筋力を発揮しやすいのは中間位であることを考えると，胸椎の伸展（前弯化）は胸郭前面の拡張によって外腹斜筋の収縮不全を招き，腰椎の屈曲（後弯化）は下腹部の短縮によって腸腰筋や内腹斜筋の収縮不全を招く。

　抗重力運動で主要な筋は，骨盤を起こす腸腰筋，胸椎の後弯を保持する多裂筋と，肩甲骨の下制による反作用的な伸長を促す前鋸筋であると考えられる。また，足部ではアーチを引き上げる筋群（内在筋，長母趾屈筋，前脛骨筋，後脛骨筋，長腓骨筋），骨盤では骨盤底を引き上げる骨盤底筋群（恥骨尾骨筋，腸骨尾骨筋など）が重要である。これらの筋による引き上げによって，扁平足や内臓下垂を防いでいる。これら様々な筋群が協調してはたらくことで，必要最低限の努力によって効率よく重力に抗することができている。逆に，これらの筋に機能不全が生じると，大きな筋群による代償作用が必要となり，非効率的な動きに繋がる。

　ピラティスでは，「軸の伸長」という概念によってこれらの抗重力運動を促通する。重力を意識して上に伸びる感じは，ピラティスの根幹といってもよいほどの重要な要素である。この「重力に対して伸びているか，潰れているか」という発想は，臨床で障害を解明するうえで大きなヒントとなるだろう。

4. 正中化と安定性

　ヒトは頭部，脊柱という支軸を持っている。身体は左右に対称的に存在し，対称的な歩行動作をはじめとして，すべての動きは正中を中心にして起こっている。完全なる対称性は存在しないが，正中からの偏位が多くの障害を惹起することは，力学的にも運動学的にも理解できる。多くの障害の治療法の方針は正中化であり，いいかえれば良好なアライメントである。

　基本原則の章で説明したように，正中化は，植物のように重力に抗する「軸の伸長」によって引き起こされる。正中化を考える場合には，この視点が必須である。臨床でも，正中化を内転筋のトレーニングだけで終わらせないように，この視点を活用していただきたい。単純な内転動作を行う場合でも，そこに軸の伸長の感覚を追加するだけで身体感覚はまるで異なる。そして，正中化した状態は前後左右および回旋のバランスがとれる位置であるため，当然のごとく関節は安定することとなる。単純な腹筋の筋力強化では，腹部の機能的な安定性は得られない。静的安定性だけでなく動的安定性となると，なおさらである。

　このように，正中化や安定性は単独で存在する機能ではなく，互いに関連し合っていることを意識すると，患者・クライアントのエクササイズ時の姿勢や意識についてより細かい指示や指導を行うことができるようになるだろう。

5. 歩 行

　歩行は，理学療法の評価においてもアプローチにおいても必須の項目であり，また正常歩行は最終的なゴールでもある。そして，ピラティスの基本原則にある項目はすべて，正常歩行に必要な要素である。以下，歩行分析を例に，一般的な運動学的着眼点と，ピラティスの基本原則から捉える視点を比較する。

　デュシェンヌ跛行はトレンデレンブルグ跛行と同じく中殿筋の筋力低下を原因とし，その代償動作であると説明されることが多い。しかし，正中化という視点からすると，下肢のストラテジーは，頭位などの偏位によって容易に影響を受けるので，代償ではなく重心線への対応としてのバランス反応であると解釈することもできる。もちろん，中殿筋の筋力低下による跛行も存在するため，仮説証明は必要であるが，ピラティスの視点を取り入れることでより多くの仮説を立てることができる。

表 7-1　ピラティスの基本原則を歩行分析にどう用いるか

基本原則	着眼点
軸の伸長	身体が潰れていないか（上半身の左右への動揺として現れる）
	蹴ることができているか
正中化	脊柱を中心として正中からの左右への偏位がないか
アライメント	対称的かどうか
	垂直線に対して良好な位置であるか
コアの制御	腰部が過剰に動いていないか
肩甲帯の安定化	腕の振りの左右差がないか
	肩甲骨の外転/内転，挙上/下制に左右差がないか
関節の分離した動き	股関節と骨盤を分離できているか
リズムとフロー	動きが滑らかか
	左右差がないか
動きの統合	全体を通して統一性があるか
効率的な動き	効率的（スムーズ）に前方推進できているか

また，ピラティスの視点から歩行をみることで，腰痛や内反捻挫など，関連する機能不全を発見できることもある。
　表7-1に，ピラティスの主な基本原則を歩行分析にどう用いればよいかを提示する。歩行の改善に対して，どこに焦点を当ててアプローチしていけばよいかの示唆となるだろう。

6. 自主トレーニングの指導

　外来や在宅の治療戦略では，自主トレーニング（ホームエクササイズ）が重要な位置を占める．しかし，患者やクライアントが目的とするエクササイズを正確に行うことができるか，またそれ以前に，指導した内容を実際に自宅で行ってくれるかどうかは，多くのセラピストが悩むところだと推察する．

　臨床で，アクティブアプローチとパッシブアプローチの比率がパッシブに傾くと，実施率は下がるだろう．また，エクササイズそのものが基礎的すぎて，患者本人がやるに足らないと思う課題であれば，実施率はやはり下がるだろう．エクササイズの実施率を高めるには，本人にとってやりがいのある課題である必要がある．そのためには，まず問題の意識化と，実感を通した納得が必要である．エクササイズの指導中に患者本人が実際に動くことで，身体の感覚を通して自身の課題に気づく必要がある．口頭の説明だけでは，難しいことである．

　目標に向かって努力するためには，ある程度の挑戦し甲斐も必要である．そのためには，実施する課題がやや難しく，挑戦に値するものであることが重要である．それは，運動強度よりも，バランスやパフォーマンスなどの運動の質に関するもののほうが適切である．

　ピラティスでは，イクイップメントを使うセッションであっても，患者やクライアント本人が自ら動き，感じることが基本である．そのため，自主トレーニングに繋げやすい．ただし，自主トレーニングではセラピストによる修正がない分正確性が低下するため，何も道具を使わないよりも，イクイップメントと同じようにフィードバックが得られるスモールボールやフォームローラーなどの簡易な道具を使用するエクササイズのほうが適している．

　セラピストの方々には，実際にピラティスを体験していただきたい．自分の身体イメージと実際の身体の格差を実感することによって，脳機能障害でなくても身体と感覚を統合することの重要性を理解いただけるのではないかと思う．また，セラピストの実践を通した感覚が，指導では重要である．セラピスト自身の弛まぬ努力が，そのまま指導時のキューイングやイメージ提示，評価時の観察眼などを高めてくれると感じる．何よりも，適切な見本を患者・クライアントの目前でみせることができるということは，患者・クライアントの自主トレーニングへのモチベーションを高める最も良い方法であるといえるだろう．

　　　　　　　　　　　　　（中村　尚人）

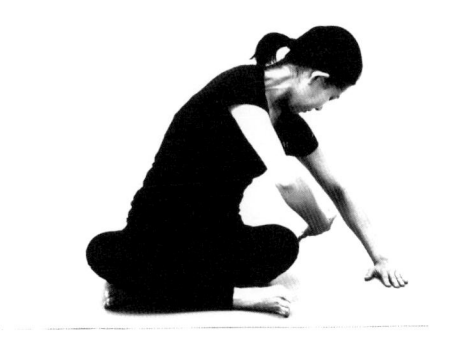

VIII
ウィメンズヘルスと
ピラティスアプローチ

1. ウィメンズヘルスとは

近年，女性の社会進出に伴い，女性の社会的な役割は大きく変容してきている。また，医療の進歩により寿命も長くなり，相対的に更年期，老年期を過ごす時間が以前より長くなってきている。そのような変化に伴い，女性特有の健康状態に関する問題も表面化しており，それらに対する関心が高まりつつある。

健康とは「単に病気や病弱がないことだけでなく，身体的，精神的，社会的にすべてにおいて良好な状態」（WHO）である。ウィメンズヘルス（女性の健康）は，医療・保健分野をはじめとして，女性の生涯にわたる健康の維持のための様々な問題に対する幅広い分野と考えられている。現在，日本の女性の平均寿命は延び続けており，2012年の時点で86.41歳で，世界一である。そこで，単に長生きをするというだけでなく，心身ともに健康であり，かつ質の高い生き方が求められてきている。

1.1 女性のライフステージ

女性のライフステージは身体構造，機能などの特徴により，出生から，①幼年期，②思春期，③成熟期，④更年期，⑤老年期の5期に大別されるが，女性の健康のためにはこのライフステージに応じた健康管理，疾病管理が必要であると考えられている。以下に，主なライフステージにおける特徴的な身体的症状を示す。

1.1.1 思春期

女性ホルモンの分泌が開始し，2次性徴から初経が起こり，周期的な月経が繰り返されていく時期となる。この時期は月経に関するトラブルや卵巣，子宮の問題が起こりやすくなってくる時期でもある。

1.1.2 成熟期

定期的な性周期が確立され，更年期の徴候が始まるまでの期間（20～50歳頃）を指す。生殖年齢であり，妊娠・出産にまつわるトラブル（腰痛，骨盤帯痛，尿失禁，肩こり，骨盤不安定感，骨盤臓器脱など）が起こりやすい時期となる。また月経前症候群（premenstrual syndrome：PMS）や，その他の婦人科，産科の病気もこの時期に起こりやすくなってくる。

1.1.3 更年期，老年期

閉経周辺期～閉経以後をいい，この時期は，卵巣機能の低下，ホルモン分泌の変化による更年期障害，動脈硬化性疾患，骨粗鬆症，子宮がんや乳がん，尿失禁や骨盤臓器脱などの問題が起こりやすくなる。

このように，女性は男性と比較して，年齢やホルモンの影響により様々な問題を抱えやすく，また骨格や筋量などの違いによって女性特有の症状を発症しやすい。女性特有の疾患の中でも，特に生殖に関わる疾患や問題は非常に大きな割合を占めてい

る。

また，妊娠，出産は女性の大きなライフイベントであり非常に喜ばしいことである一方，それが原因となる健康上の問題は実際非常に多い。医療の進歩により，妊娠，出産そのものの危険性や母体の死亡率は減少しているが，妊娠，出産を起因とした疾病は以前よりも増加していると考えられる。

現在，女性を取り巻く社会環境，医療体制，法制度は変わりつつあり，以前と比べて多くの情報を選択して受け取ることができるようになった。また，女性の自身の身体に対する意識や関心も高まってきている。しかし，近代における生活環境の変化などにより，身体的な問題は以前よりも増加している印象が強い。

大きな疾病を抱えることなく，心身ともに健やかな生活を送るために，日々自分の身体と向き合い，それぞれのライフステージにおける問題点を少しでも改善したり，和らげたり，また事前に予防する手段を，女性1人ひとりが身につけることが必要であると考えられる。

1.2 妊娠，出産による問題

妊娠，出産による大きな問題の1つとして挙げられるのが，妊娠中や出産後の尿失禁や，骨盤臓器脱である。日本では，尿漏れパッドの使用率が年々上がっているなど，現在多くの人がこの問題を抱えるようになってきており，中年以降に限らず20代，30代の女性でも悩みを抱えているといわれている。

問題の原因として挙げられるのが，骨盤底筋群の弱化である。骨盤底筋群とは骨盤内の底面にある筋群で，尿道，膣，肛門といった泌尿器の開閉の制御をしている。また上半身，体幹の重さを支えたり，腹部や股関節周囲の筋と連動して身体の動きを制御する役割があり，四肢の動作に先立って体幹を安定させるためにはたらくという特徴がある。

女性の身体は男性と比較すると開口部が多く，妊娠，出産の過程により損傷する可能性も高いため，骨盤底筋群に問題が生じやすい。また，女性ホルモンの影響によって筋の緊張性が低下したり，逆に伸張性が低下し硬くなったりすることにより，骨盤底筋群の本来の機能が失われやすくなる。そうなると，腹圧性や混合性の尿失禁，子宮脱といった骨盤臓器脱が引き起こされ，感染が生じたり，内臓の機能やQOLに大きな影響が生じる。

2. 骨盤底筋群とは

2.1 機能解剖

　骨盤底筋群は，深層から，骨盤内筋膜，骨盤隔膜，尿生殖隔膜という3つの層に分かれ，3次元的な構造になっている。骨盤内筋膜は，靭帯などの線維性組織でできており，子宮や膀胱などを骨盤隔膜に固定する役割があり，骨盤内臓器へ出入りする血管や神経の通路にもなっている。骨盤隔膜の筋の能動的な作用により支持性が保たれており，骨盤内筋膜自体には随意的に骨盤内臓器を支える力はないが，支持組織として重要な役割を果たしている。分娩時の神経の損傷により影響を受けやすいのも，この部分である。

　骨盤隔膜は骨盤底の中央にあり，内臓の支持機構として最も強く，重要な役割を果たす。肛門挙筋（恥骨尾骨筋，腸骨尾骨筋，恥骨直腸筋），尾骨筋からなる。骨盤の前の恥骨から後ろの尾骨にかけて存在し，直腸，腟，尿道が通過する開口部をサポートする。また，内閉鎖筋，梨状筋や腸骨筋とともに骨盤内の後壁を形成する。この膜は横紋筋で構成されており，随意的な収縮が可能で，意識して鍛えることができる。また速筋と遅筋に分かれており，それぞれで作用が異なる。遅筋線維は内臓を持続的に支える役割があり，速筋線維は動作に応じ

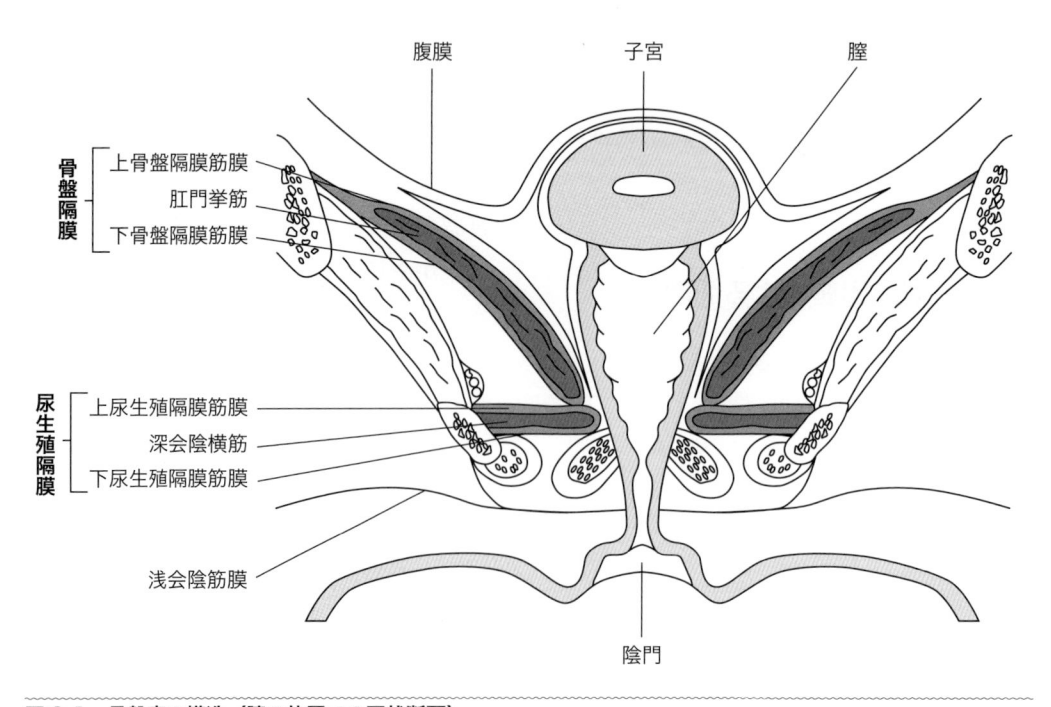

図8-1　骨盤底の構造（腟の位置での冠状断面）

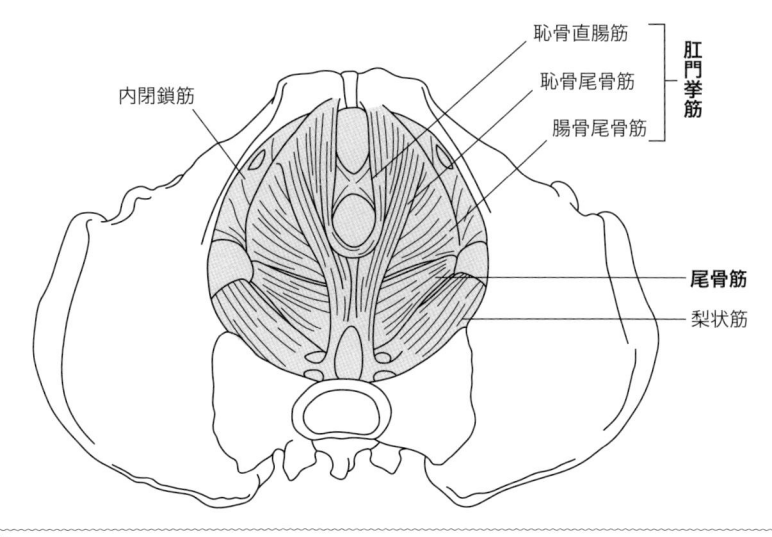

図 8-2 骨盤膈膜

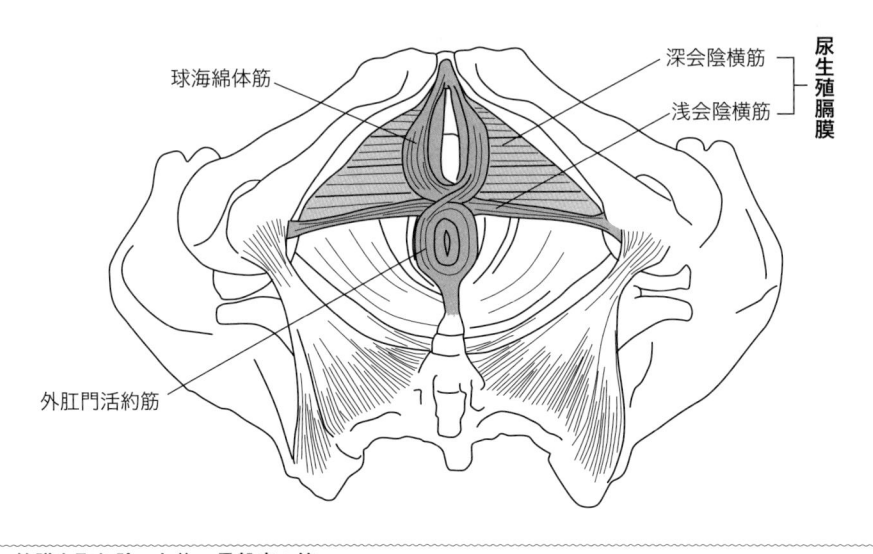

図 8-3 筋膜を取り除いた後の骨盤底の筋

て素早く反応することで、衝撃に対して膀胱や尿道の内圧をコントロールする役割がある。

尿生殖隔膜は恥骨結合と左右の坐骨結節を結ぶ三角形をしており、尿生殖三角ともいう。深会陰横筋と浅会陰横筋からなり、骨盤隔膜を横断的に支える役目をしている。尿生殖隔膜の表層には外尿道活約筋、球海面体筋、外肛門括約筋が存在する。これらの筋も横紋筋で構成されており、エクササイズによる効果がある（図 8-1 ～ 8-3）。

2.2 骨盤底筋群の特徴

2.2.1 妊娠・出産によるダメージ

骨盤底筋群の特徴として、妊娠・出産によるダメージを受けやすいことが挙げられ

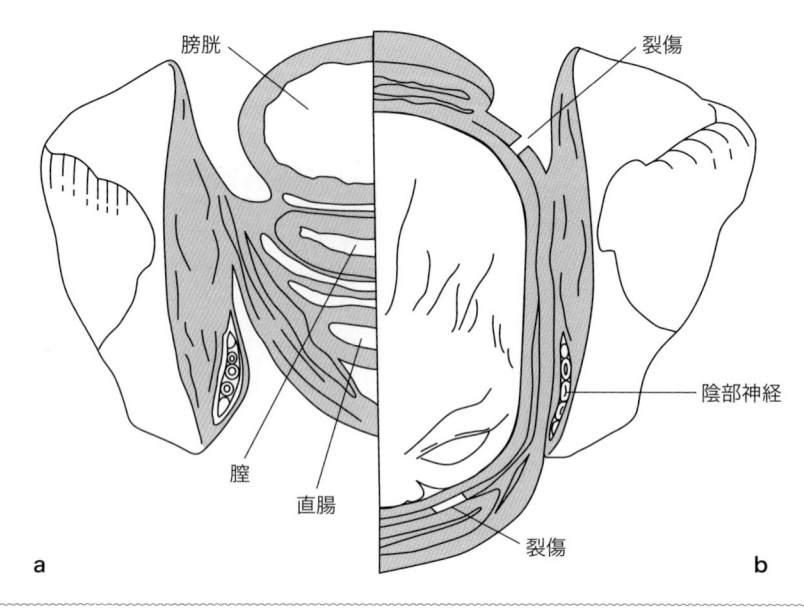

図 8-4　分娩時の骨盤底筋群の損傷
正常時（**a**）と分娩時（**b**）の骨盤底を下からみた図（水平面）。分娩時には，産道が過剰に伸張することにより，外陰部の脈管や神経が圧迫されたり，骨盤内筋膜に裂傷が生じたりする可能性がある。
(Lee D 他著, 石井美和子 監訳：骨盤帯–臨床の専門的技能とリサーチの統合–, 医歯薬出版, 2013 より引用)

る。妊娠中には，胎児の重さで子宮が下垂することにより，骨盤底筋群が持続的に伸張され弛緩した状態になりやすく，また分娩時には損傷を受けやすい。その結果，妊娠中や産後に尿失禁が起こりやすくなる。出産時に子宮脱などの骨盤臓器脱が発生する場合もある。

　分娩時は，出産に備えて骨盤底筋群が通常より柔らかい状態になるため，胎児が産道を通過することにより骨盤底筋群や靱帯が損傷しやすい状態にある。また，分娩第2期が長くなることや，児頭が大きいこと，吸引分娩・鉗子分娩も，骨盤底筋群の損傷の因子として挙げられる。さらに，分娩時の陰部神経の圧迫や損傷も，2次的な骨盤底筋群の機能障害の一因である。陰部神経の圧迫や損傷により，骨盤内膜への神経伝達が障害され，膀胱，子宮，大腸といった内臓を支持している筋膜の支持性が低下すると内臓の下垂が起きやすくなり，時間を経て失禁や内臓器脱といった症状に繋がりやすくなる（図 8-4）。

　分娩による骨盤底筋群の損傷は，通常は産後1～3ヵ月程度で回復するが，分娩を重ねることで症状が残りやすくなったり，悪化するケースも多い。授乳期にエストロゲンが減少することも，誘発原因となることがある。また，若い時期は症状が出なかったり，早期に回復がみられても，時を経て更年期にエストロゲンが減少する時期に症状が出る場合も多くみられる。

2.2.2　骨盤底筋群と関係する筋群

　骨盤底筋群は，腹腔と呼ばれる空間の一部と捉えることができる。腹腔は，上部が横隔膜，腹部周囲を取り囲むように腹横筋と多裂筋，下部が骨盤底筋群で構成されている（図 8-5）。これらの筋はインナーユ

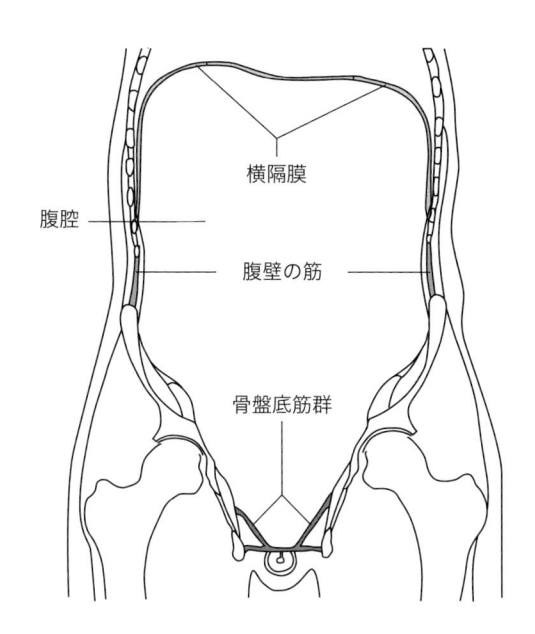

図 8-5 腹腔を構成する筋（インナーユニット）

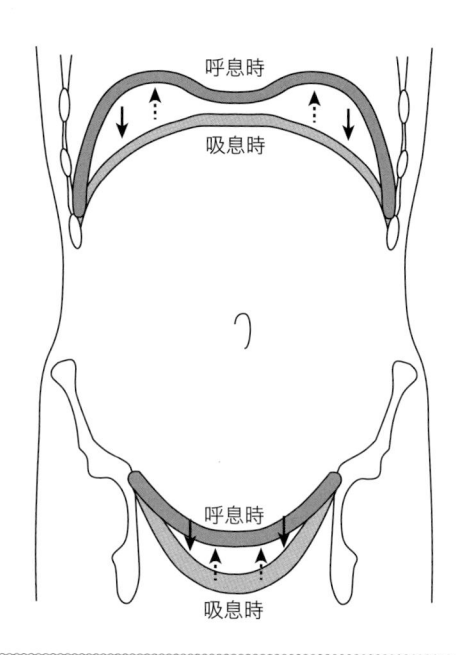

図 8-6 呼吸によるインナーユニットの連動
息を吸うと横隔膜は下がり，腹腔内圧は上昇し，骨盤底筋群は相対的に下方に下がる（→）。息を吐くと横隔膜が元に戻り，腹横筋も収縮し，骨盤底筋群も元の状態に戻る（--▶）。
(Conable B 著：音楽家ならだれでも知っておきたい「からだ」のこと，誠信書房，2001 より引用)

ニットと呼ばれ，脊柱，骨盤，仙腸関節の安定性，腹圧のコントロール，予測的姿勢制御といったはたらきに共同的に作用する。また腹横筋は，内腹斜筋，外腹斜筋，腹直筋と筋連結がある。骨盤底筋群は内閉鎖筋，梨状筋，腸骨筋に筋膜を介して連結しており，股関節の外旋筋群や下肢の内転筋群とも連結して共同的にはたらく。

2.2.3 骨盤底筋群と呼吸

骨盤底筋群を含むインナーユニットは，呼吸によって連動する。吸息時には横隔膜は求心性に収縮して下がり，腹腔内圧は上昇し，骨盤底筋群は遠心性に収縮して相対的に下方に広がる。呼息時は横隔膜が遠心性収縮をして上方に上がり，腹横筋，骨盤底筋群は求心性に収縮し相対的に引き上がる（図 8-6）。

呼吸を利用することで，骨盤底筋群の動きをコントロールすることができ，骨盤底筋群の意識的なエクササイズが可能になる。

呼吸時の腹圧のかかり方が逆になり，呼息時に横隔膜が下がるように呼吸すると，骨盤底筋群を下方に押し出すような力がはたらき，骨盤底筋群に負担が生じることもある。呼吸時のインナーユニットの正しい収縮の仕方を学習することが重要である。

2.2.4 骨盤底筋群とニュートラルポジション

ニュートラルポジション（中間位）は，

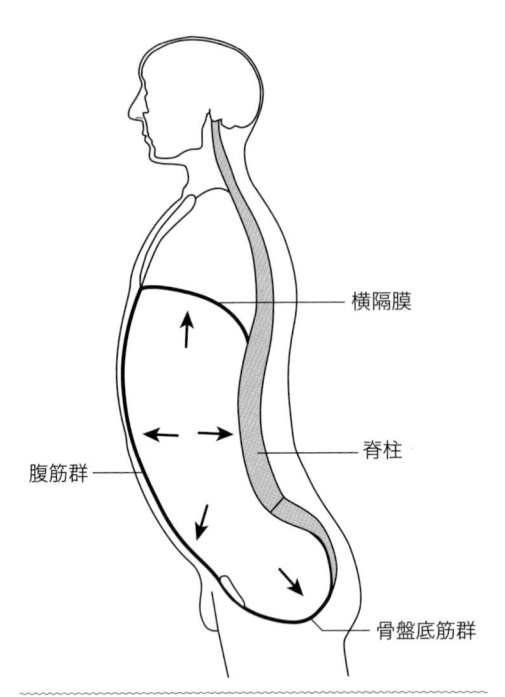

図8-7 腹腔内圧の上昇による脊柱の安定化
（坂井建雄 他監訳：プロメテウス解剖学アトラス 運動器系，医学書院，2011 より引用）

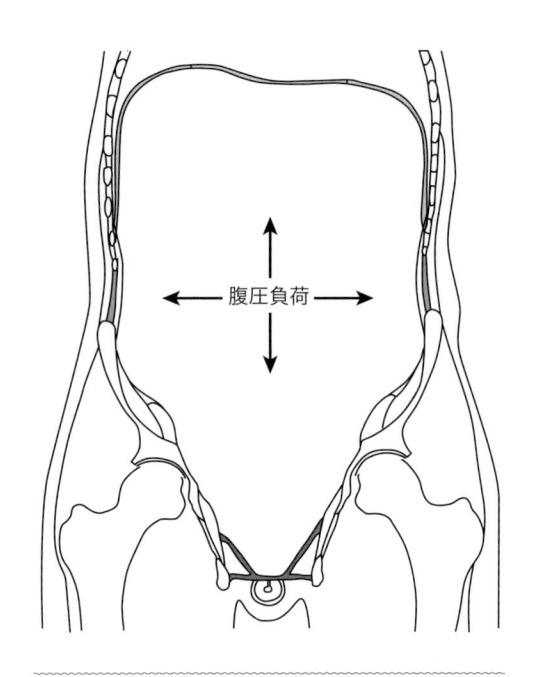

図8-8 骨盤底筋群と横隔膜の緊張による腹腔内圧の上昇

身体のアライメントが本来の位置にある状態である。脊柱や骨盤がニュートラルポジションにあると，筋のバランスも整いやすく，インナーユニットが最もはたらきやすくなる。インナーユニットがはたらきやすくなることで，共同的に骨盤底筋群の収縮も大きくなる。またアライメント的にも，骨盤底筋群が遠心的にコントロールされた状態にある。さらに立位であれば，垂直方向に重心がはたらくことにより一層テンションが保たれた状態になり，より出力しやすい状態となる。

2.2.5 骨盤底筋群と身体軸の伸長

身体軸の伸長を意識することにより，腹腔は横隔膜と骨盤底筋群を引き離す方向にはたらく。インナーユニットが遠心的に収縮し，腹腔内圧が上昇することで，骨盤底筋群はさらにはたらきやすい環境となる（図8-7，8-8）。

2.2.6 骨盤底筋群の弛緩の必要性

妊娠・出産時は骨盤底が緩むことにより問題が生じやすくなるが，過剰に収縮して出力低下が起こることにより問題が生じることも多い。スポーツ選手や，運動を日常的に行っていて腹部の緊張を高めやすい人は，骨盤底筋群も過度に収縮している場合がある。また，骨盤周囲，腰椎下部の可動性の低下を生じている場合も，腰椎や骨盤，股関節の分離した動きが困難となり，筋の伸張性が低下している場合もある。近年，骨盤底筋群を適度に弛緩できないことによる機能不全も問題視されており，「しっかり弛緩してから収縮させる」という骨盤底筋群の収縮の学習が必要なケースもある。

3. 妊娠中，産後の身体的特徴

3.1 妊娠中，産後の典型的な姿勢

妊娠に伴う子宮の大きさの変化から考えてみる（図8-9）。まず，胎児の成長によって子宮が大きくなるにつれて，重心線が前方へと移動するため腰椎の前弯が大きくなり，身体重心をコントロールするための姿勢制御の結果後方重心となる。相対的に胸椎は後弯，骨盤は後傾位になりやすい。腰部は腹筋群の伸張のために筋出力が低下し，かつ後方重心で脊柱起立筋が継続的に緊張した姿勢になる。そのため妊娠後期は腰椎への負担が大きくなり，腰痛を訴える妊婦は多い。また，後方重心により猫背様の姿勢になるため，肩甲骨の可動性，骨盤と股関節の分離した動きも低下し，循環障害による血流障害，廃用による筋力低下も起こりやすくなるため，肩こりや鼠径部などの疼痛が起きやすくなる（図8-10）。

また，児頭の重さが母体の身体重心の位置を変化させ，筋，骨格の左右不均等を生じる場合も多い。姿勢制御については，子宮の重みで股関節制御が出現しづらくなり，足関節制御優位となる。

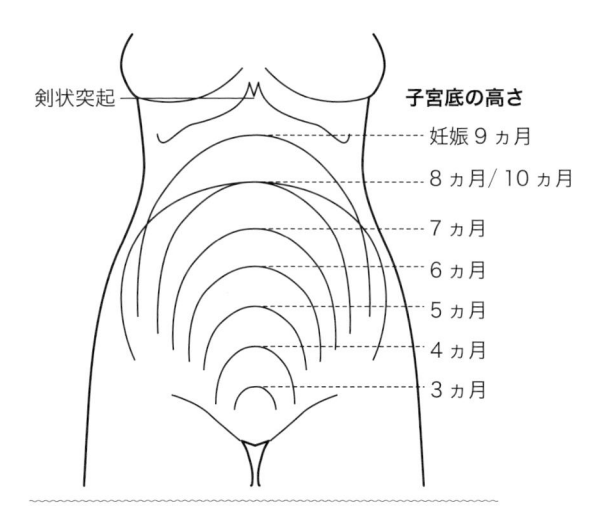

図8-9 妊娠時の子宮の大きさの変化
（病気がみえる vol.10 産科，メディックメディア，2013より引用）

3.2 その他の妊娠，出産に伴う身体の変化と症状

3.2.1 腹直筋離開

子宮の拡大に伴う腹筋の伸張により，腹直筋の筋厚が減少する。白線の部分が伸張

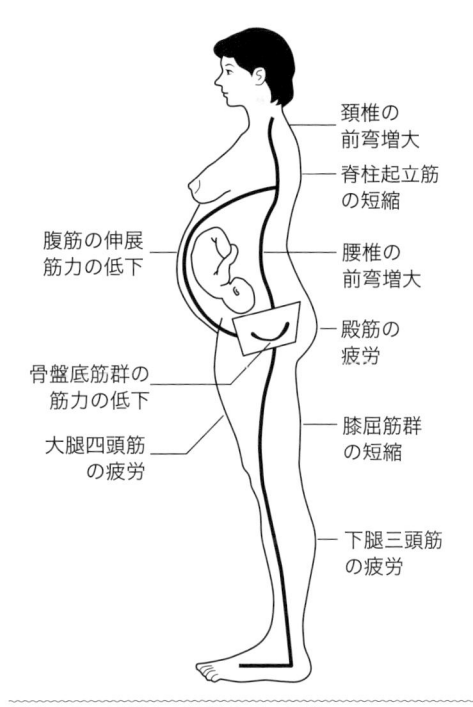

図8-10 妊娠中の姿勢とその影響
（日本助産診断・実践研究会 編著：マタニティ診断ガイドブック，第4版，医学書院，2013より引用）

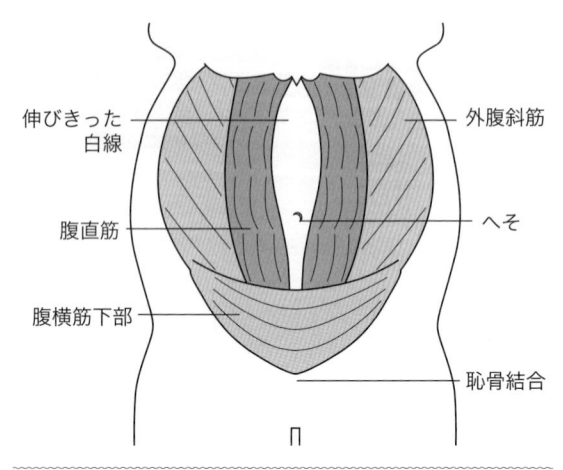

図8-11 腹直筋離開
（シャラン 山内由紀 他訳：妊娠・出産でもっと輝く女性のからだのケアガイド，メディカ出版，2012より引用）

されることにより，腹直筋離開という症状が起こることもある（図8-11）。腹直筋離開がある状態で腹筋のエクササイズなどを行うと，腹圧で内臓が押し出されるような状態になるため，出産後にエクササイズを行う前には腹直筋離開がないかどうかチェックする必要がある。腹直筋離開がある場合は，さらしなどを用いて離開しない状態をつくり，インナーユニットの賦活を促すエクササイズを行う。

◆ 腹直筋離開のチェック法

患者・クライアントに背臥位で膝を立てさせ，息を吐きながら上体を肩のあたりまで起こしてもらう。へその下を軽く押すように触診し，第2関節のあたりまで沈んでしまう状態であれば，腹直筋離開の可能性が高い。

3.2.2　体幹や骨盤の安定性の低下

子宮の拡大に伴い胸郭下部が広がることにより，腹斜筋群が伸張され，出力低下や，内外腹斜筋の出力バランス低下が引き起こされる。また，横隔膜の可動性も低下することにより，体幹と骨盤の連結が保たれにくい状態となる。

さらに，姿勢制御に伴う胸椎後弯，骨盤後傾により，胸郭の可動性や脊柱の長軸方向への伸長が低下し，自動的にインナーユニットがはたらく環境が保たれづらくなる。

3.2.3　仙腸関節痛，恥骨部痛（骨盤輪不安定症）

骨盤輪とは，仙骨と左右の寛骨が仙腸関節と恥骨結合で連結され，構成されるものである。産前，産後の症状として，骨盤輪が不安定になりやすい。妊娠中は胎児の成長や出産に備えてホルモンの作用で骨盤の靭帯が柔らかくなるといわれている。そのために，仙腸関節や恥骨結合に緩みが生じ，疼痛が起こりやすくなる。胎児が大きくなってくる妊娠後期では，後方重心による姿勢制御によって各腰椎の分節的可動性，腰椎と骨盤，骨盤と股関節の分離運動が低下し，協調的な動きが低下すること，股関節周囲の筋出力のバランスが低下することも原因の1つである。

3.2.4　下腿三頭筋の疲労，足部のアーチの低下

後方重心の姿勢制御により下腿三頭筋の筋疲労が起きやすく，こむら返りや循環障害が起きやすくなる。また，体重の増加により足部の底屈モーメントが減少しやすくなる。ホルモンの影響によって靭帯がゆるみ，足部のアーチの低下も起きやすくなる。

4. 産後の姿勢改善のためのエクササイズ

4.1　骨盤 - 股関節の動きのためのエクササイズ

　子宮の拡大のために狭小化した股関節の動きを再教育する。骨盤と股関節の分離した動きを促す。

4.2　骨盤底筋群のエクササイズ

　弛緩した骨盤底筋群の再教育を行う。
　次頁以降のエクササイズを行う前に，まず以下の準備エクササイズを行い，骨盤底筋群の動き，収縮を意識する。

1. 呼吸を利用して骨盤底筋群の準備エクササイズを行う。
   - 横隔膜を動かし，胸郭，腹腔全体を動かすことにより骨盤底筋群が動くことを感じる。
   - 吸息時に骨盤底筋群全体を引き上げるような意識をする。
   - 尿道，膣，肛門を個別に意識して締めるように動かす。
   - 肛門から尿道までを繋げるようにイメージし，さらに骨盤底筋群全体を身体の中に引き込むようなイメージで収縮させる。
2. 臥位，座位，四つ這い位，立位など様々な肢位で1のエクササイズを行う。また，応用的に運動を行いながら意識していく。

4.3　肩甲骨の可動性を促すエクササイズ

　後方重心によって低下しやすい肩甲骨周囲の可動性，肩甲上腕リズムの動きを再教育する。

4.4　胸郭 - 骨盤の安定性のためのエクササイズ

　胸郭下部の拡大，腹部の伸張により低下した体幹の斜めのラインの動きを再教育する。

4.5　脊柱の伸展を促すエクササイズ

　胸椎の伸展の可動性を獲得し，身体の前面を開くことにより姿勢の改善を図る。姿勢維持のため，背部の筋力を向上させる。

4.6　足部のエクササイズ

　体重の増加により負担がかかっていたアーチの筋を再教育する。下肢と足底の連動した動きを獲得する。

骨盤 - 股関節の動きのためのエクササイズ 1

ペルビッククロック

骨盤のニュートラルポジション，後傾，前傾の動きを促す。股関節と骨盤の分離，骨盤のコントロールのための腰背部，腹部の深層筋群の賦活になる。

方　法

❶ 背臥位で膝を立て，下腹部に両手を置く。骨盤をニュートラルポジションにする。
❷ 骨盤を後傾する。
❸ 骨盤を前傾する。

腹部の遠心性のコントロールを意識する

坐骨を伸ばすイメージ

❶

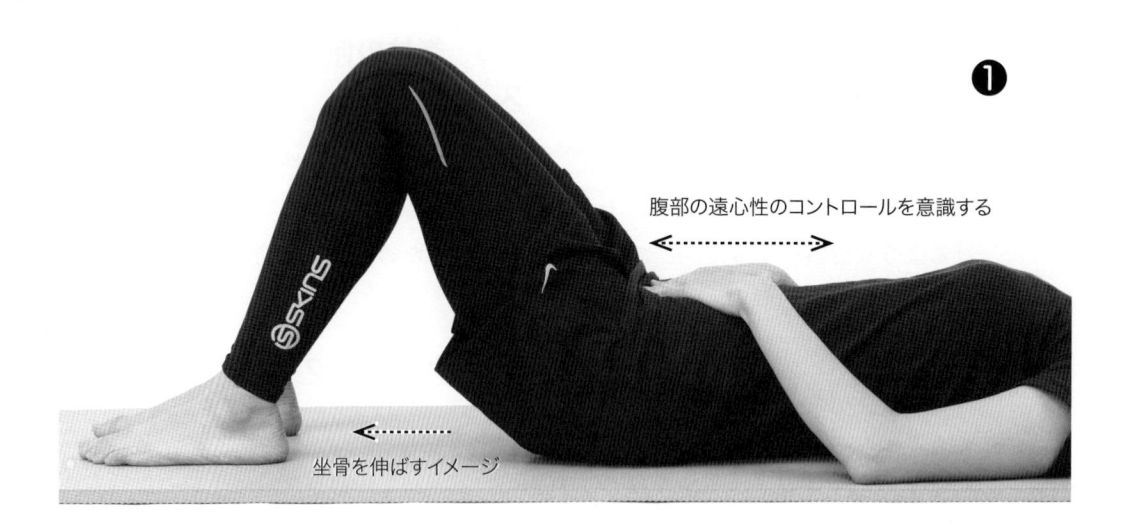

図内の矢印の説明
　──→：実際の動きの方向，……▷：イメージする動きの方向を示す。

エクササイズの回数
Pilates は基本的に 5 回繰り返すといっているが，クライアントの持久力を考慮し，また運動学習の視点から，個々に決定する必要がある。

> **ポイント**

- ❶では，坐骨を伸ばすようにイメージする。腹部の遠心性のコントロールも意識する。
- ❷，❸では下肢の力は使わない。殿筋や腹直筋ではなく，腹部の奥の筋を使うように意識する。
- ❷は尾骨を遠くから巻き込むイメージで行う。
- ❸は恥骨を体から遠ざけるイメージで行う。

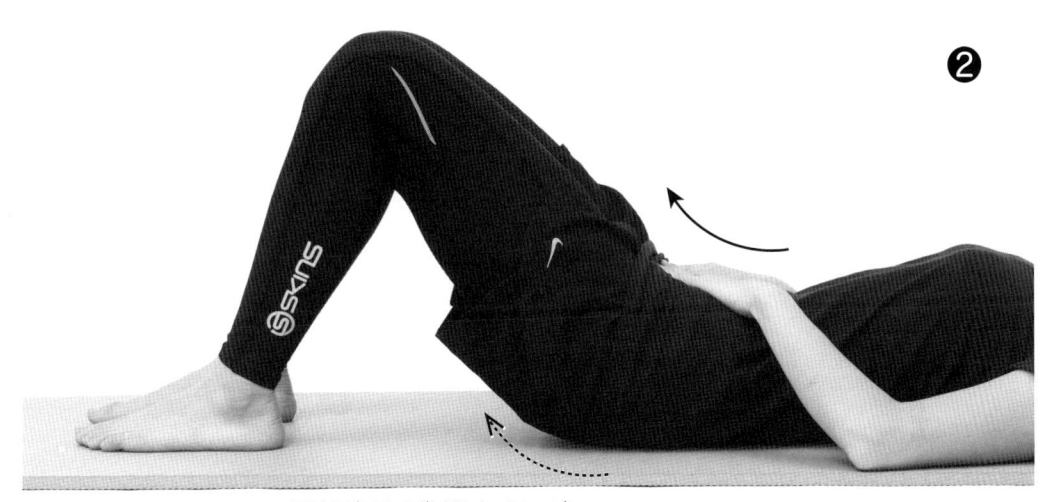

❷

尾骨を遠くから巻き込むイメージ

❸

恥骨を体から遠ざけるイメージ

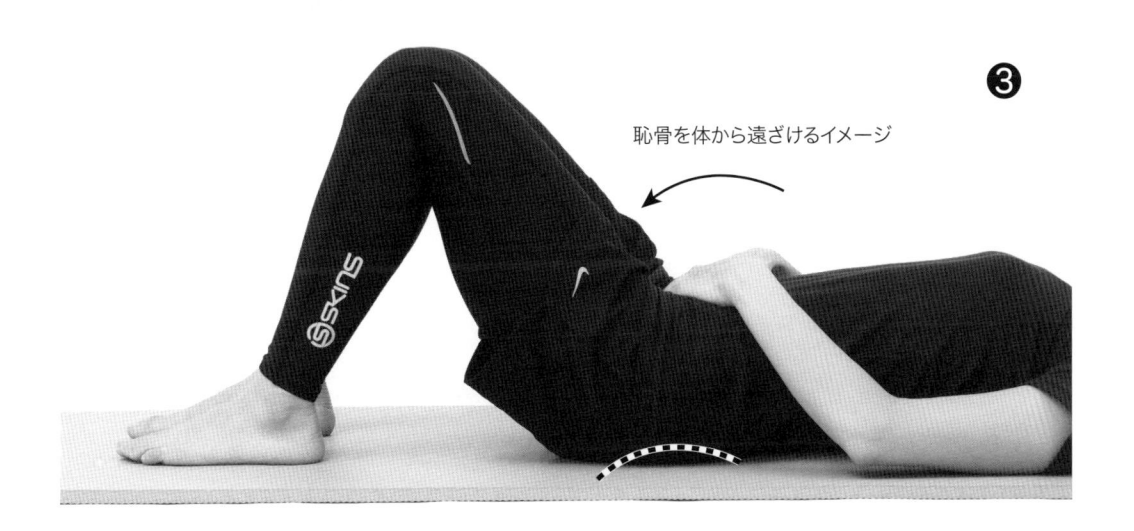

骨盤 - 股関節の動きのためのエクササイズ 2
フィーマーアークス

股関節と骨盤の分離を促す。矢状面の動きが安定したら，多面的な動作へ応用していく。

方 法

1. 背臥位で膝を立てる。
2. 息を吸いながら，片側の股関節を屈曲していく。
3. 骨盤が動かない範囲で最大に屈曲したら，ゆっくり❶のポジションに戻る。反対側でも同様に行う。

ポイント

- ❶では，頭頂と坐骨を遠くに伸ばすようイメージする。
- ❷で股関節を屈曲する時に，骨盤を動かさないように安定させる。
- 脚を挙げることよりも，骨盤の中を股関節が動く感じを意識する。

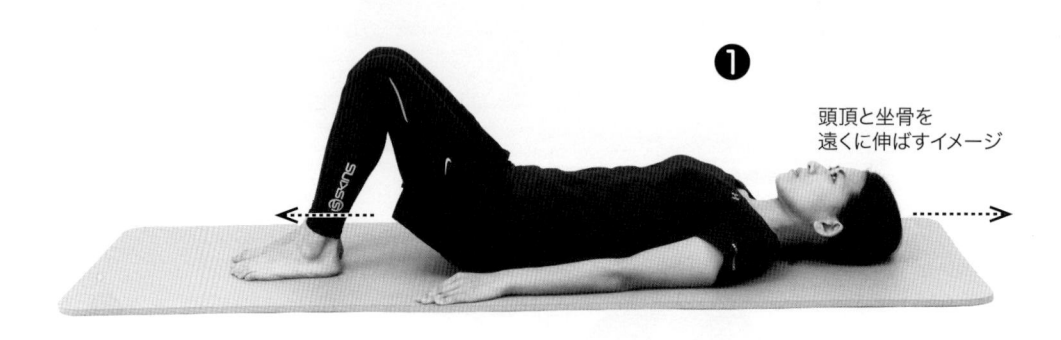

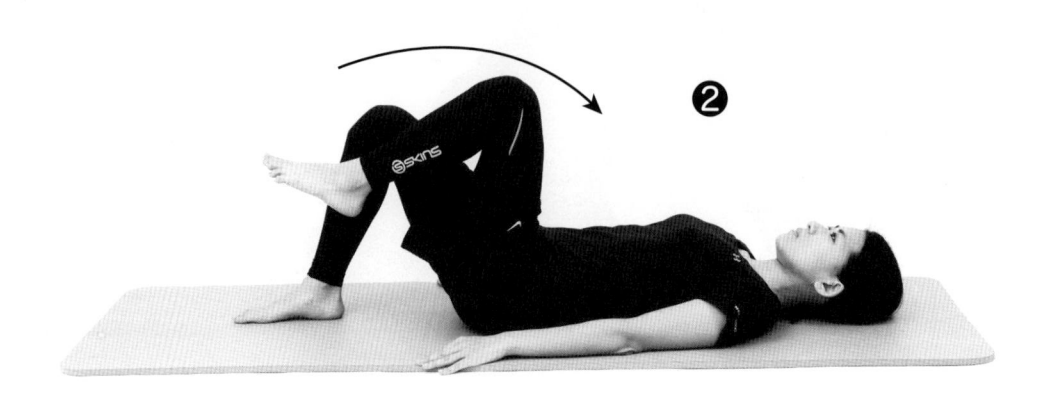

❶ 頭頂と坐骨を遠くに伸ばすイメージ

❷

骨盤 - 股関節の動きのためのエクササイズ 3

クラム

　側臥位をとることにより，ニュートラルポジションでの安定性に負荷をかける。さらに，重力により深層の股関節の外旋筋の活動を促通する。

方法

❶ 側臥位になり，膝を屈曲する。
❷ 足部と骨盤を固定したまま，息を吸いながら，上側の膝を開くように上へ持ち上げる。
❸ 骨盤が動かない範囲で最大に開いたら，❶のポジションに戻る。反対側でも同様に行う。

ポイント

・エクササイズの間，頭頂と坐骨を遠くに伸ばすイメージを持ち続ける。
・手を骨盤に当てると，骨盤が動かないことを確認しやすい。
・❷では，膝から開くのではなく，股関節から開くように意識する。

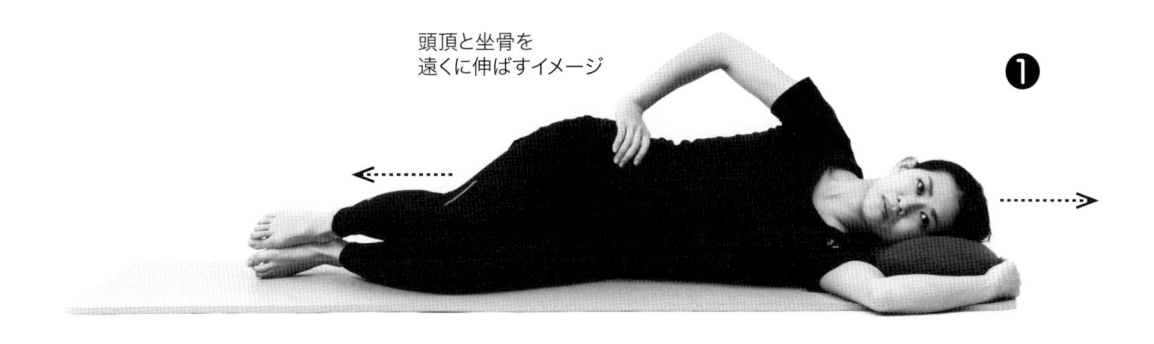

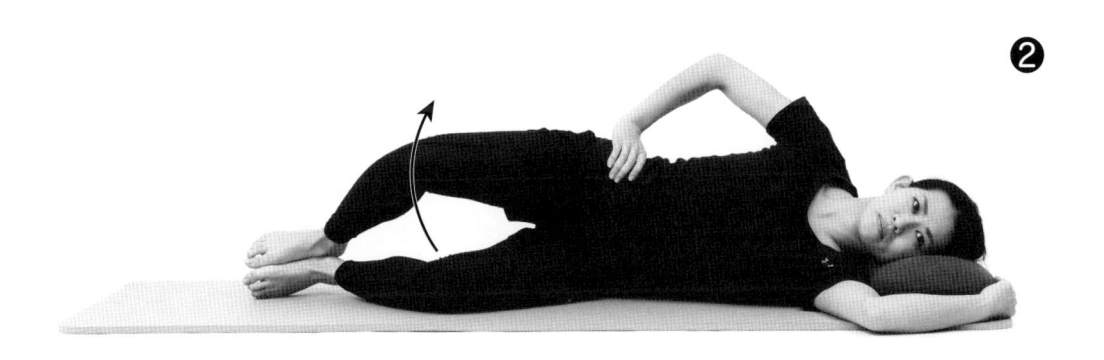

頭頂と坐骨を遠くに伸ばすイメージ

❶

❷

骨盤-股関節の動きのためのエクササイズ4
ベントニーフォールアウト

　ニュートラルポジションでの体幹の安定性，骨盤と股関節の分離を促す。さらに，骨盤底筋群の遠心性のコントロール，股関節内転筋群と外旋筋群の協調性を向上させる。

方法

❶ 背臥位で膝を立てる。
❷ 息を吸いながら，片脚を外側に倒していく。坐骨の遠心性のコントロールを意識する。
❸ 脚の動きをコントロールしながら45°の角度まで倒したら，❶のポジションに戻る。
❹ 反対側でも同様に行う。

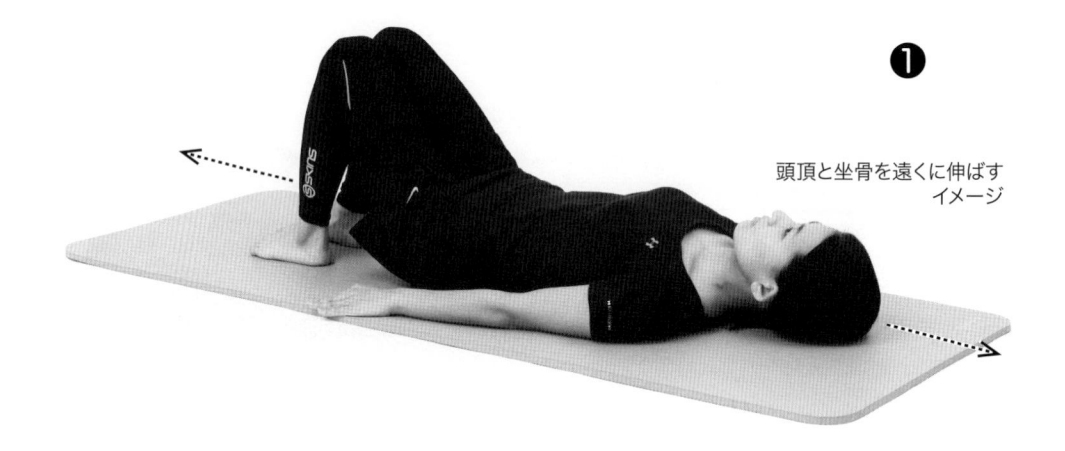

❶
頭頂と坐骨を遠くに伸ばすイメージ

VIII. ウィメンズヘルスとピラティスアプローチ

ポイント

- ❶では頭頂と坐骨を遠くに伸ばすようイメージする。
- ❷の動かさないほうの脚は，踵，膝，坐骨をつなげるようにイメージして安定させる。
- 動かす脚につられて骨盤と体幹がぐらつかないように意識する。
- 足，膝ではなく，股関節から動かすように意識する。

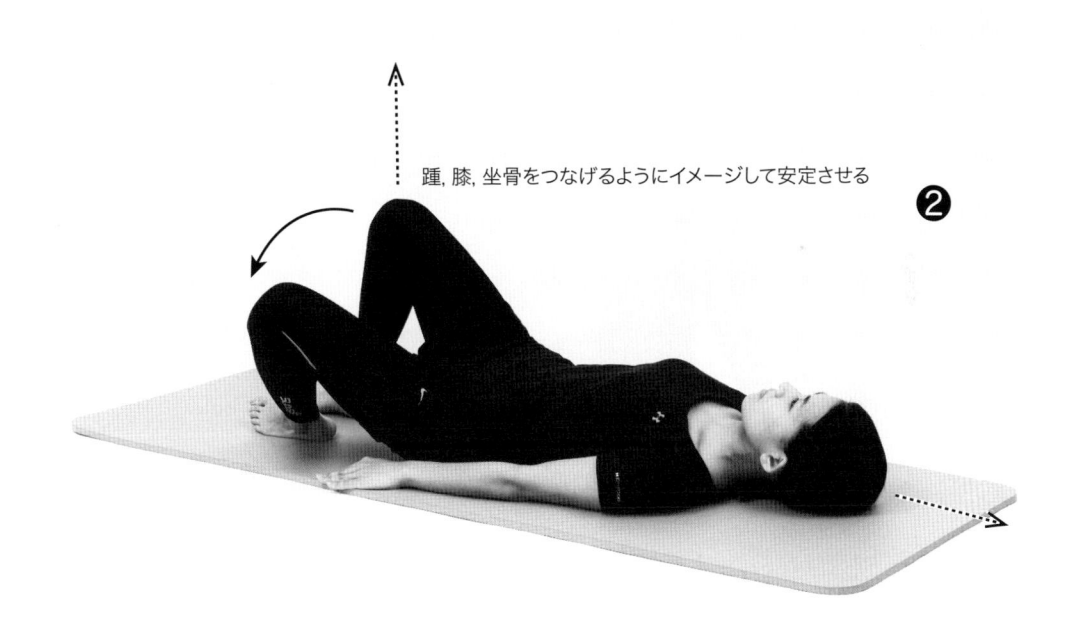

踵, 膝, 坐骨をつなげるようにイメージして安定させる ❷

骨盤底筋群のエクササイズ 1

ブリッジング

方法

❶ 背臥位になり，膝を立てる。
❷ 息を吸い，吐きながら骨盤を持ち上げていく。

ポイント

・❶の時は，頭頂と坐骨を遠くへ伸ばすようにイメージし，軸の伸長を促す。
・息を吐きながら骨盤を持ち上げていく時に，骨盤底筋群を柔らかく腹部に引き込むように，または下腹部を上方へ引き上げるように意識する。その時に，首や肩に力が入りすぎないように注意し，上体は肩甲骨の間で支持する。
・膝を遠くに伸ばすようにイメージすることで，軸の伸長を保つ

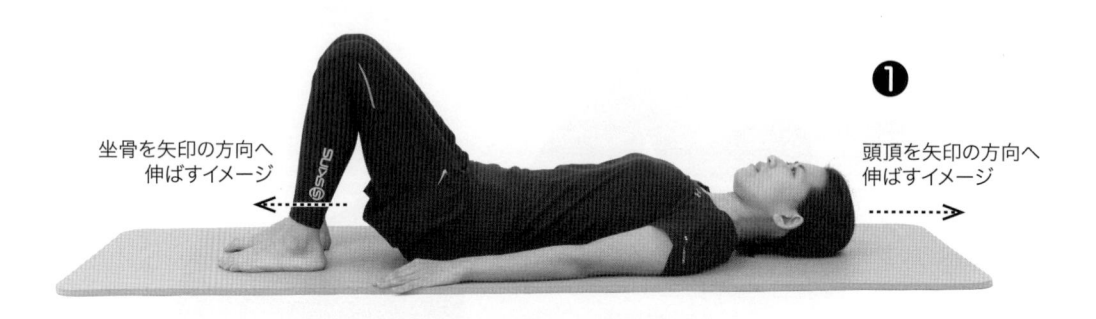

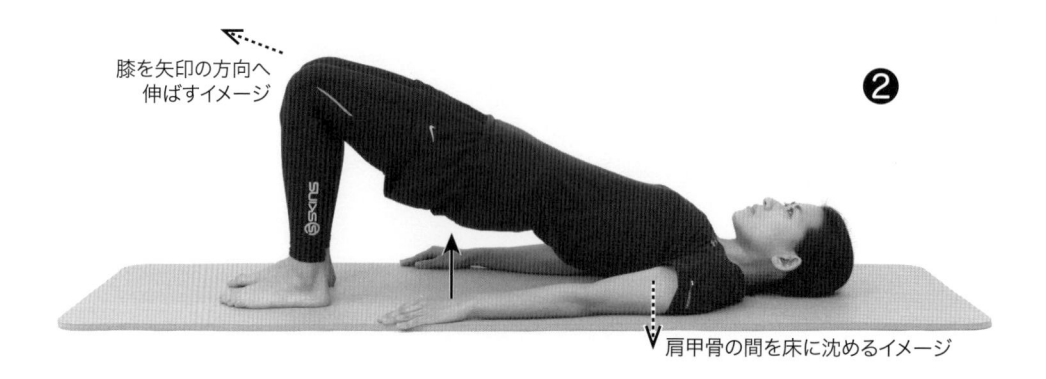

❶
坐骨を矢印の方向へ伸ばすイメージ
頭頂を矢印の方向へ伸ばすイメージ

❷
膝を矢印の方向へ伸ばすイメージ
肩甲骨の間を床に沈めるイメージ

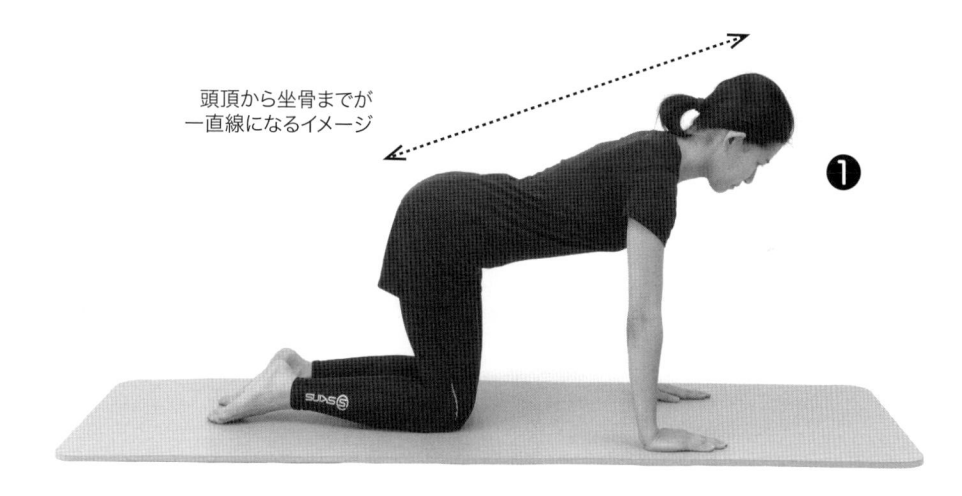

骨盤底筋群のエクササイズ 2

キャット＆カウ

方 法

❶ 四つ這い位になり，脊柱をニュートラルポジションにする。
❷ 息を吸い，吐きながら脊柱全体で大きな弧を描くように背中を丸めていく。
❸ その後，息を吸いながら，脊柱全体で伸展していき，❶のポジションに戻る。

ポイント

- ❶では，頭頂から坐骨までが一直線になるようイメージする。
- ❷では，頭頂から尾骨の先までがきれいな弧になるようイメージする。
- ❸で元の姿勢に戻る際には，骨盤底筋群の遠心性収縮を意識する。

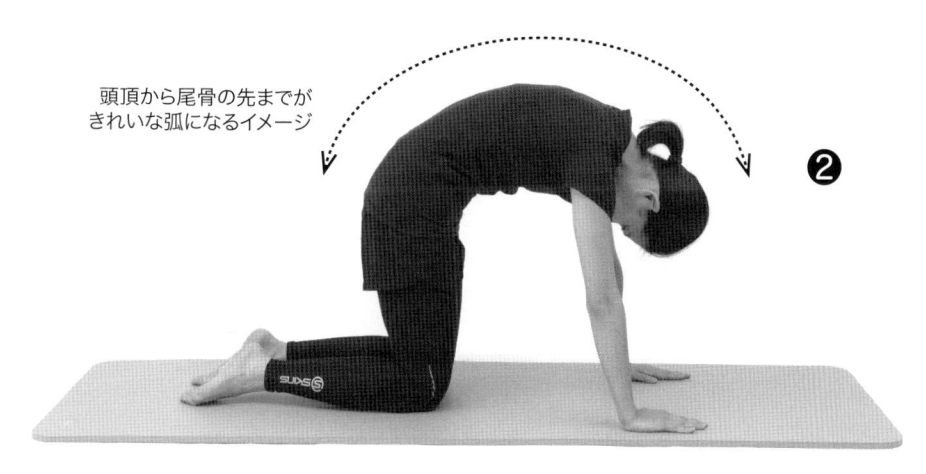

頭頂から坐骨までが一直線になるイメージ ❶

頭頂から尾骨の先まできれいな弧になるイメージ ❷

骨盤底筋群のエクササイズ3

スクワット

> **方　法**

❶ 立位で，両足を肩幅に開き，支えになるものにつかまる．安定している場合は，手を腰に置く．
❷ 息を吸いながら，股関節と膝関節を90°くらいまで屈曲させていく．
❸ 息を吐きながら，徐々に立ち上がっていき，❶のポジションに戻る．

頭頂がすっと引き上げられるようなイメージ

❶

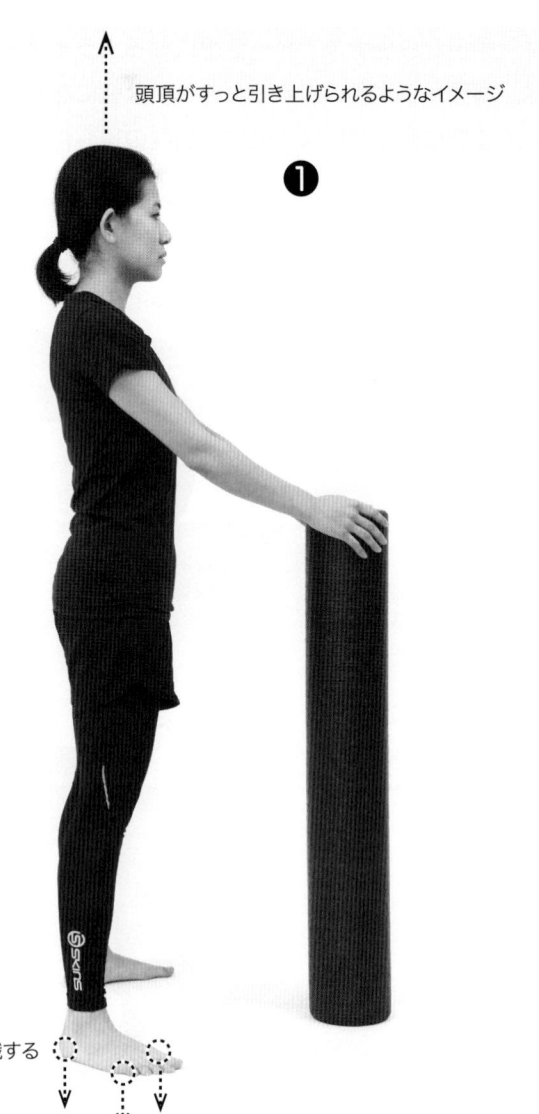

踵，母趾球，小趾球の3点で立つよう意識する

VIII．ウィメンズヘルスとピラティスアプローチ

> **ポイント**

- ❶では，踵，母趾球，小趾球の3点で立つように意識する。足部の上に膝，股関節，骨盤，胸郭，頭部が積み上がり，頭頂がすっと引き上げられるようなイメージで立つ。
- ❷で屈曲する時は，尾骨と坐骨の動きを意識しながら，頭頂と坐骨で引っ張り合うようイメージする。また，股関節の屈曲と，骨盤底筋群とハムストリングの遠心性収縮を意識する。
- ❸で立ち上がっていく時は，骨盤底筋群を体の中に優しく引き込むように意識する。

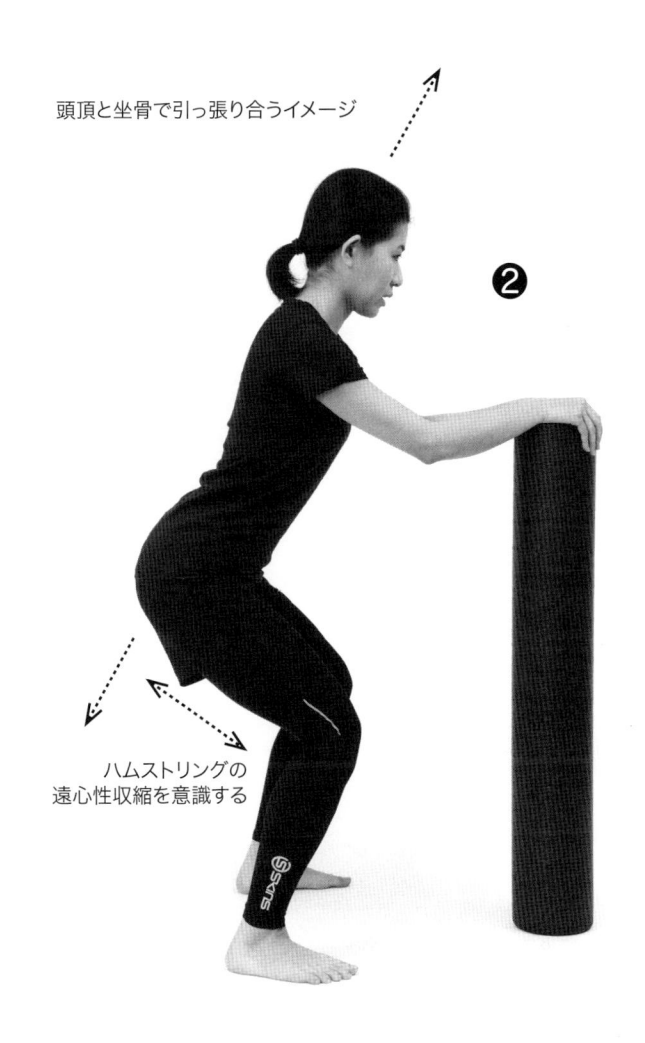

頭頂と坐骨で引っ張り合うイメージ

❷

ハムストリングの
遠心性収縮を意識する

肩甲骨の可動性を促すエクササイズ 1

チェストオープナー

上肢全体の動きも伴いながら，肩甲帯，胸郭の可動性の向上を促す。

方 法

❶ 背臥位になり，頭部を両手で支える。
❷ 息を吸いながら，胸を開くように両肘を開く。
　息を吐きながら，背部をリリースするように❶のポジションへ戻る。
❸ 次に側臥位になり，頭部の後ろで両手を組む。
❹ 息を吸いながら，上側の上肢を開いていき，それとともに頭頸部を回旋していく。
❺ 反対側でも同様に行う。

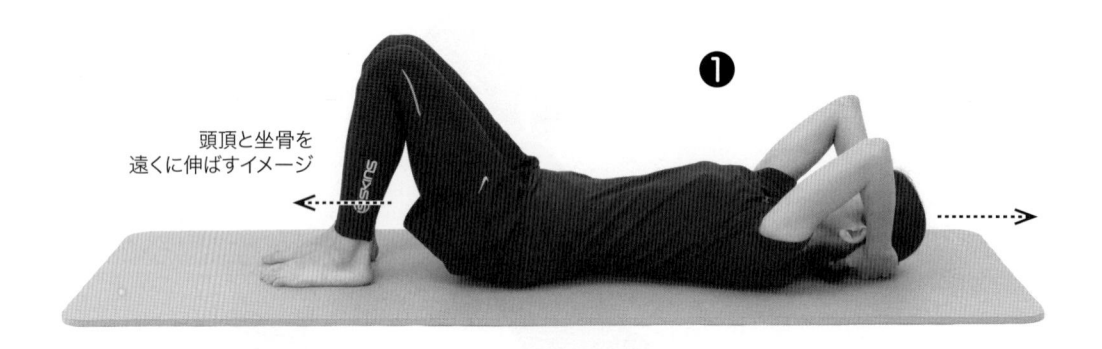

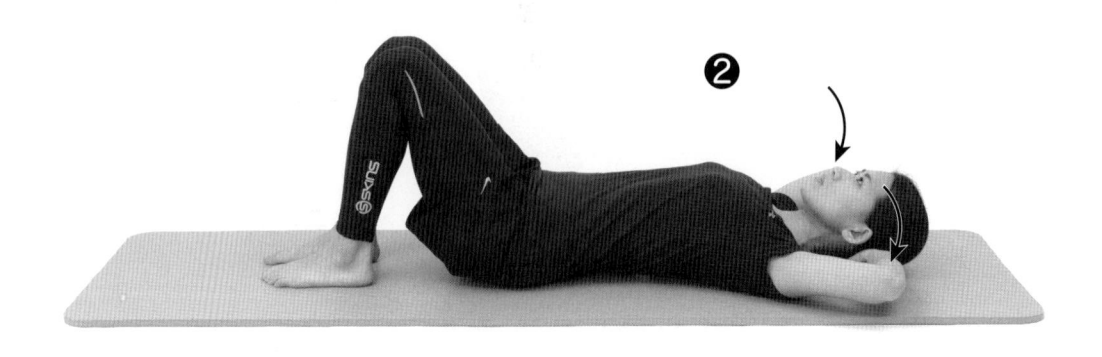

頭頂と坐骨を
遠くに伸ばすイメージ

> **ポイント**

- ❶，❸では，頭頂と坐骨を遠くに伸ばすイメージを持つ．
- ❹では，骨盤は動かさないようにし，脊柱の回旋を伴いながら胸を開いていく．視線は肘を追うようにする．

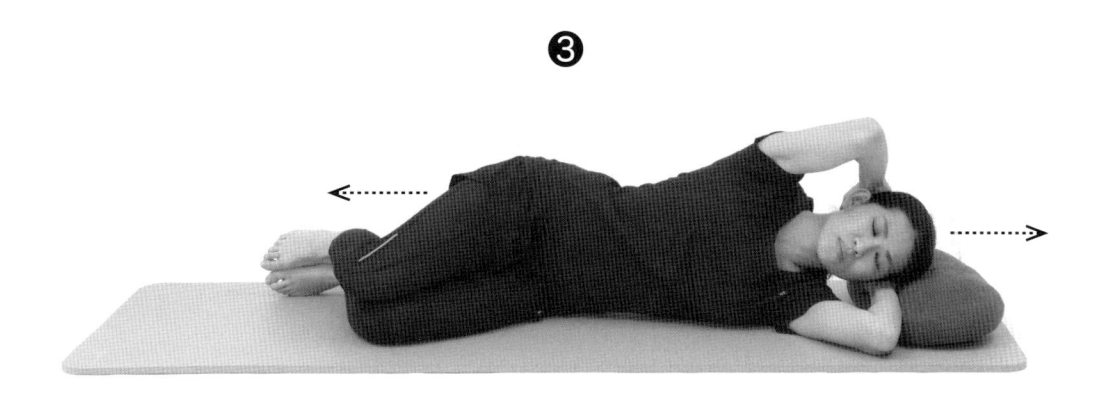

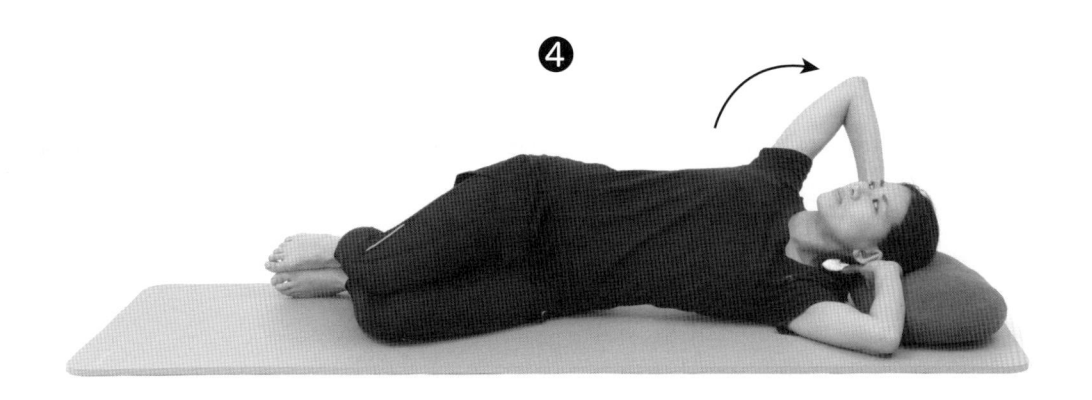

肩甲骨の可動性を促すエクササイズ2
ブックオープニングス

肩甲胸郭関節の可動性と胸椎の回旋を促す。

方 法

❶ 側臥位で，上側の上肢を上に伸ばす。
❷ 息を吸いながら胸を開いていく。
❸ 反対側でも同様に行う。

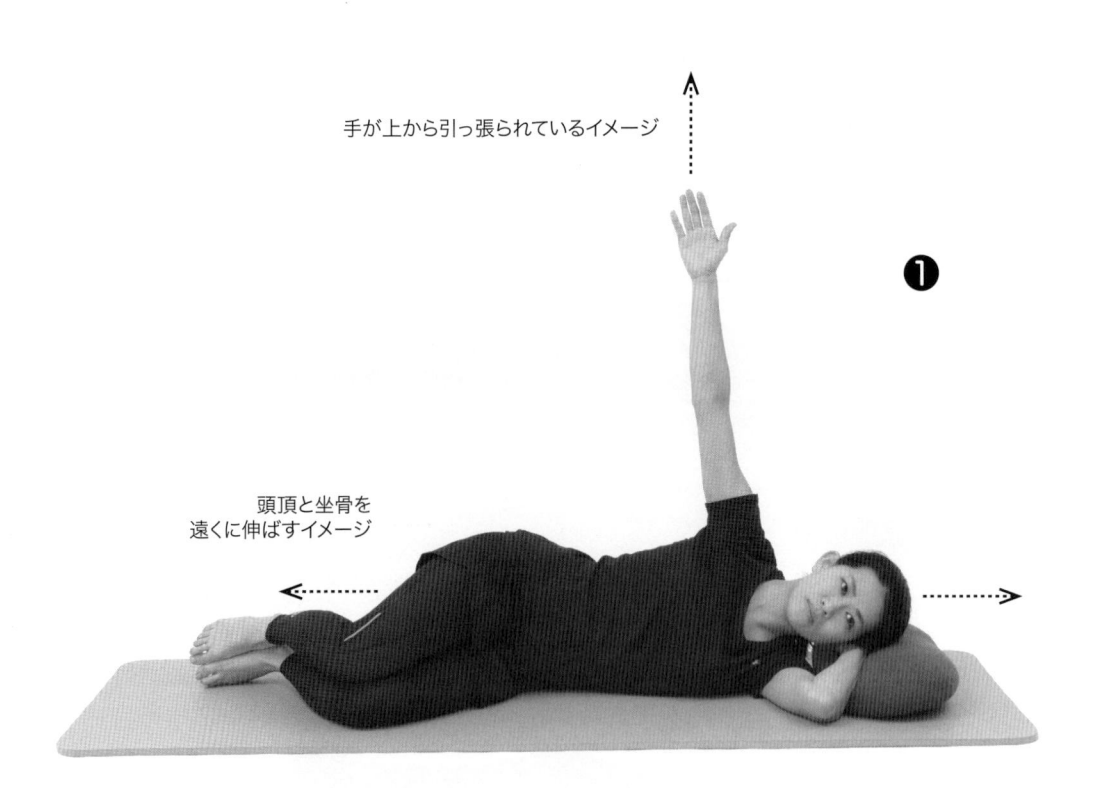

手が上から引っ張られているイメージ

❶

頭頂と坐骨を
遠くに伸ばすイメージ

ポイント

- エクササイズの間，頭頂と坐骨を遠くに伸ばすイメージを持ち続ける。
- 骨盤が動かないように意識する。
- ❶では，上に伸ばした上肢が上から引っ張られているようにイメージし，指先までしっかり伸ばすようにする。
- ❷で胸を開いていく時，視線は手を追うようにする。

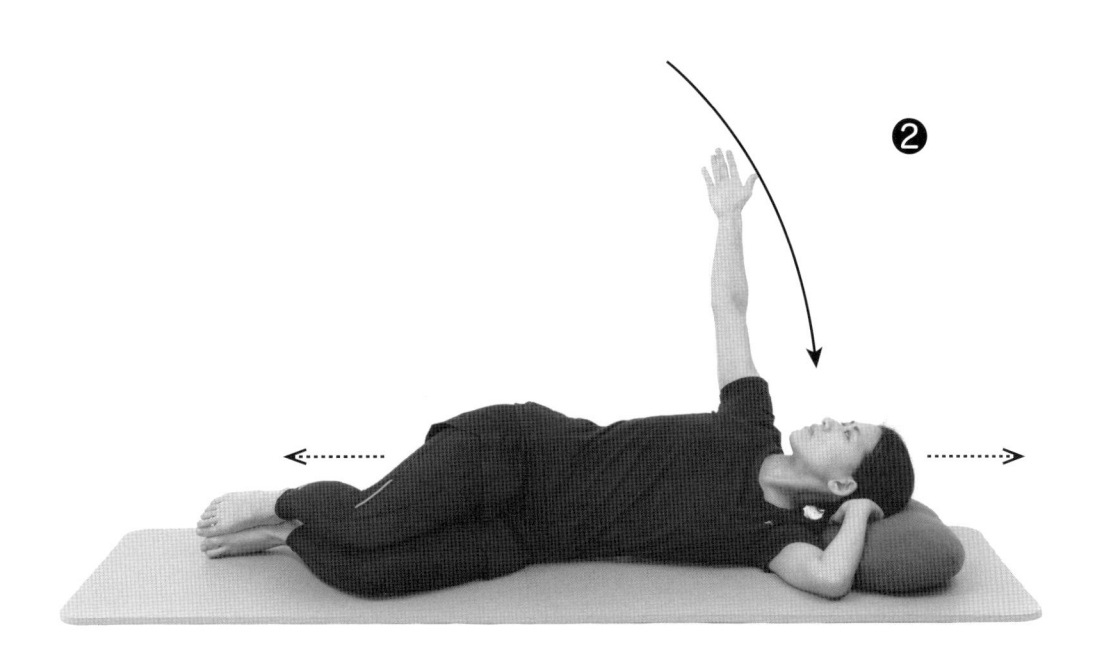

肩甲骨の可動性を促すエクササイズ3
肩甲骨の突き出しと引き込み

肩甲骨の外転と内転の動きを促すエクササイズである。

方 法

❶ 膝立ち位で，両手を前に挙げる．息を吸いながら手を遠くに伸ばし，肩甲骨を外転させる．
❷ 息を吐きながら，肩甲胸郭関節から動きを促し，肩甲骨を内転させる．

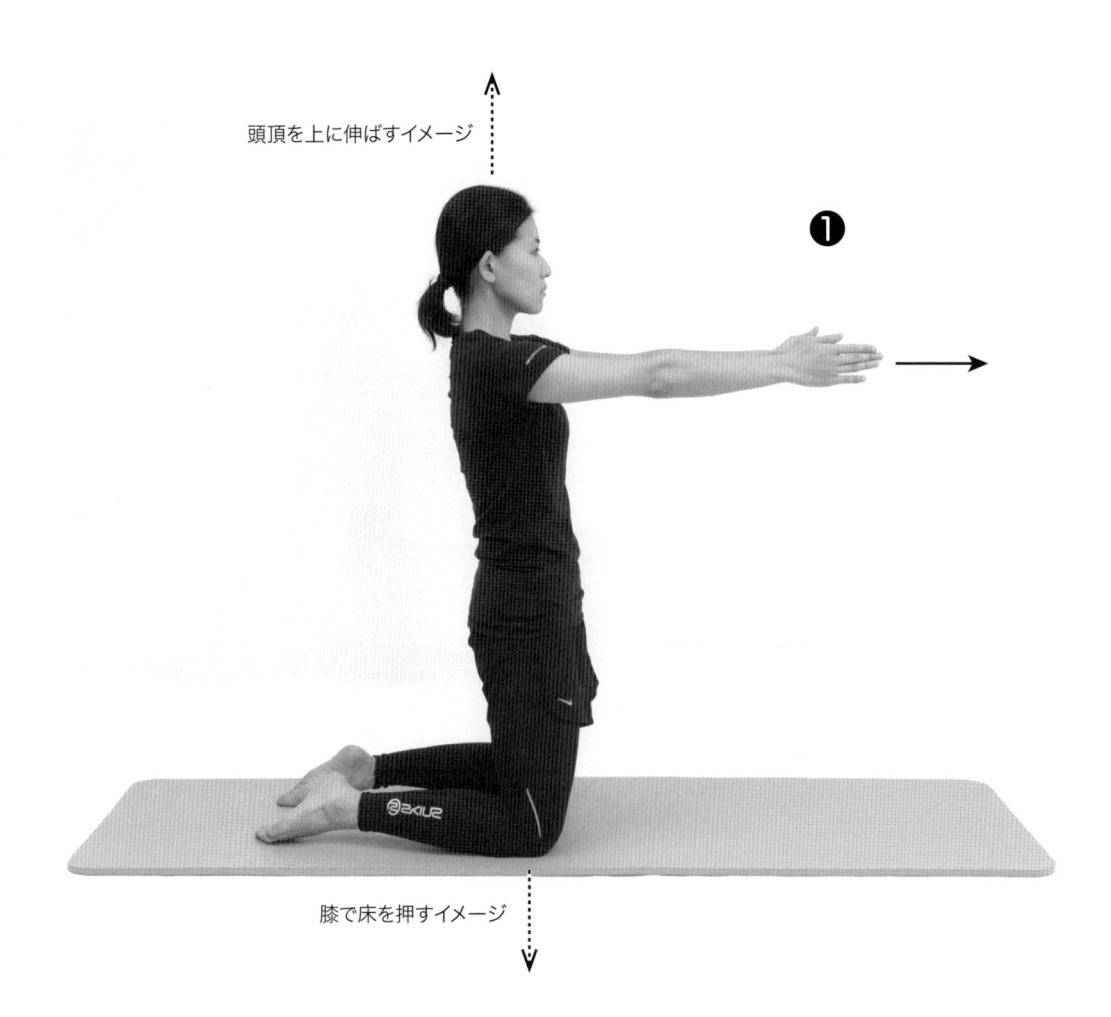

頭頂を上に伸ばすイメージ

❶

膝で床を押すイメージ

VIII．ウィメンズヘルスとピラティスアプローチ

> **ポイント**

- 最初は背部のフィードバックがある背臥位で行い，段階的に膝立ち位，立位へと進める。
- 頭頂は上に伸ばし，膝は床を押すイメージで行う。
- 体幹は動かさず，胸郭の上を肩甲骨が滑るようなイメージで，肩甲骨をしっかり動かす。

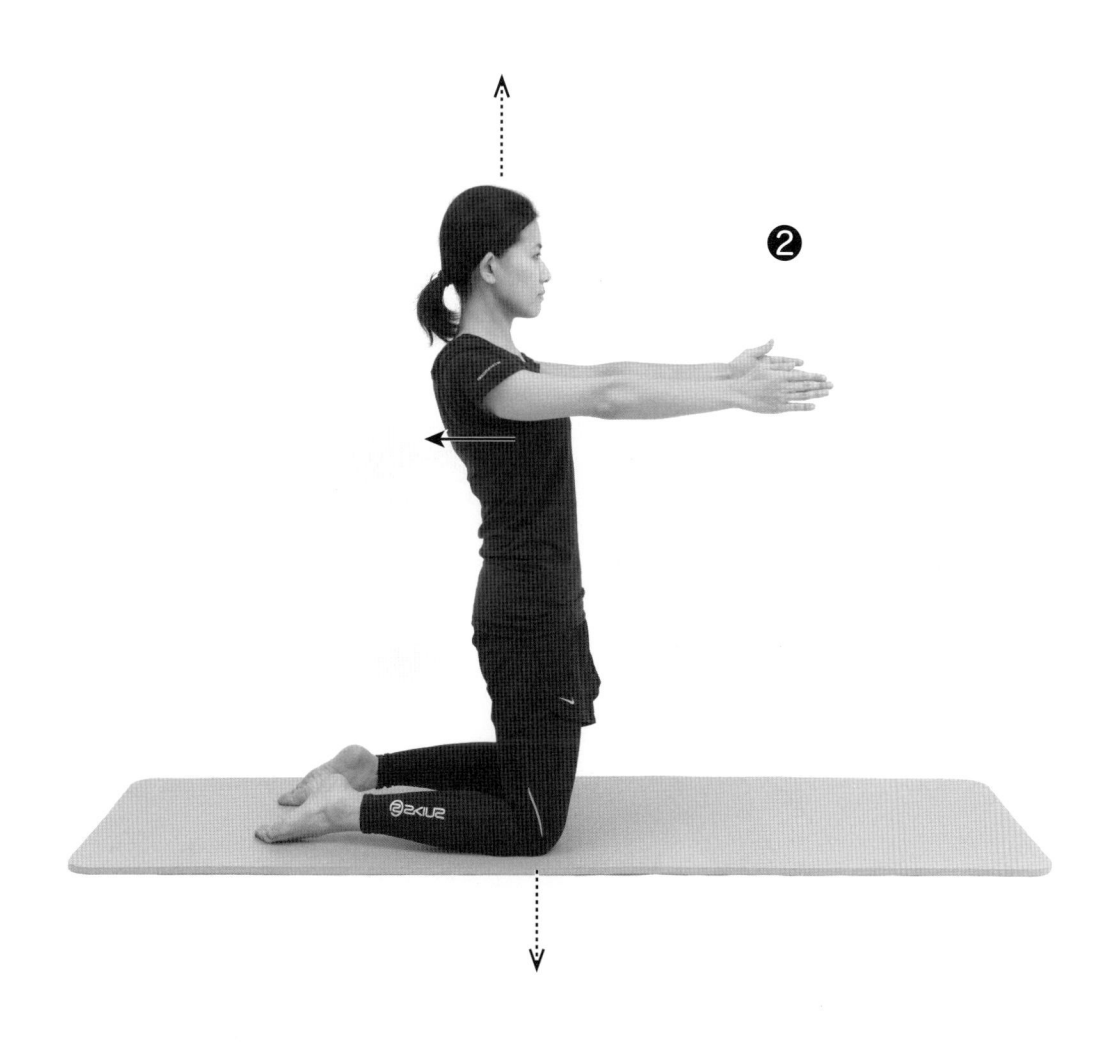

❷

189

胸郭 - 骨盤の安定性のためのエクササイズ 1

サイドトゥサイド

胸郭と骨盤を安定させながら体幹の回旋を行う。脊柱の回旋時の分節的な動きを促す。

方法

❶ 背臥位で膝を立て，骨盤が正中位になるようにし，両膝の間をしっかり閉じる。
❷ 息を吸いながら，骨盤を回旋させ，膝を片側に倒していく。
❸ 反対側にも同様に行う。

ポイント

・エクササイズの間，頭頂と坐骨を遠くに伸ばすイメージを持ち続ける。
・膝と足部は固定し，骨盤と胸郭の連結を保ちながら胸腰椎移行部，腰椎の回旋を促していく。

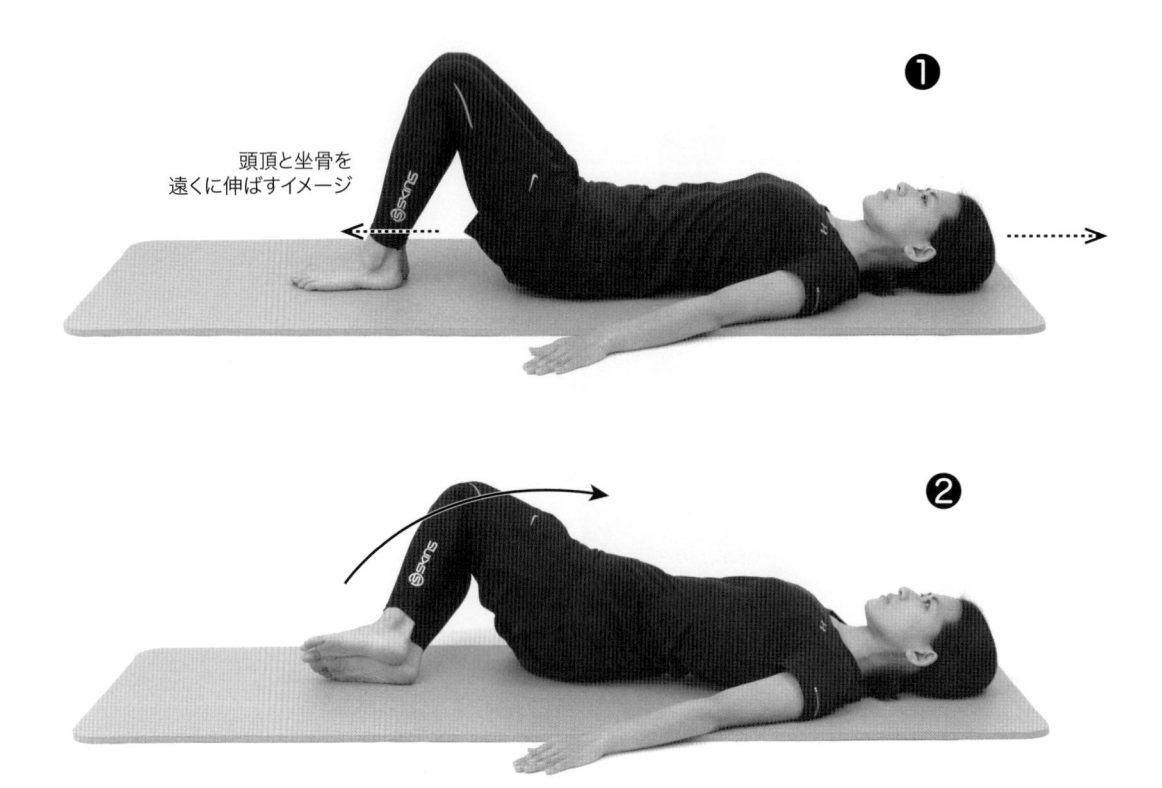

❶
頭頂と坐骨を
遠くに伸ばすイメージ

❷

胸郭 - 骨盤の安定性のためのエクササイズ 2
クリスクロス

胸椎の可動性の向上，腹斜筋群の活動を促す。動作の中で安定性の向上も促す。

方 法

❶ 背臥位で膝を立て，頭部を手でサポートしながら，胸椎を屈曲する。
❷ 息を吸い，吐きながら，体幹を片側に回旋させ，同時に反対側の下肢を持ち上げ，対側の上肢と下肢を近づけるようにする。
❸ ❶のポジションに戻り，反対側にも同様に行う。

ポイント

・エクササイズの間，頭頂と坐骨を遠くに伸ばすイメージを持ち続ける。
・体側を長く使うようにイメージする。
・背部，頚部は遠心性収縮でリリースを促す。

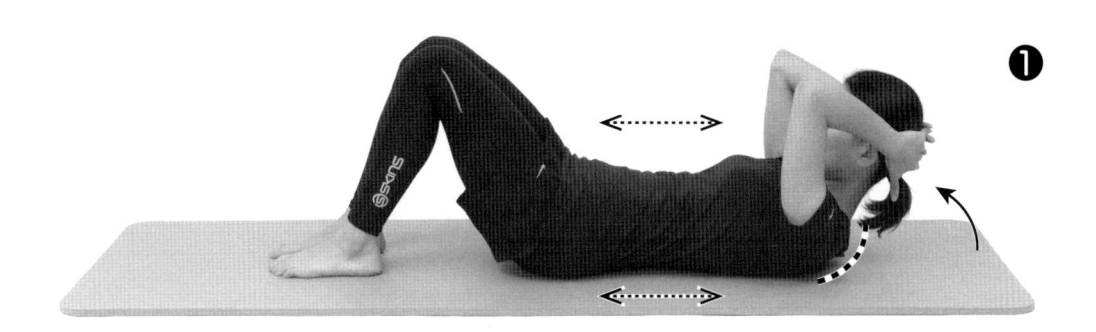

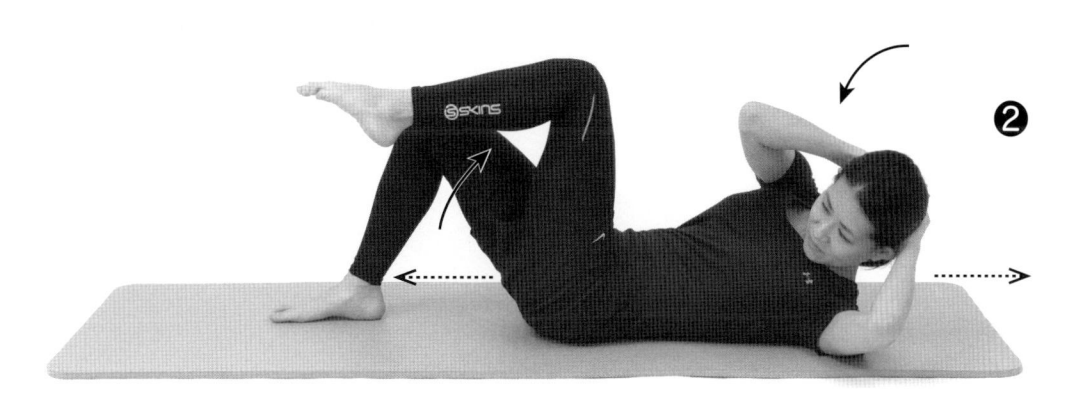

胸郭-骨盤の安定性のためのエクササイズ3

マーメイド

胸郭の可動性と脊柱の回旋を促す。また，息を吸いながら側屈動作を行うことで，呼吸により胸郭の動きを促通する。

方法

1. 胡座（あぐら）になり，両側の坐骨が座面に垂直になるようにする。胸の前を開くように意識し，上肢は体側に楽に下ろす。
2. 片手で床を軽く押し，息を吸いながら，反対側の上肢で大きく弧を描くように側屈する。吸った息は伸ばした側の脇腹に入れるようにする。
3. 上肢でボールを抱えるように体幹を回旋させる。
4. 反対側でも同様に行う。

ポイント

・エクササイズの間，頭頂を上に伸ばし，坐骨で床を押すイメージを持ち続ける。

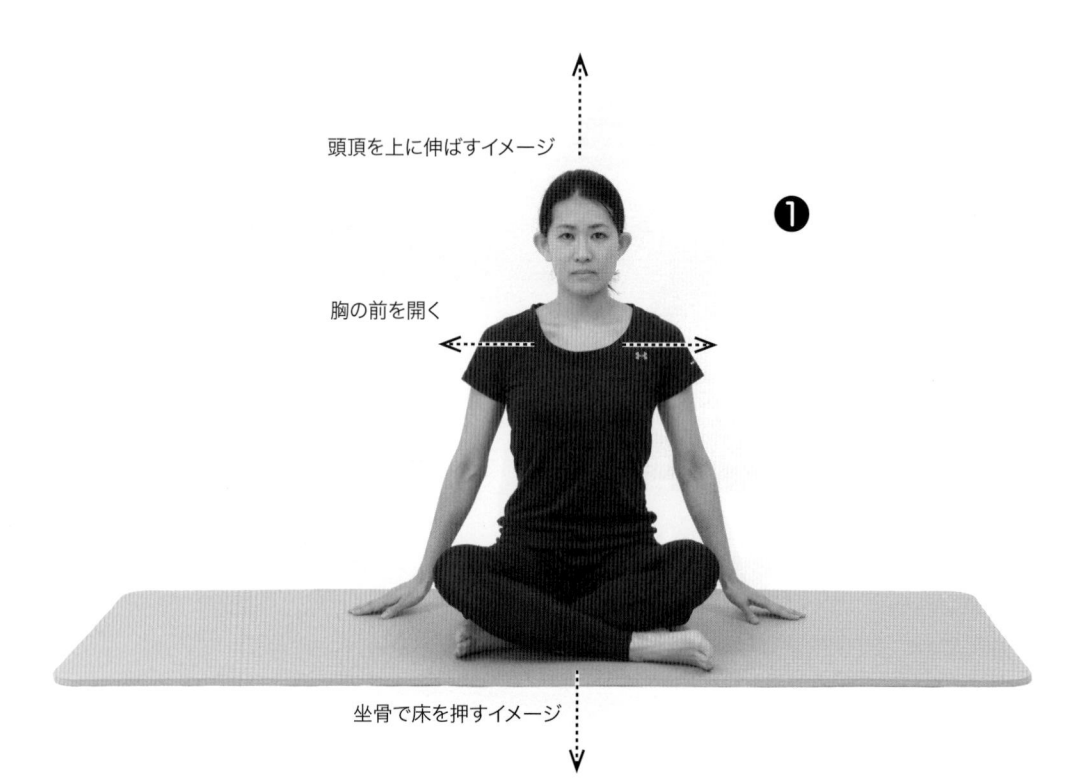

頭頂を上に伸ばすイメージ

❶

胸の前を開く

坐骨で床を押すイメージ

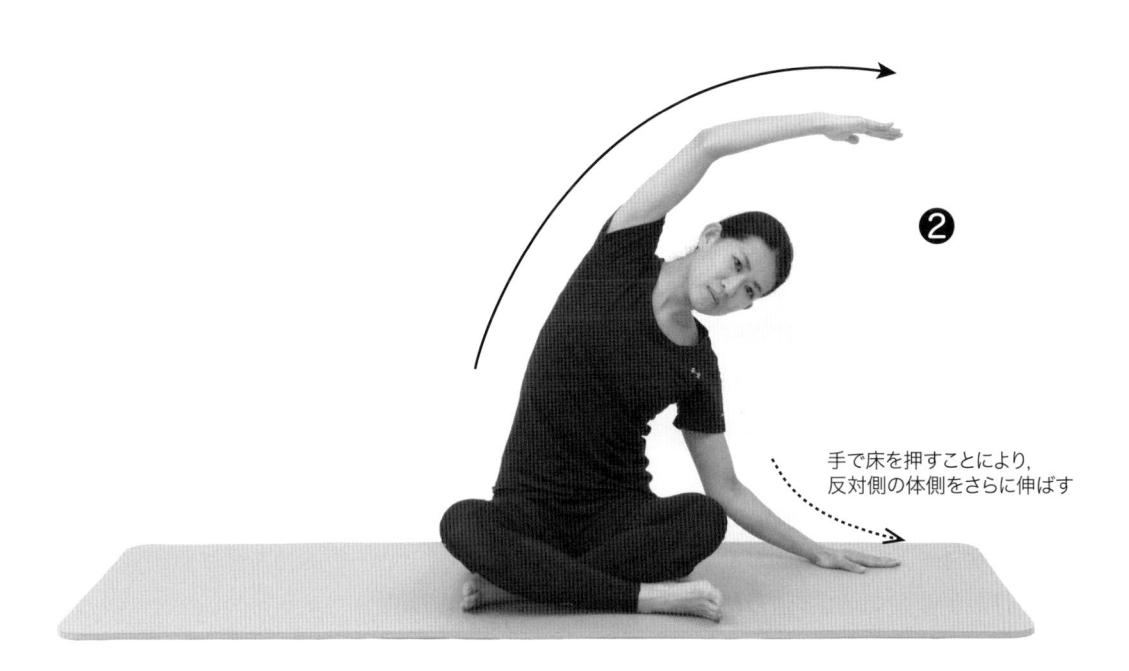

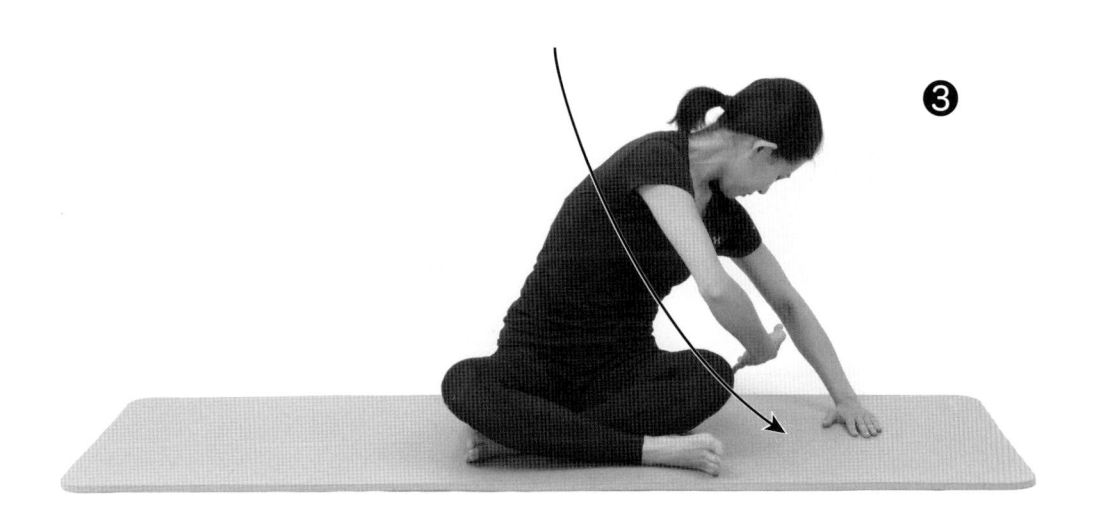

VIII．ウィメンズヘルスとピラティスアプローチ

❷

手で床を押すことにより，
反対側の体側をさらに伸ばす

❸

胸郭 - 骨盤の安定性のためのエクササイズ 4

ソウ

　積極的な回旋動作を行う。多方面の動きを用いることで，矢状面の動きも促す。より不安定な座位姿勢になることで，骨盤の安定性，ハムストリングの柔軟性も促す。

方　法

❶ 床に座って開脚し，坐骨で床を押すようにする。両手を側方に挙げる。
❷ 脊柱をまっすぐに保つよう意識しながら，体幹を片側に回旋させる。
❸ 回旋方向の足に反対側の手で触れるよう，屈曲する。
❹ ゆっくりと❶のポジションに戻り，反対側へも同様に行う。

ポイント

・エクササイズの間，頭頂は上に伸ばし，坐骨は床を押すイメージを持ち続ける。
・挙げた手は長く伸ばすようにイメージする。

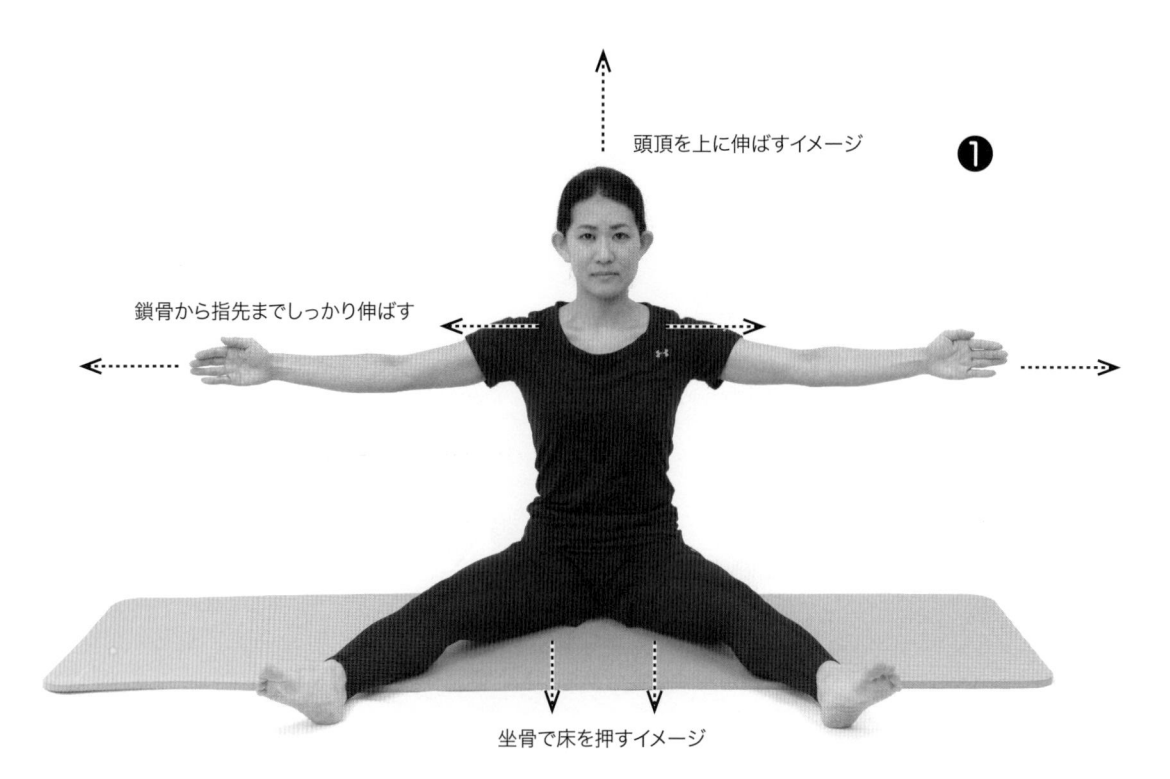

❶
頭頂を上に伸ばすイメージ
鎖骨から指先までしっかり伸ばす
坐骨で床を押すイメージ

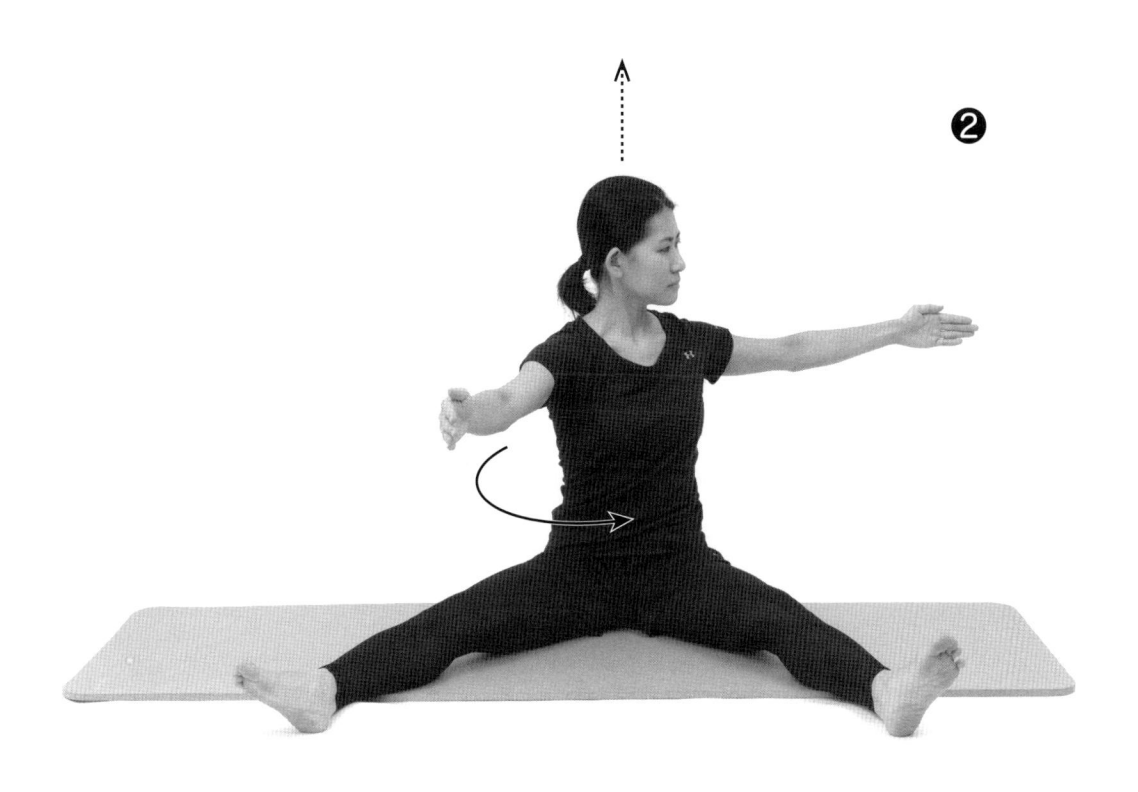

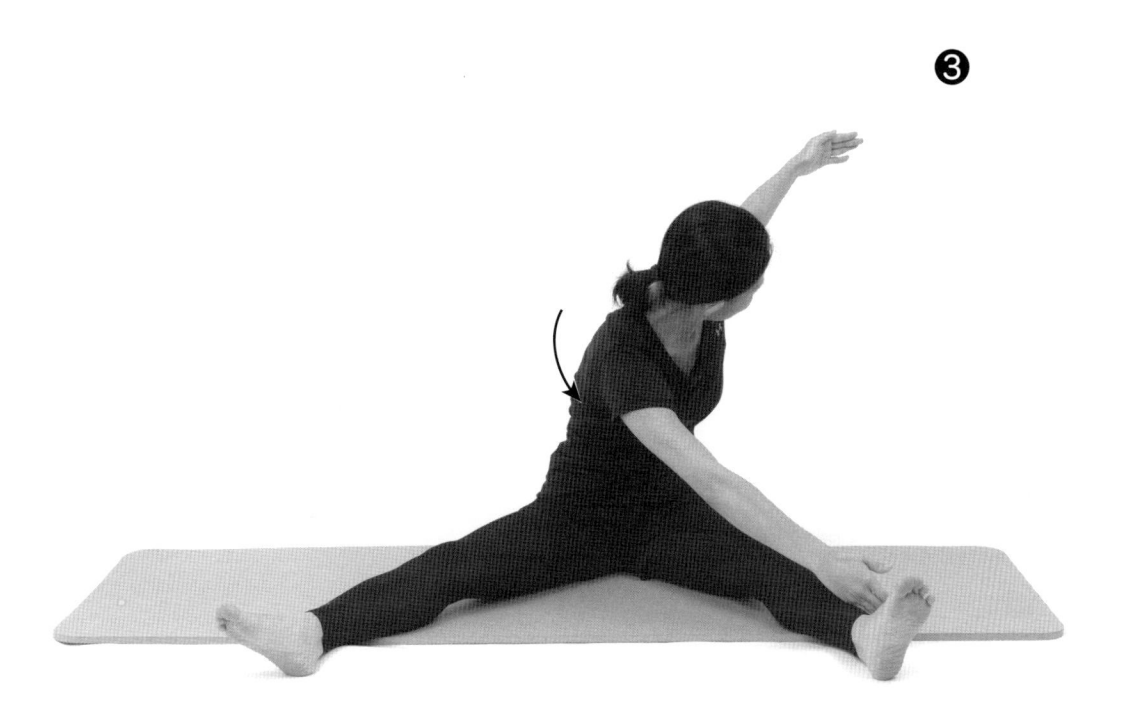

VIII. ウィメンズヘルスとピラティスアプローチ

❷

❸

195

脊柱の伸展を促すエクササイズ 1

スワン

　胸椎の伸展，胸腰椎移行部の伸展方向への分節的な動きを促す。また，腹部の遠心性コントロールも促していく。

方　法

❶ 背臥位で上体を胸まで起こし，顔の下で両手を重ねる。
❷ 上体を上肢で支えながら，胸椎を伸展させる。
❸ 肘を曲げた状態で両上肢を体側に置き，上体を支える。
❹ 上肢の力を利用しながら，胸椎，腰椎を伸展させていく。

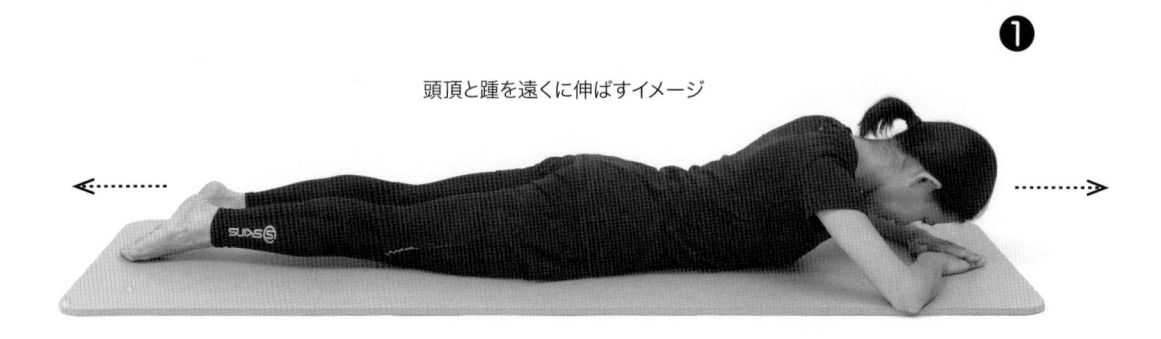

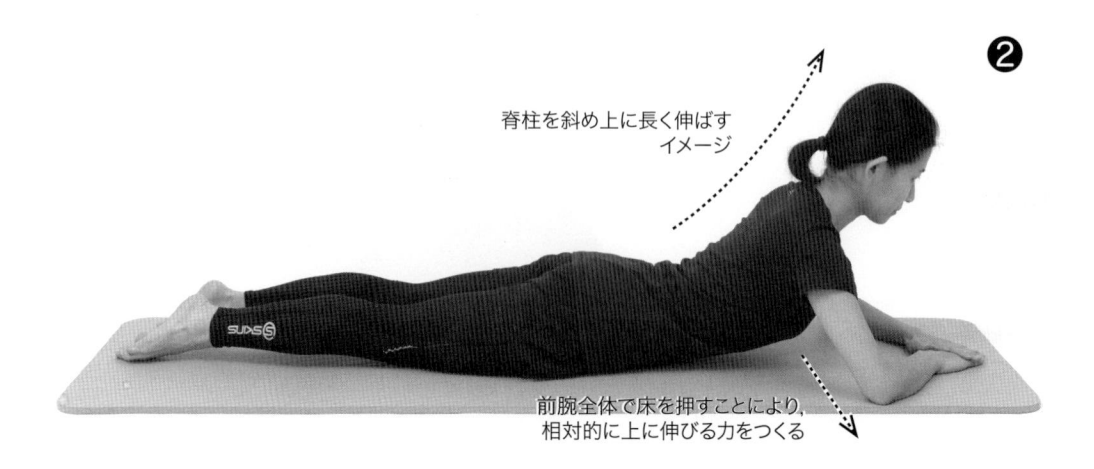

❶
頭頂と踵を遠くに伸ばすイメージ

❷
脊柱を斜め上に長く伸ばすイメージ

前腕全体で床を押すことにより，相対的に上に伸びる力をつくる

VIII. ウィメンズヘルスとピラティスアプローチ

> **ポイント**

- ❶と❸では，頭頂と踵を遠くに伸ばし，軸の伸長を促す。
- ❷と❹では，脊柱を斜め上に長く伸ばすイメージで，頭頂から頚部，胸部と順番に伸展していく。
- 視線は脊柱の動きに合わせて自然に前方に向ける。

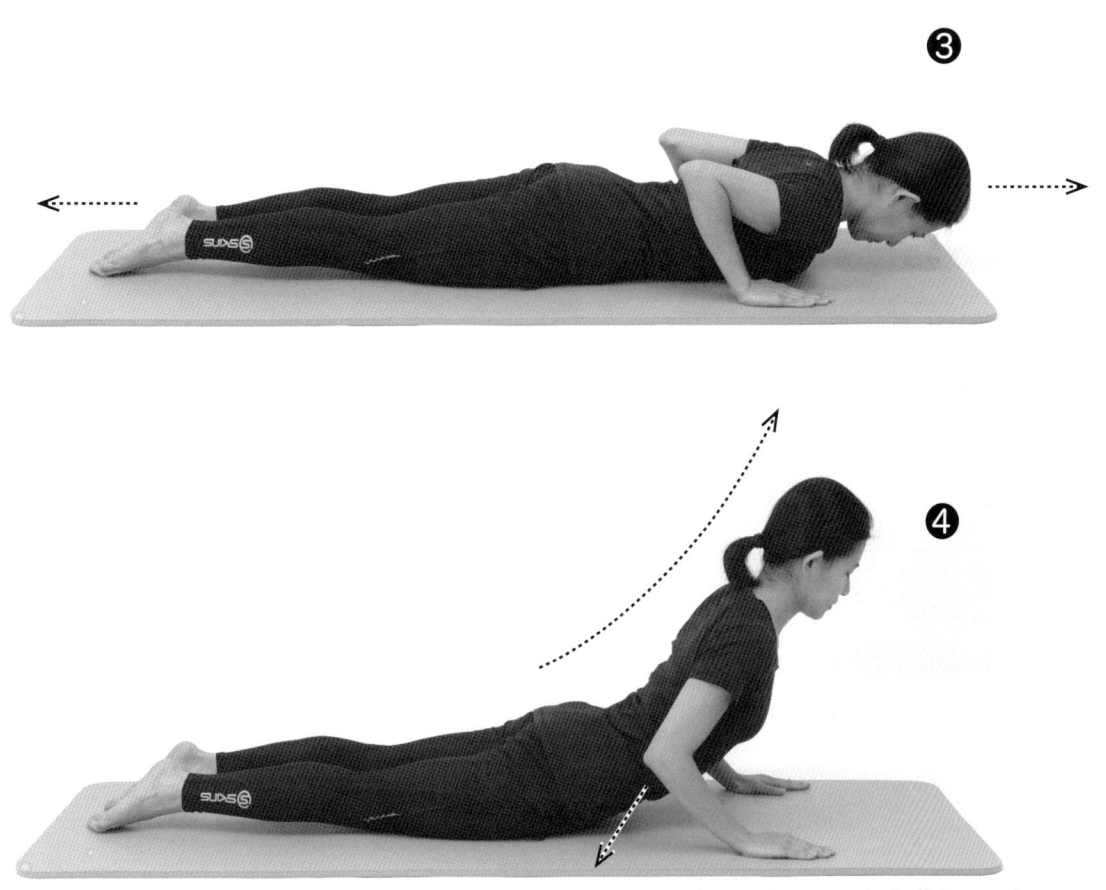

❸

❹

肘を下に押し下げるようにしながら伸展していく

脊柱の伸展を促すエクササイズ2

ダート

方法

❶ 背臥位になり，殿部の後ろで両手でタオルを持つ。
❷ 息を吸い，胸部の前を広げながら，胸椎を伸展させていく。

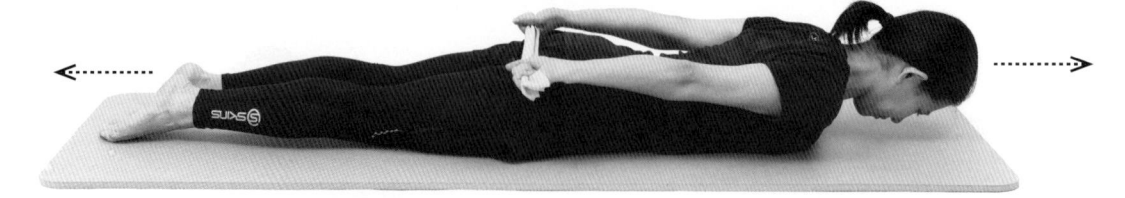

頭頂と踵を遠くへ伸ばすイメージ

❶

VIII．ウィメンズヘルスとピラティスアプローチ

> **ポイント**

- ❶でタオルを持つ時に，肩甲骨が寄りすぎないように注意する。
- 頭頂と踵を遠くへ伸ばすようにイメージして，軸の伸長を促す。
- ❷では，肩関節の前を開くことを意識し，脊柱を上に長く伸ばすイメージで，胸椎を伸展させていく。
- 呼吸は，胸の前に吸気を入れるように意識する。
- 視線は，脊柱の動きに合わせて自然に前方に向ける。

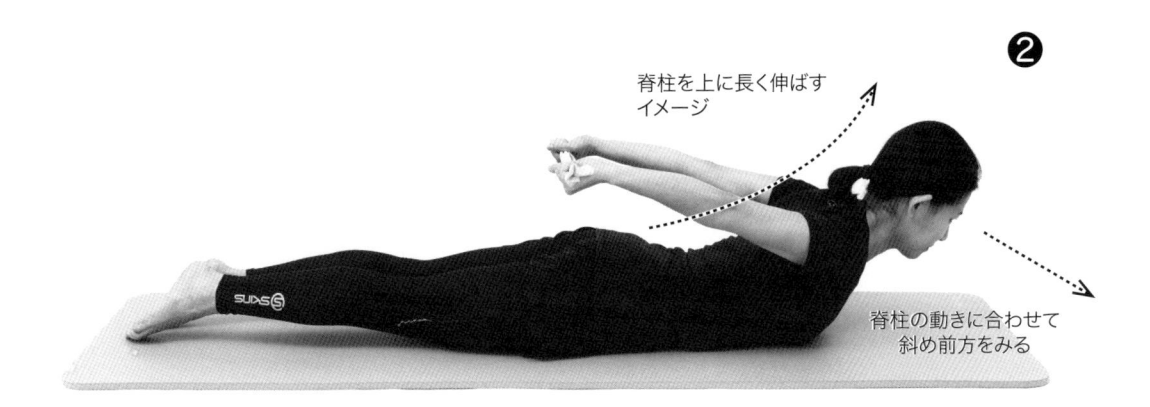

❷

脊柱を上に長く伸ばす
イメージ

脊柱の動きに合わせて
斜め前方をみる

足部のエクササイズ 1
足趾・足底を動かすエクササイズ

　足趾，足底の動きを促すことで，立位時，歩行時の足部の動きを促通する。アーチの機能を賦活する。

方　法

❶ 座位で，両脚を伸ばし，殿部の後ろに両手をついて体を支える。足関節を底屈する。
❷ 足関節を背屈する。

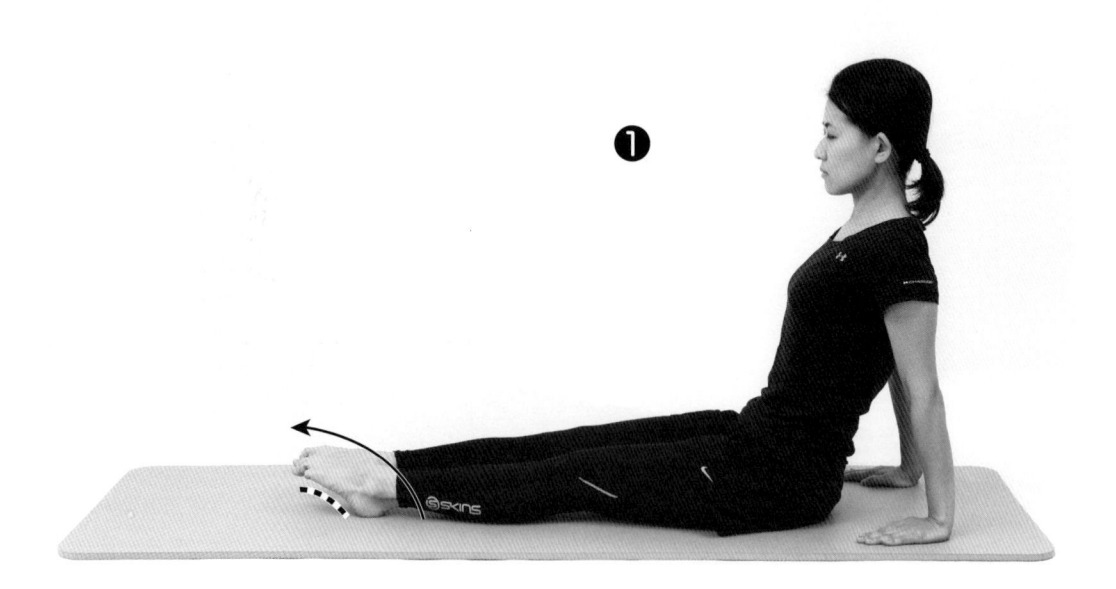

VIII. ウィメンズヘルスとピラティスアプローチ

> **ポイント**

- 足底の縦アーチ,横アーチを意識しながら行う。底屈時はアーチを引き上げるように,背屈時はリリースするように動かす。
- 足趾を長く遠くに伸ばすようにして,足底の動きを意識する。

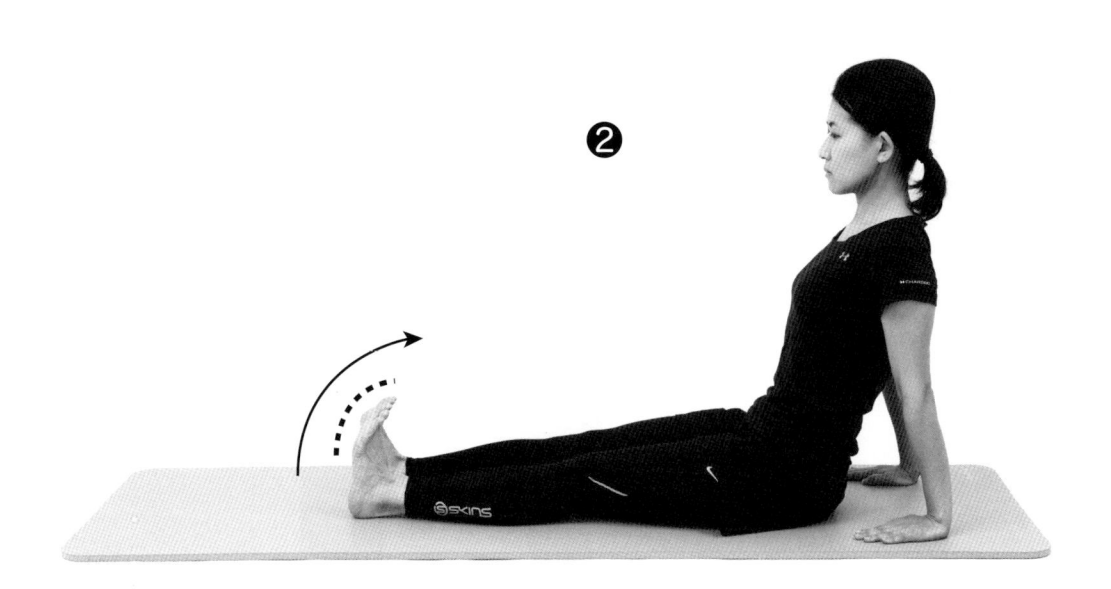

❷

足部のエクササイズ2

つま先立ち

自分の体重をコントロールしながら（抗重力位），足趾，足底の動きを使うことを学習する。

方 法

❶ 立位で，支えになるものにつかまる。
❷ 息を吸いながら，体を引き上げるようにして，つま先立ちになる。
❸ 息を吐きながら，❶のポジションに戻る。

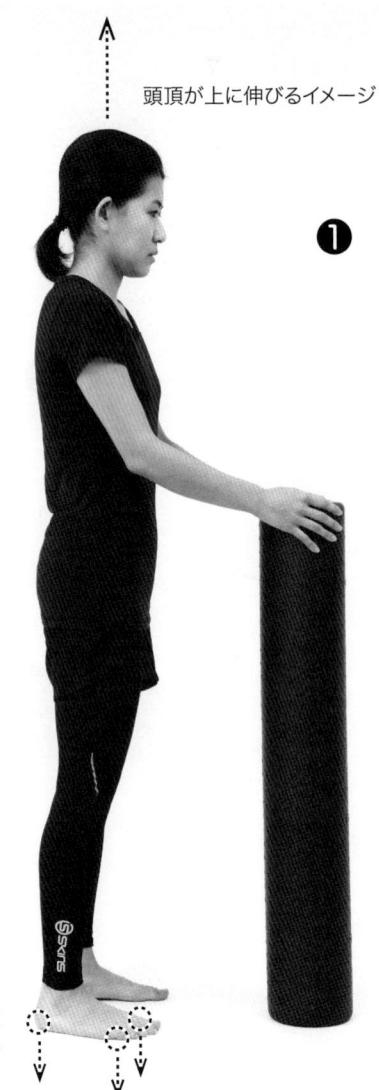

頭頂が上に伸びるイメージ

❶

踵, 母趾球, 小趾球の3点を結んだ
三角形を意識する

VIII．ウィメンズヘルスとピラティスアプローチ

> **ポイント**

・アーチを利用して，体を足底から真上に引き上げるように行う。
・足底のアーチを骨盤底，横隔膜まで引き上げるようにイメージする。
・体全体を引き上げる時は息を吸いながら，骨盤底筋群を体の中に引き込むように意識する時は吐きながら行う。

（笠原　可奈子）

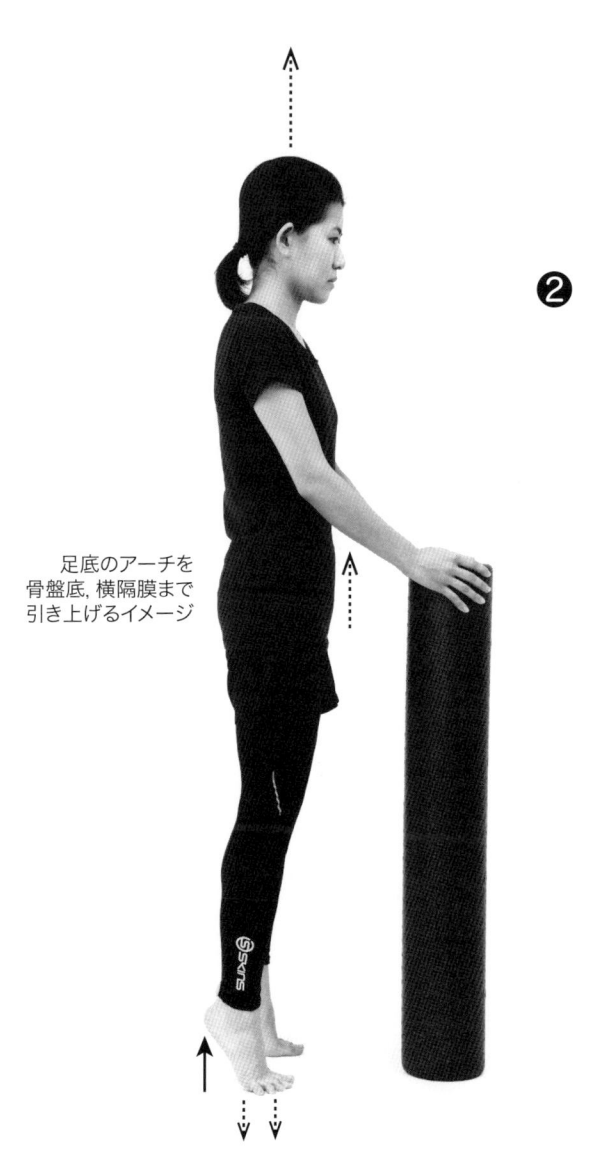

足底のアーチを
骨盤底，横隔膜まで
引き上げるイメージ

❷

203

IX
症 例

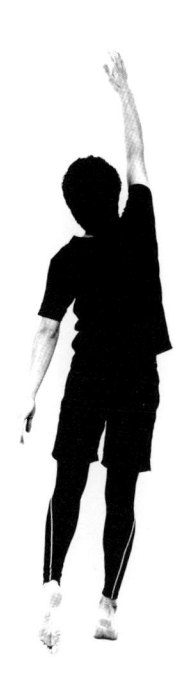

症例 1
胸椎からの重心偏位による足部痛

基本情報

男性，29歳，病院勤務専門職。

主訴：走行時の右足底部痛

機序：2ヵ月前にランニングを始めてから，週に1〜2回の頻度で症状が出現する。

既往歴：

左 L5/S1 椎間板ヘルニア（20歳）

右内転筋起始部痛（2ヵ月前から，ストレッチのしすぎのためと思われる）

スポーツ歴：

中学・高校：バレーボール（部活動，左サイド）

現在：ランニング，水泳

希望：痛みなく走りたい。

評 価

◇ **姿勢分析**（図9-1）

前額面：体幹左側屈位，頚部右側屈位，頭部左偏位，肩甲骨右挙上・左下制

矢状面：やや前方位だがおおむね垂直位

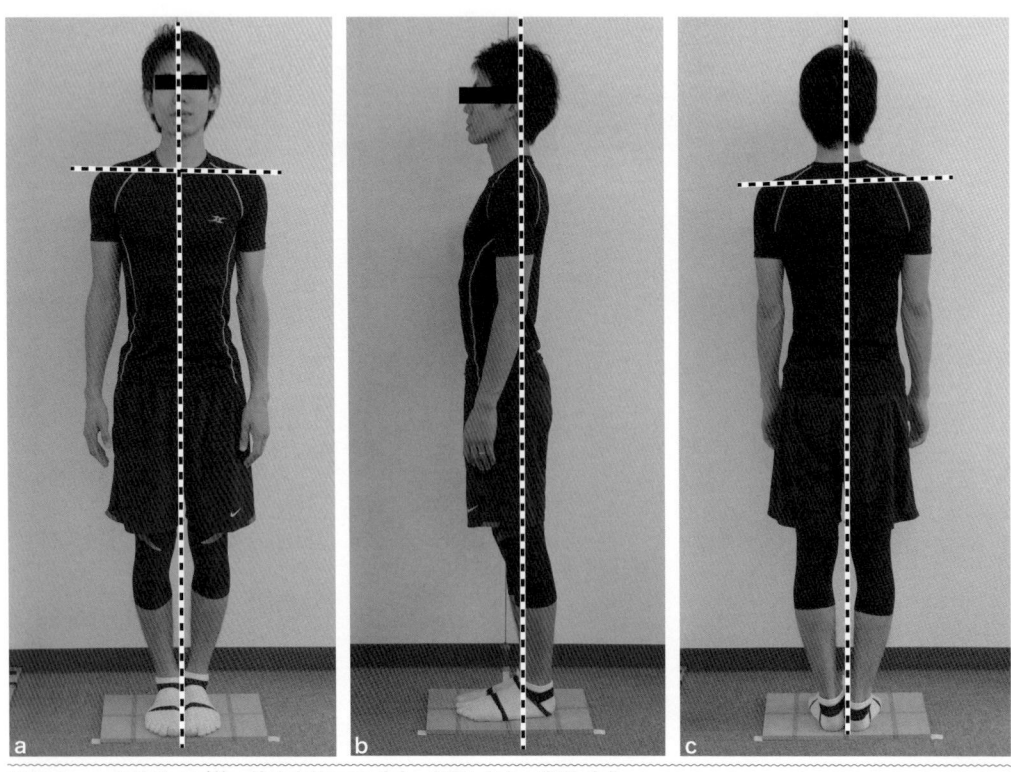

図9-1 エクササイズ前，静止立位正面（a），側面（b），背面（c）

◇ 片脚立位

左右ともに安定しているが，静止立位で左荷重のため，右支持の場合は左脚を挙げるまでに時間がかかる．右支持では肩甲骨は平行に，左支持では静止立位と同じく左下制位，右挙上位となる（図9-2，9-3）．

◇ 関節可動域制限

頚部左側屈，体幹右側屈

◇ 疼痛

右立方骨部に違和感がある．評価時に圧痛はないが，走った後に痛みが出現し，母趾の動きによっても痛む．評価時は種々のストレステストを行っても疼痛の誘発はできなかった．

◇ 歩行分析

左支持期に上半身が左へシフトする．腕の振りは，左がやや内側に，右がやや外側に偏位する．足位は，左がやや toe-in，右が toe-out を呈する．足の振り出しは，常に右からである．走行もほぼ同じ特徴を呈す．

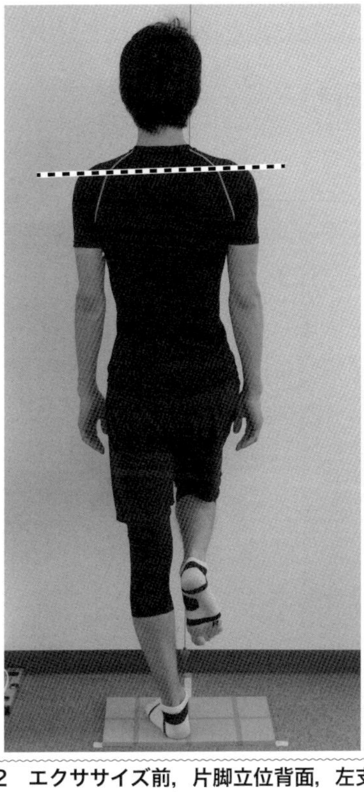

図9-2 エクササイズ前，片脚立位背面，左支持

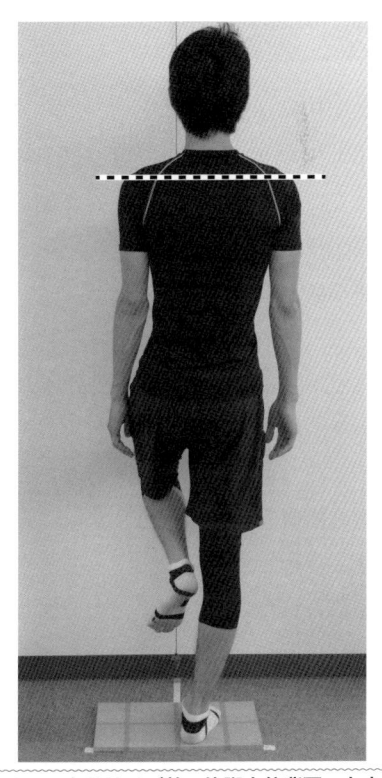

図9-3 エクササイズ前，片脚立位背面，右支持

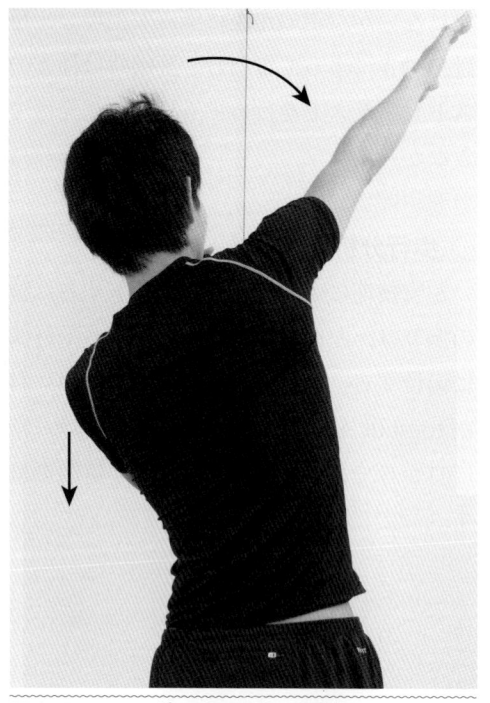

図9-4　バレーボールのアタック動作

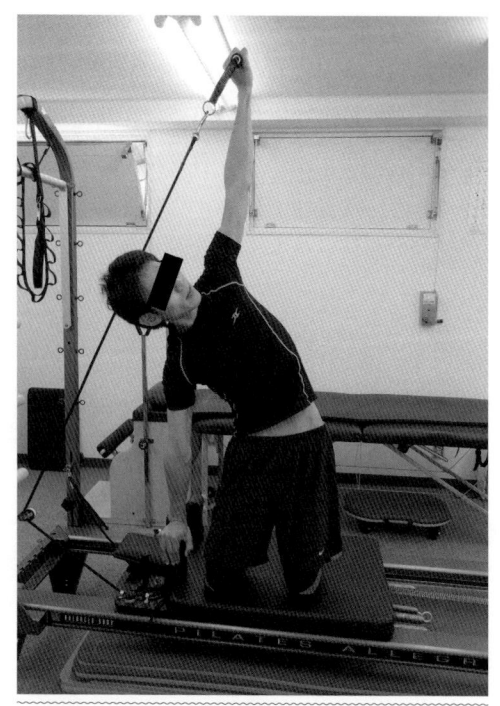

図9-5　リフォーマーを用いたエクササイズ1
体幹の側屈および頚部の立ち直りの促通を行う。

考 察

　成長期に部活動でバレーボール（特に，左サイドでのアタック動作）（図9-4）を行ったことによって，左肩甲骨下制，体幹の左側屈の偏位が固定化されたと考えられる。頭部は，立ち直り反応として右へ側屈している。

　主訴の足底部痛が生じている部位は立方骨であり，母趾の動きによっても痛みが生じることから，短母趾屈筋と母趾内転筋斜頭の起始部痛と考えられる。重心は左寄りであり，歩行と走行の分析でも重心の左偏位が認められた。そのため，右立脚期（左遊脚期）に，右足部の重心の落ちる位置がより内側（左）となり，母趾への外転ストレスが増強したのではないかと考えた。

エクササイズ

施行期間：2日

◇ リフォーマーを用いたエクササイズ

- 体幹の側屈および頚部の立ち直りの促通を行う（図9-5）。
- 正中化した状態での片足支持，および遊脚側に抵抗をかけた状態での股関節の分離運動を行う（図9-6）。

◇ タワーバーを用いたエクササイズ

- 屈伸，側屈，回旋の3次元的な複合運動を促す（図9-7）。

◇ チェアーを用いたエクササイズ

- 正中位で荷重し，本来のストラテジー下での下肢の様々な収縮様式を促通す

IX. 症 例

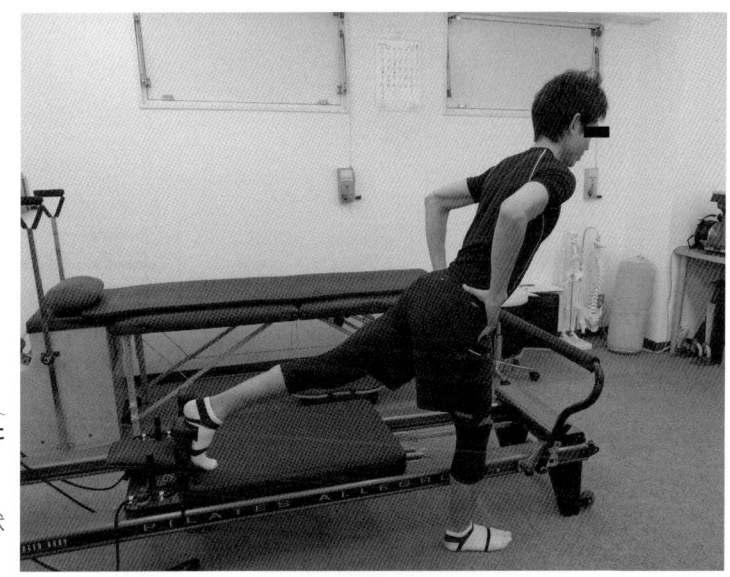

**図 9-6 リフォーマーを用いた
エクササイズ 2**
正中化した状態での片足支持，
および遊脚側に抵抗をかけた状
態での分離運動を行う。

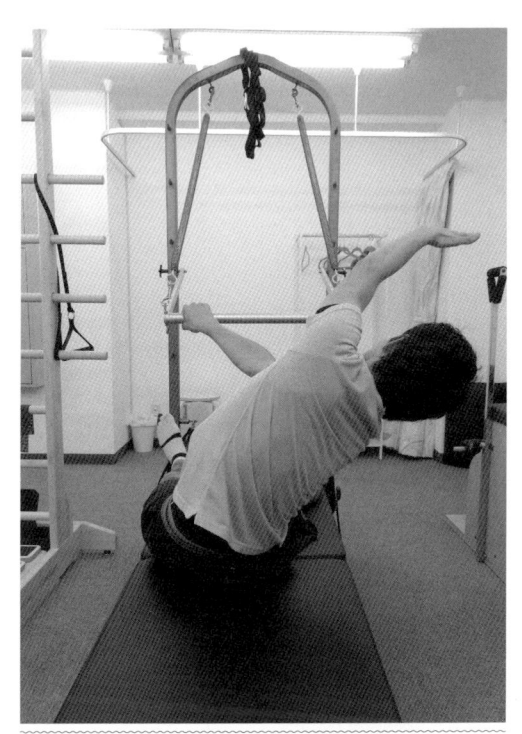

図 9-7 タワーバーを用いたエクササイズ
屈伸，側屈，回旋の 3 次元的な複合運動を促す。

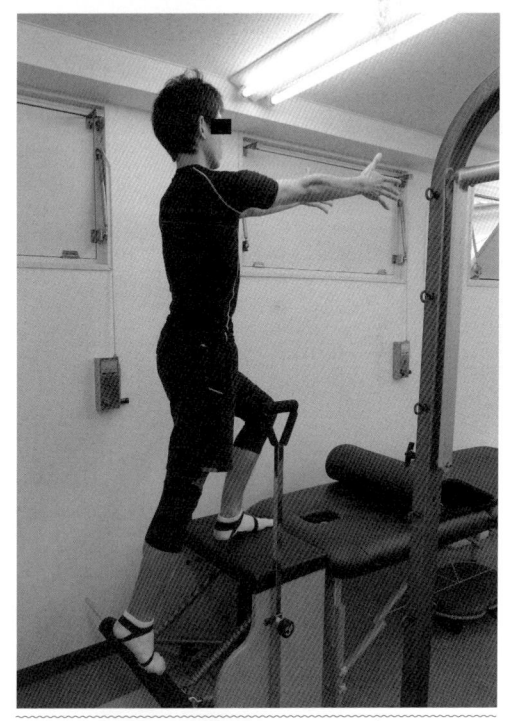

図 9-8 チェアーを用いたエクササイズ
正中位で荷重し，本来のストラテジー下での下肢の
様々な収縮様式を促通する。

る。スプリングの強度を変えることで，下肢への負荷を変えることができる。体幹を含めたアライメントへの意識を高めながら，下肢の屈伸運動での分離運動を促す（図 9-8）。

209

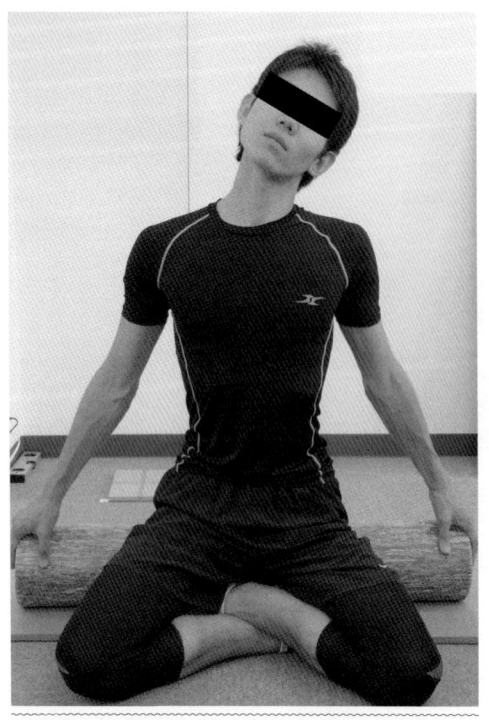

図9-9 マットエクササイズ
頚部のストレッチ

◇ **マットエクササイズ**

頚部のストレッチ。手部をローラーに固定することで，肩甲骨の下制を誘導し，純粋な頚部側屈を行う（図9-9）。

エクササイズ施行後

◇ **姿勢分析**

　左偏位していた上半身は正中化している。頚部の右側屈も軽減している（図9-10）。姿勢を修正した状態では，走行中の右へのストレスが軽減したという感想が聴取された。

　今後は，正中化した姿勢の感覚を維持しながら，歩行，走行へとつなげ，修正した運動パターンを自分のものとするように学習していくことが求められる。

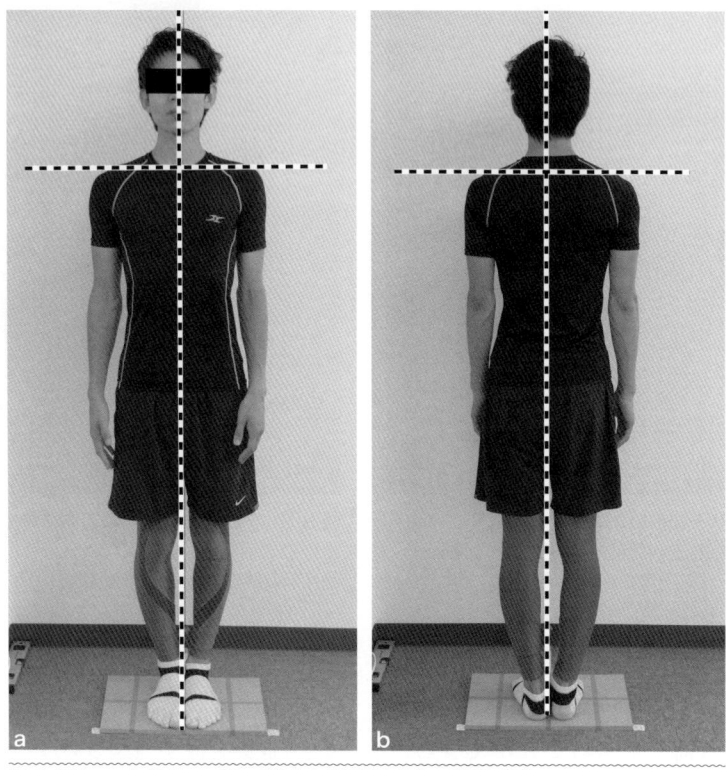

図9-10　エクササイズ後，静止立位正面（a），背面（b）

症例 2

長期にわたる腰痛

基本情報

女性，29歳，病院勤務専門職。

主訴：腰痛

機序：中学生の頃から続く症状であるため，機序については不明。

既往歴：

右ハムストリングの筋断裂

腰椎捻挫

スポーツ歴：

小学校：バスケットボール（部活動）

中学：バスケットボール（部活動）。コルセットを着用し，試合にも出場した。陸上競技（部活動，幅跳び）

高校：陸上競技（部活動，幅跳び，右踏切）

大学：バスケットボール（部活動）

現在：バスケットボール（月1回程度）

希望：腰の違和感をなくし，仕事中やバスケットボール中に痛みが出ないようにしたい。

評価

◇ **姿勢分析**（図9-11）

前額面：両肩甲骨に翼状肩甲を認める。肩甲骨右下制・左挙上，頚部右側屈，顔面

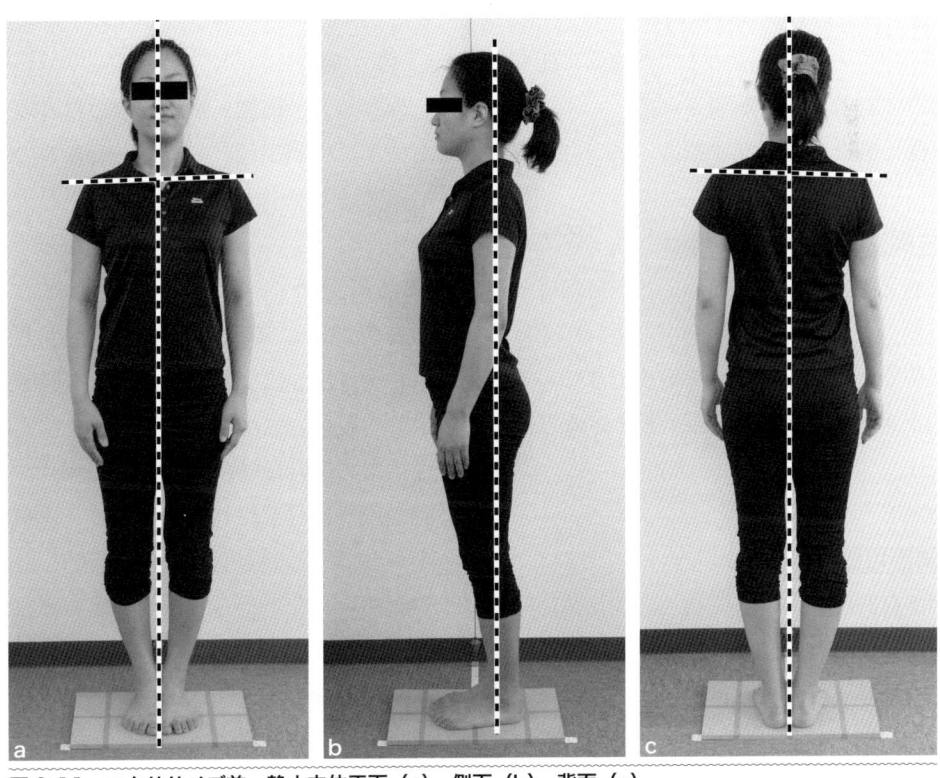

図9-11 エクササイズ前，静止立位正面（a），側面（b），背面（c）

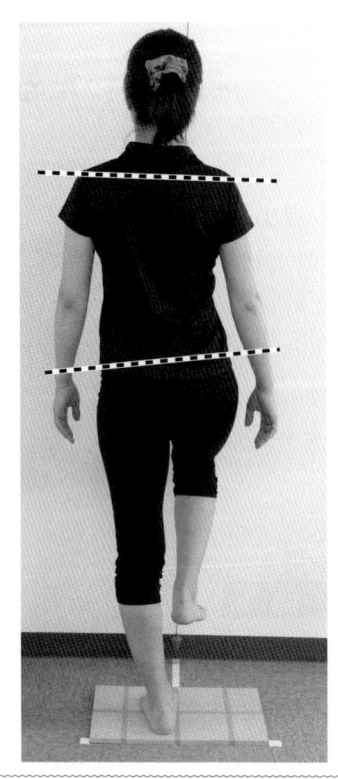

図9-12 エクササイズ前，片脚立位背面，左支持

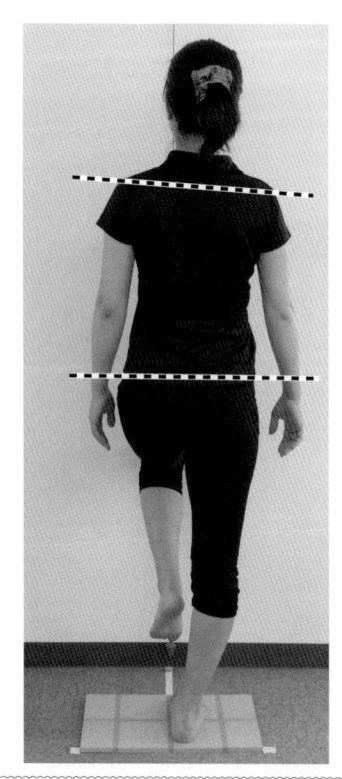

図9-13 エクササイズ前，片脚立位背面，右支持

右の口角の挙上を認める．右咬筋に圧痛あり．右咬み癖が示唆される．
矢状面：胸椎の後弯減少傾向

◇ 片脚立位

左右ともに安定しているが，左支持では右側の骨盤の挙上を認める（図9-12）。右支持では，骨盤は平行を維持できているが，上半身は右側屈したままである（図9-13）。

◇ 関節可動域制限

頸部右側屈，体幹右側屈，両側足関節底屈

◇ 疼 痛

痺れなし．前屈・後屈ともに自動運動で右腰部に疼痛出現．分離症を疑うも，X線，MRIなどの画像情報なし．

◇ 歩行分析

右立脚時に墜落性の体幹右側屈を認める。蹴り出しは少なく，両側とも股関節はやや内旋位。立脚後期のheel-offが明確でないため，膝は伸展位から突然遊脚に入る。腕の振りは右手が外転位である。やや反り腰傾向で，骨盤と肩甲帯との連動した回旋が認められない。右膝は墜落性の側屈によりやや内反を呈している。陸上の幅跳びの練習用の歩行でも同じ傾向を呈する。特に上半身の右傾斜は常に固定化されている。

考察

　成長期に部活動で幅跳びを行ったことによって，右肩甲骨下制，体幹の右側屈の偏位が固定化されたと考えられる。幅跳びの練習では，右へ頭部を倒し，右荷重の状態をつくって蹴り出すようにしていた。顔面の偏位もこの上半身重心の右偏位が影響している可能性がある。小学生時からのトレーニングと中学生時代の腰痛の出現，また屈伸どちらでも疼痛が出現していることから，分離症など何かしらの器質的な問題が疑われる。

　エクササイズの戦略としては，右側屈での右腰部への圧縮ストレスを除去し，正中化および抗重力活動を促すことで，腰痛の出現を抑えたいと考えた。

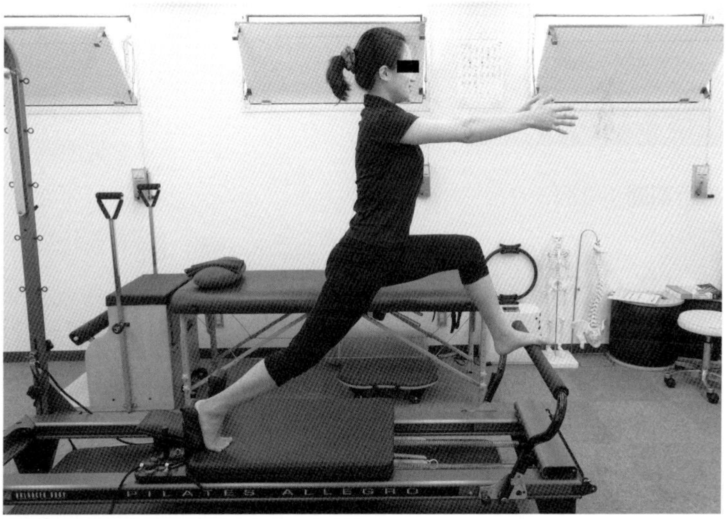

図9-14　リフォーマーを用いたエクササイズ1
正中位を保持するようにバランスをとることによる抗重力運動。空間で体幹を中心とした良好なアライメントを保持しながら，下肢の屈伸を行う。

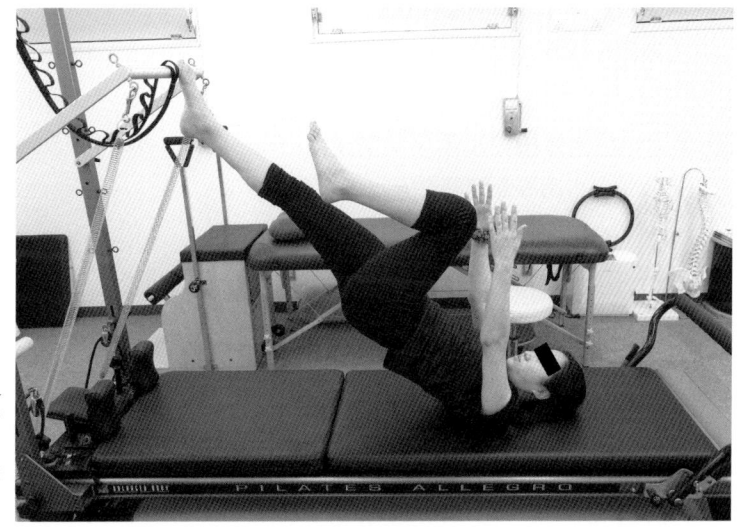

図9-15　リフォーマーを用いたエクササイズ2
胸椎の後弯位を強調した状態で抗重力運動を行う。

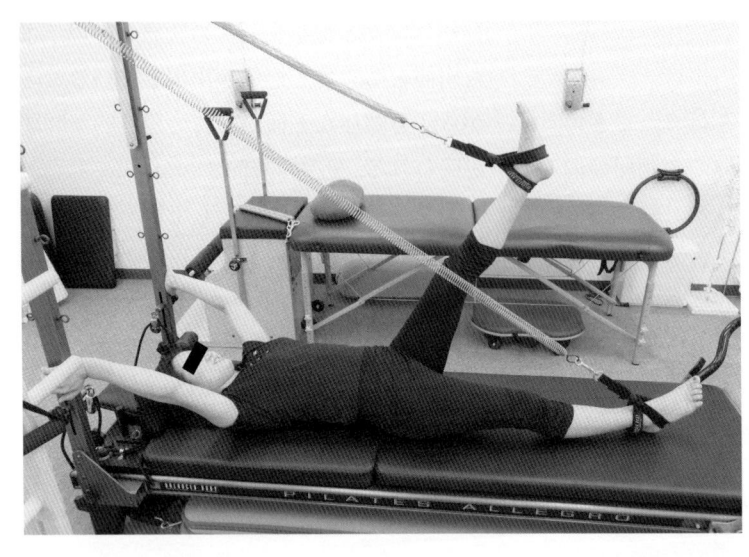

図9-16 タワーバーを用いたエクササイズ1
上肢帯から誘導し胸郭を安定させた状態で，股関節の伸展運動を行い正中化を促す。

エクササイズ

施行期間：2日

◇ リフォーマーを用いたエクササイズ

- 正中位を保持するようにバランスをとることによる，抗重力運動。不安定な状態で体幹を中心とした良好なアライメントを保持しながら，下肢の屈伸を行う（図9-14）。
- 胸椎の後弯位を強調した状態での抗重力運動を行う（図9-15）。

◇ タワーバーを用いたエクササイズ

- 上肢帯から誘導し胸郭を安定させた状態で，股関節の伸展運動を行い正中化を促す（図9-16）。
- 上肢帯を安定させた状態で，抗重力運動を行い正中化を促す（図9-17）。

◇ チェアーを用いたエクササイズ

- 前鋸筋の促通。肩甲骨を外転した状態を維持したまま，肘関節の屈伸を行う（図9-18）。
- 正中位を保持し，本来のストラテジー下での下肢の様々な収縮様式を促通する。特に，肩甲骨と骨盤の距離を縮めない（側屈しない）ように意識させる（図9-19）。

IX. 症例

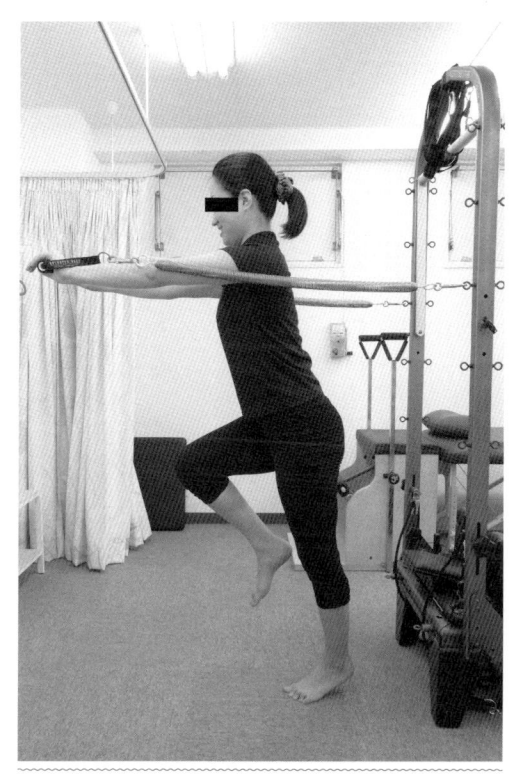

図9-17　タワーバーを用いたエクササイズ2
上肢帯を安定させた状態で，抗重力運動を行い正中化を促す。

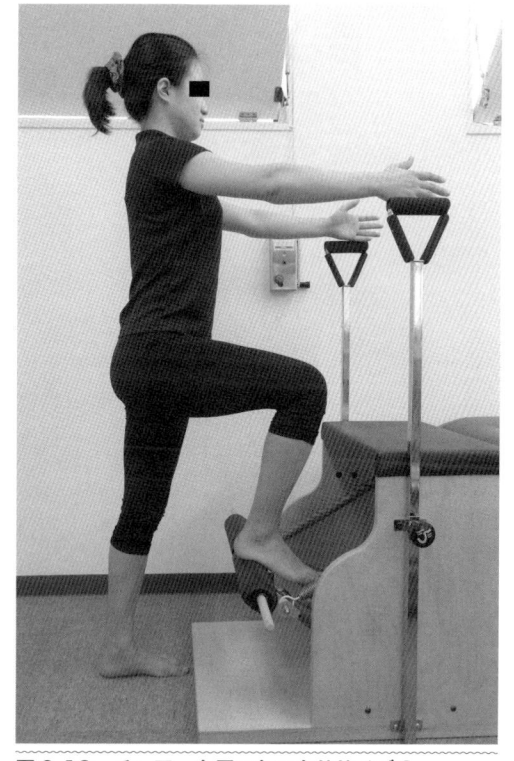

図9-19　チェアーを用いたエクササイズ2
正中位を保持し，本来のストラテジー下での下肢の様々な収縮様式を促通する。特に，肩甲骨と骨盤の距離を縮めないように意識させる。

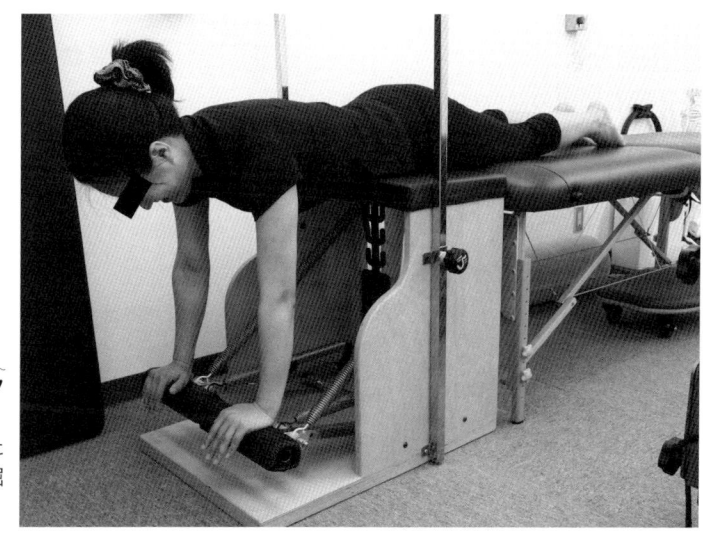

図9-18　チェアーを用いたエクササイズ1
前鋸筋の促通。肩甲骨を外転した状態を維持したまま，肘関節の屈伸を行う。

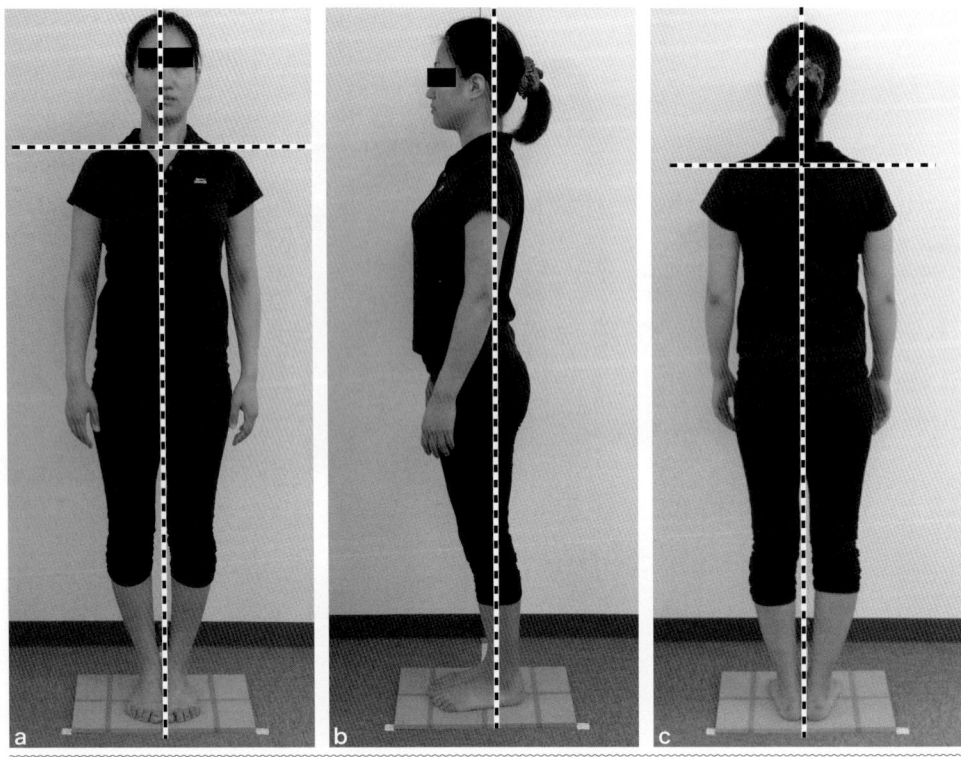

図9-20 エクササイズ後，静止立位正面（a），側面（b），背面（c）

エクササイズ施行後

◇ **姿勢分析**

体幹右側屈の偏位はやや改善傾向を示している（図9-20）。右側屈の固定化はかなり強いため，継続的なアプローチが必要と思われる。また，部活動でのトレーニングの影響が強く，正常歩行・走行が阻害されている。最終的には，姿勢の修正とともに歩行訓練が必須である。

症例3
生理的弯曲保持困難による腰痛

基本情報

女性，29歳，病院勤務専門職。
主訴：腰痛，左膝関節前内側部痛
機序：4年前に転職を機に出現。仕事でやや前屈みになることが多いためではないかと考えている。
既往歴：特になし
スポーツ歴：
　中学：剣道（部活動）
　高校：剣道（部活動）
　現在：ヨガ
希望：腰痛のない楽な姿勢になりたい。

評価

◇ **姿勢分析**（図9-21）
前額面：上半身の右偏位を認める（腰椎レベルで右側屈，胸椎レベルで左側屈），肩甲骨右下制，左挙上，右膝がやや内反している。
矢状面：胸郭（肋骨）の扁平化を認める。
水平面：両股関節内旋位，右足部回内位

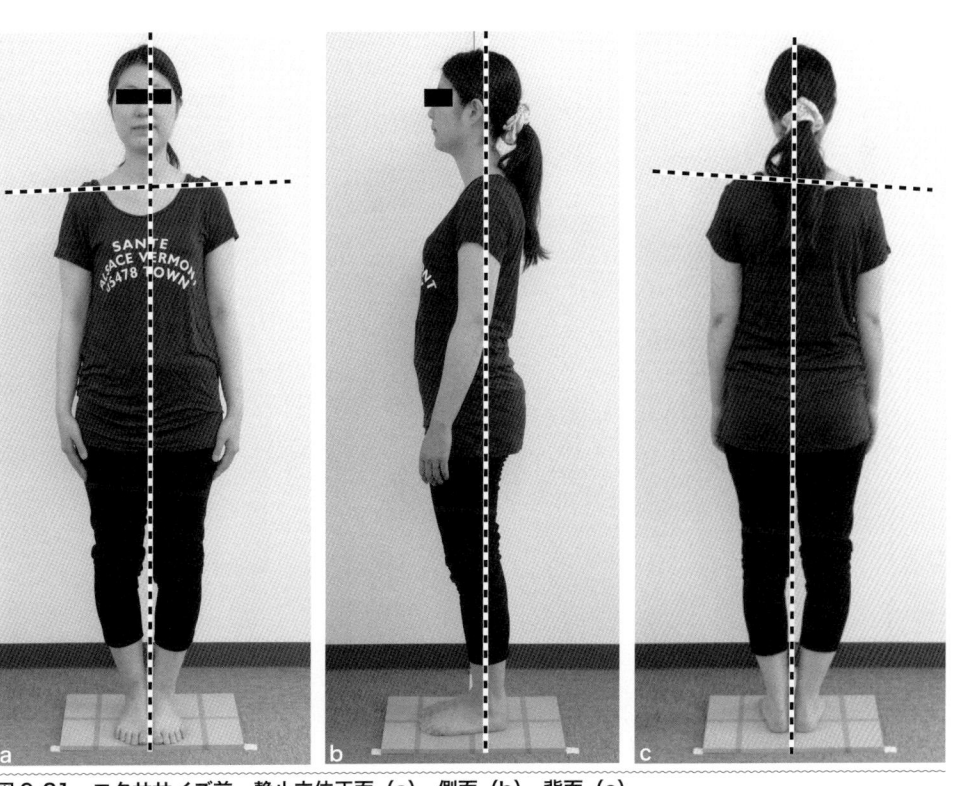

図9-21　エクササイズ前，静止立位正面（a），側面（b），背面（c）

◇ 片脚立位

　左右ともに安定しているが，右支持では上半身がそのまま右へ傾き，デュシェンヌ様*の対応を呈する（図9-22）。左支持では修正される（図9-23）。

◇ 疼　痛

　前傾姿勢をとると右優位に出現する。4年前は左だったが，最近は右に出現しているとのこと。

---

* デュシェンヌ様（徴候）：片脚立位において，骨盤を床と平行な位置に保持できず，支持側に体が傾き，反対側の骨盤が挙上する状態。

◇ 歩行分析

　歩幅が狭く，摺り足傾向。左膝関節は伸展傾向，右膝関節は逆に屈曲傾向を呈する。右立脚期にデュシェンヌ様の身体のブレを呈する。左の支持時間が少なく，逆に右の支持時間が延長している。上半身は常に右に傾斜している。

◇ スクワット

　腰椎の前弯を保持できずに後弯してしまう。これは自覚がなく，意識しても困難である。

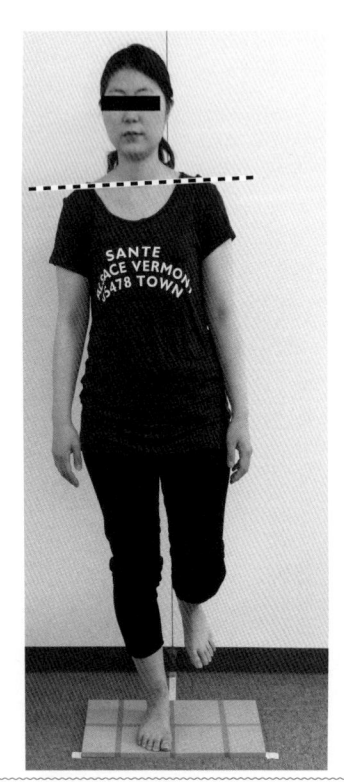

図9-22　エクササイズ前，片脚立位正面，右支持

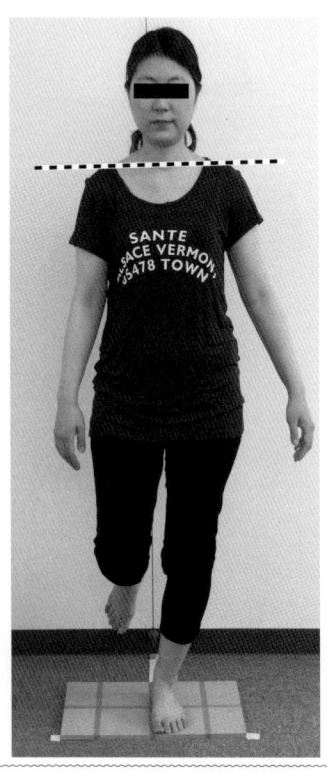

図9-23　エクササイズ前，片脚立位正面，左支持

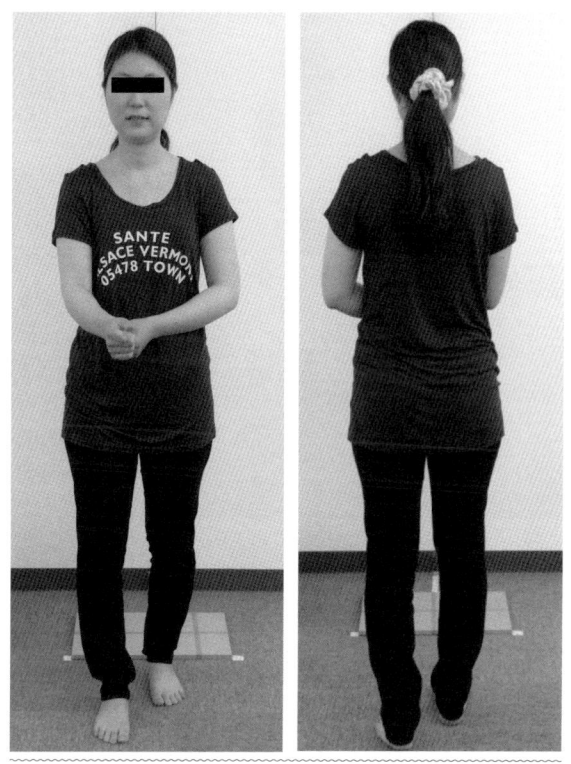

図9-24 剣道の構え
右足を前方，左足を後方に位置させる。

考察

成長期に部活動で剣道を行ったことによって，右への体重移動が固定化されたと考えられる。剣道では，常に右足を前方，左足を後方に位置させる構えをとり，摺り足を行っていた（図9-24）。歩行分析でも摺り足や膝関節の使い方の左右差が著明であり，右へのデュシェンヌ様歩容はそのためと考えられる。膝関節の対応の左右差から脚長差も疑ったが，アリスサインは陰性であり，やはり剣道の姿勢の影響が強いと考えた。

スクワットでは腰椎の前弯保持が困難であり，疼痛の誘発は前傾姿勢ということより，腰椎後弯姿勢での前傾によって腰部筋群と関節に負担がかかっていると推測される。

エクササイズとしては，脊柱のニュートラルポジションを保持する深層筋の促通と，抗重力運動の意識化が必要であると考えた。

コメディカルのためのピラティスアプローチ

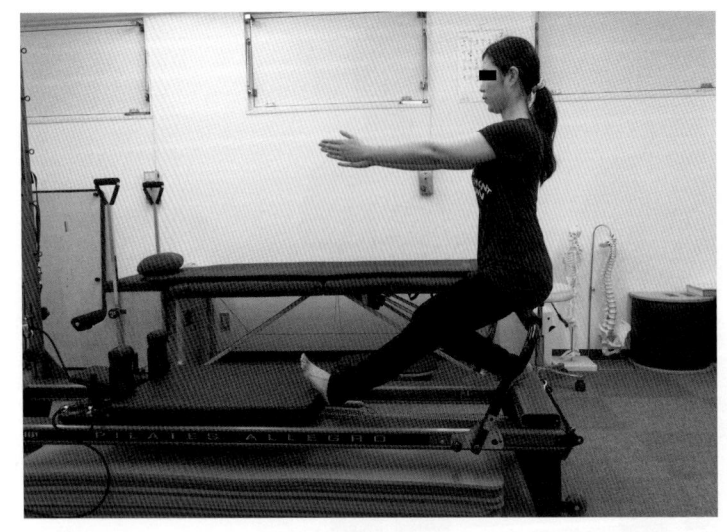

**図 9-25 リフォーマーを用いた
エクササイズ 1**
坐骨支持にて脊椎の生理的弯曲を保持し，下肢の分離運動を行う。

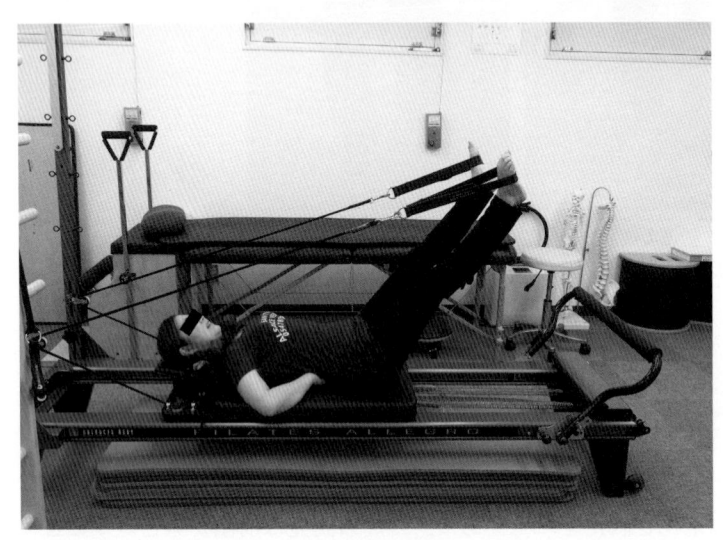

**図 9-26 リフォーマーを用いた
エクササイズ 2**
生理的弯曲を保持しながら大腿骨頭を求心位に導く運動と，抗重力運動の意識化を行う。ストラップによる抵抗力が，臼蓋に大腿骨頭を引き込む力としてはたらく。特に，腰椎の前弯保持を意識することで，腸腰筋のはたらきを促す。

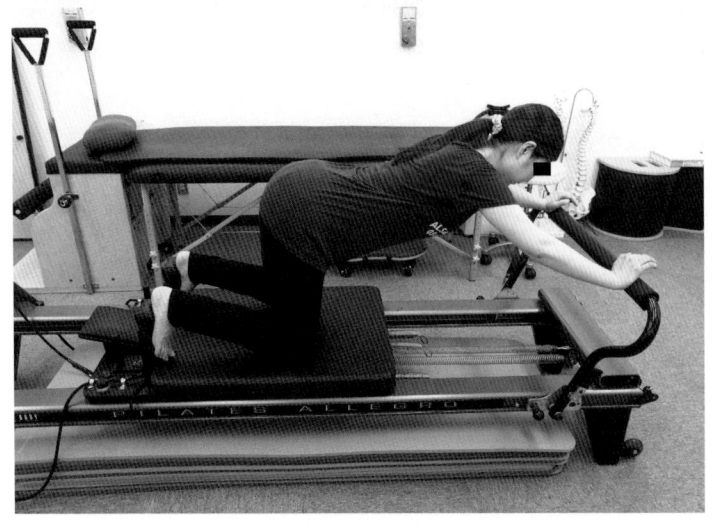

**図 9-27 リフォーマーを用いた
エクササイズ 3**
上肢帯から誘導した抗重力運動の促通と，股関節の分離運動。腕でフットバーを押し出すことで，前鋸筋のはたらきを促すことができる。物を持ち上げる時と同じように，腕から体幹の伸長を促通する。また，体が下に落ちないようにするために，体幹前面も使われるため，体幹全体の安定性が得られる。

IX. 症例

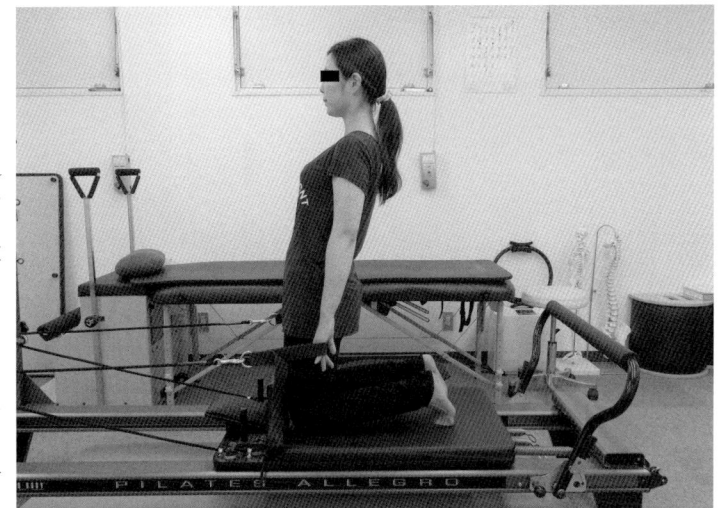

図9-28　リフォーマーを用いたエクササイズ4
膝立ち位にて上肢帯からの抗重力運動の促通と体幹筋の強化を行う。肩甲骨を内転，下制することで，体幹への圧迫力を強め，反対に軸の伸長を促す。また，膝という狭い部位で支持するため，高いバランスが必要となり，安定化にはたらく腹筋群を動員することができる。

エクササイズ

施行期間：2日

◇ リフォーマーを用いたエクササイズ

- 坐骨支持にて脊椎の生理的弯曲を保持し，下肢の分離運動を行う（図9-25）。
- 脊椎の生理的弯曲を保持しながら，大腿骨頭を求心位に導く運動と，抗重力運動の意識化を行う。ストラップによる抵抗力が，臼蓋に大腿骨頭を引き込む力としてはたらく。特に，腰椎の前弯保持を意識することで，腸腰筋のはたらきを促す（図9-26）。
- 上肢帯から誘導した抗重力運動の促通と，股関節の分離運動。腕でフットバーを押し出すことで，前鋸筋のはたらきを促すことができる。物を持ち上げる時と同じように，腕から体幹の伸長を促通する。また，体が下に落ちないようにするために，体幹前面も使われるため，体幹全体の安定性が得られる（図9-27）。
- 膝立ち位にて上肢帯からの抗重力運動の促通と体幹筋の強化を行う。肩甲骨を内転，下制することで，体幹への圧迫力を強め，反対に軸の伸長を促す。また，膝という狭い部位で支持するため，高いバランス能力が必要となり，安定化にはたらく腹筋群を動員することができる（図9-28）。

◇ チェアーを用いたエクササイズ

- 左腹斜筋群の促通。右足支持により，左腹斜筋群に弱化がみられたため，体幹の左回旋と左側屈によってターゲットの筋群を促通する。このエクササイズでは，スプリングは補助として用いている（図9-29）。

◇ タワーバーを用いたエクササイズ

- 立位で片脚スクワットを行う。片脚支持により体幹の傾きが生じているため，正中位を保持した状態でスクワット動作を行い，下肢のバランス機

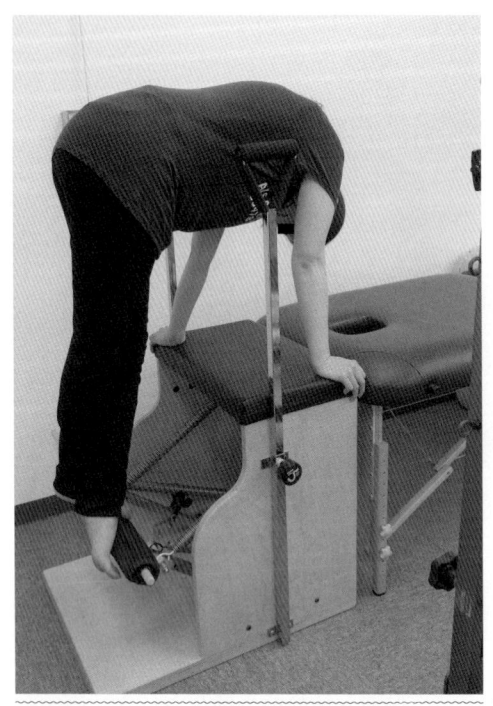

図9-29 チェアーを用いたエクササイズ
左腹斜筋群の促通。右足支持により，左腹斜筋群に弱化がみられたため，体幹の左回旋と左側屈によってターゲットの筋群を促通する。このエクササイズでは，スプリングは補助として用いている。

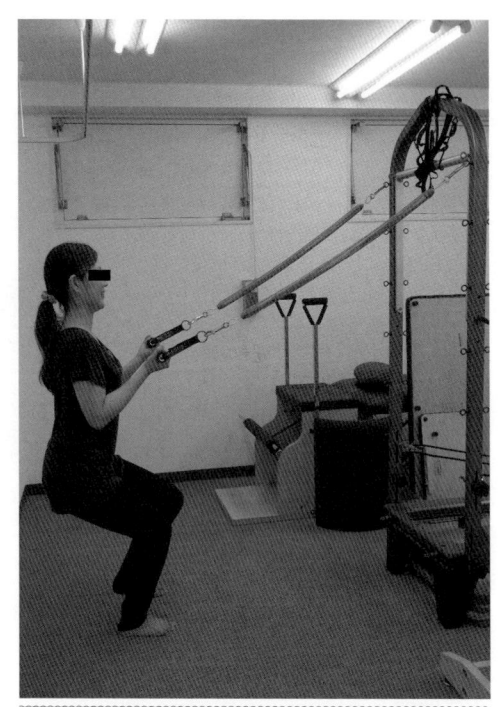

図9-30 タワーバーを用いたエクササイズ
立位で片脚スクワットを行う。片脚支持により体幹の傾きが生じているため，正中位を保持した状態でスクワット動作を行い，下肢のバランス機能の改善と体幹の安定化を促す。

能の改善と体幹の安定化を促す（図9-30）。

◇ フォームローラーを用いたエクササイズ

- 脊椎の生理的弯曲を保持しながらスクワットを行う。フォームローラーのフィードバック刺激により，ニュートラルな状態を認識させ，股関節の分離運動を促す。股関節屈曲と腰椎後弯の固定化された動きを崩す目的で行う（図9-31）。

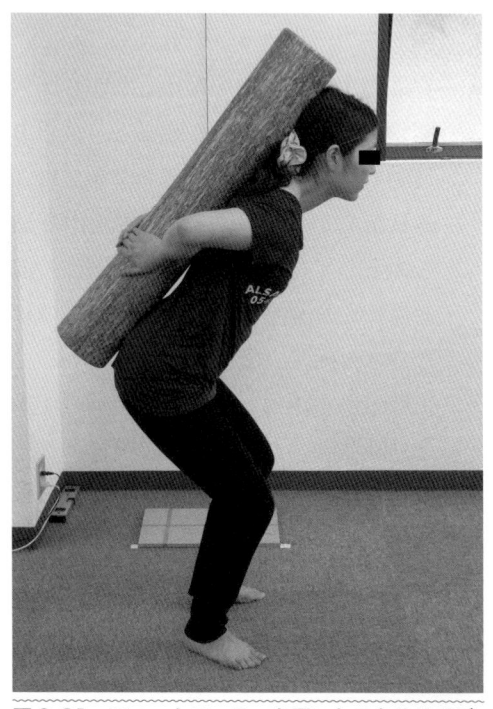

図9-31 フォームローラーを用いたエクササイズ

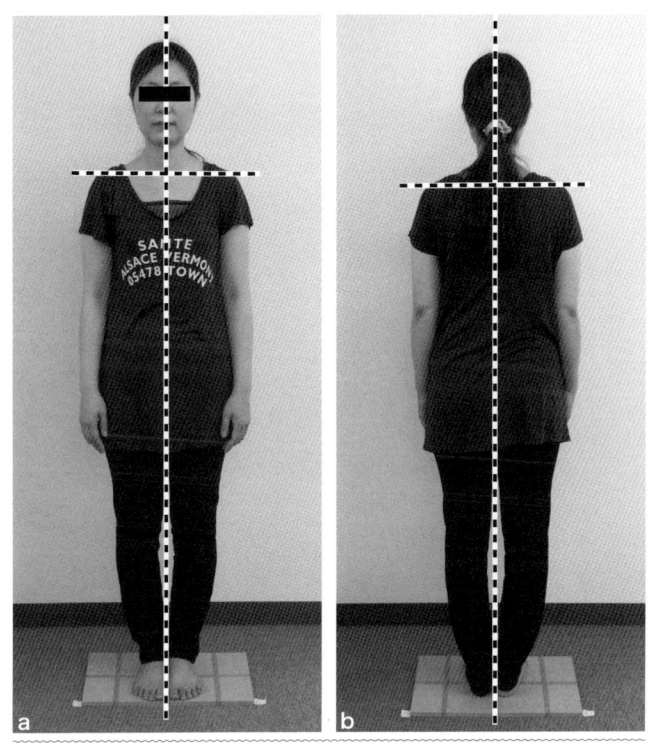

図 9-32　エクササイズ後，静止立位正面 (a)，背面 (b)

エクササイズ施行後

◇ **姿勢分析**（図 9-32）

　アライメントは正中化し，左右のバランスがとれてきている。ただし，歩行では，依然癖が出てしまうため，動的な場面で正中化するエクササイズが必要である。基本的には，正中化された正常歩行が目標となる。

（中村　尚人）

参考文献

Anderson BD: Randomized clinical trial comparing active versus passive approaches to the treatment of recurrent and chronic low back pain. Dissertation - University of Miami, 1-206, 2005.

Arsalonğlu E, Şenel Ö: Effects of Pilates training on some physiological parameters and cardiovascular risk factors of middle aged sedentary women. International Journal of Sport Studies, 3(2), 122-129, 2013.

Bogduk N（著），齋藤昭彦（監訳）：腰椎・骨盤領域の臨床解剖学−腰痛の評価・治療の科学的根拠−，エルゼビア・ジャパン，2008.

福井　勉：大腰筋機能の臨床的考察．バイオメカニズム学会誌，24(3): 153-158, 2000.

Gladwell V, et al: Does a program of Pilates improve chronic non-specific low back pain?. Sport Rehabil, 15: 338-350, 2006.

権田絵里：ヒトは立って歩いて進化した．理学療法学，33(4), 202-206, 2006.

後藤博史，稗田　寛 他：体幹屈筋，背筋力の測定．整形外科と災害外科，41: 147-151, 1992.

葉山杉夫：二足性獲得過程における猿回しサルの脊柱代償性彎曲．成長，25: 161-178, 1986.

Isacowitz R, Clippinger K（著），中村尚人（監訳）：ピラーティスアナトミィ−コアの安定とバランスのための本質と実践−，ガイアブックス，2013.

Keays KS, Harris SR, Lucyshyn JM, et al: Effects of Pilates exercises on shoulder range of motion, pain, mood, and upper-extremity function in women living with breast cancer: a pilot study. Phys Ther, 88(4), 494-510, 2008.

菊地臣一：腰椎背筋群におけるコンパートメント症候群の病態と治療．リハビリテーション医学，32(8): 1995.

Lee D, Lee LJ（著），石井美和子（監訳）：骨盤帯−臨床の専門的技能とリサーチの統合−，医歯薬出版，2013.

Lim EC, Poh RL, Low AY, et al: Effects of Pilates-based exercises on pain and disability in individuals with persistent nonspecific low back pain: a systematic review with meta-analysis. J Orthop Sports Phys Ther, 41(2), 70-80, 2011.

Lovejoy CO: The natural history of human gait and posture. part 1. spine and pelvis. Gait and Posture, 21, 95-112, 2005.

松丸隆文，福山　聡 他：重量物挙上動作におけるValsalva効果による腹圧増加分を考慮した解析モデルの提案．日本機会学会論文集(C編), 71(724): 2006.

McGill S（著），吉澤英造 他（訳）：腰痛−最新のエビデンスに基づく予防とリハビリテーション−，ナップ，2005.

Mętel S, et al: Joseph Pilates' method and possibilities of its application in physiotherapy. Medical Rehabilitation, 11(2): 19-28, 2007.

名倉武雄：生体力学モデルによる大腰筋の機能解析．バイオメカニズム学会誌，24(3): 2000.

Nakatsukasa M, Hirasaki E, Ogihara N: Energy expenditure of bipedal walking is higher than that of quadrupedal walking in Japanese macaques. American Journal of Physical

Anthropology, 131: 33-37, 2006.

Nakatsukasa M: Acquisition of bipedalism: the Miocene hominoid record and modern analogues for bipedal protohominids. J Anat, 204: 385-402, 2004.

Owsley A: An introduction to clinical pilates. Athletic Therapy Today, July: 19-25, 2005.

Panafieu J (著), 小畠郁雄 (監訳): 骨からみる生物の進化, 河出書房新社, 2008.

Pilates JH (著), 武田淳也 (監): リターン・トゥー・ライフ・スルー・コントロロジー, 現代書林, 2010.

Roberts AM (編著), 馬場悠男 (監): 人類の進化 大図鑑, 河出書房新社, 2012.

Stringer C, Andrews P (著), 馬場悠男 他 (訳): 人類進化大全, 悠書館, 2012.

Stanford C (著), 長野 敬 他 (訳): 直立歩行−進化への鍵−, 青土社, 2004.

高橋利幸: 筋骨格系と姿勢. 理学療法科学, 10(3): 149-160, 1995.

竹光義治: 人類の進化における直立二足歩行の光と影. 旭川医科大学研究フォーラム, 12: 23-26, 2011.

丹後亮子 他: ピラティスの初級者用エクササイズプログラムの運動強度と運動中および運動後の心血管系応答. 日本体育大学スポーツ科学研究, 1: 13-21, 2012.

内野欽司 他: 運動時の胃内圧. 体力科学, 27: 91-99, 1978.

van der Kolk BA: Clinical implications of neuroscience research in PTSD. Ann NY Acad Sci, 1071: 277-293, 2006.

Walter C (著), 梶山あゆみ (訳): この6つのおかげでヒトは進化した−つま先, 親指, のど, 笑い, 涙, キス−, 早川書房, 2007.

索　引

■あ行
アーチ　31
アート　14
アップ＆オーバー　34
アライメント　26
安定性　158

イクイップメント　7, 77
イクイップメントエクササイズ　6
意識化　85, 155
イメージキュー　86
インナーマッスル　156
インナーユニット　28, 146, 156, 169
陰部神経　168
インプリント　27, 149

ウィメンズヘルス　164
ウィンドラスメカニズム　31
動きの質　155
動きの統合　37
運動学習　155

遠心性収縮　52

横隔膜　93, 168
オープンレッグロッカー　116

■か行
回旋筋腱板　91
外反母趾　135
学習　25
下肢伸展運動　77〜85
下腿三頭筋　100, 172
肩関節屈曲　66
肩関節伸展　64
カップリングモーション　115
環境　77

関節の分離した動き　34

気づき　25, 155
機能的エクササイズ　74
逆流性食道炎　41
キャット＆カウ　181
キューイング　86
求心性収縮　52
胸郭　126
胸郭 - 骨盤の安定性のためのエクササイズ
　　173, 190
胸郭の拡張　54
胸式呼吸　35
胸椎屈曲　62
胸椎伸展　64, 66
禁忌　40

クラム　176
クリスクロス　191

頚体角　140
肩甲骨　30
肩甲骨外転　62, 66, 68, 72
肩甲骨と胸郭の連動　58
肩甲骨内転　64, 70, 72
肩甲骨の下制　50
肩甲骨の可動性を促すエクササイズ
　　173, 184
肩甲骨の突き出しと引き込み　188
健康増進　16
肩甲帯の安定化　29
剣道　219

コア　27, 48
コアの制御　27
交感神経　35
後脛骨筋　101

高血圧　40
抗重力運動　27, 29
抗重力筋　28, 157
抗重力伸展活動　26
更年期　164
肛門挙筋　166
効率的な運動　38
股関節伸展　105
呼吸　35, 54, 169
骨粗鬆症　41
骨盤　146
骨盤隔膜　166
骨盤 - 股関節の動きのためのエクササイズ
　　173, 174
骨盤臓器脱　165
骨盤底筋群　93, 165, 166
骨盤底筋群のエクササイズ　173, 180
骨盤輪不安定症　172
コントロロジー　2, 22, 36

■さ行
サイドトゥサイド　190
サイドリフト　150
産後　171
産後の姿勢改善のためのエクササイズ
　　173

肢位　77, 81
子宮　171
軸の伸長　26, 50, 157, 170
自主トレーニング　161
思春期　164
姿勢　22, 171
集中　25, 155
出産　165, 167
上虚下実　121
症例　206
女性　164
シングルストレッチ　148
人工関節　40
深層外旋六筋　99
身体重心　135

スクーター　144
スクワット　108, 112, 182
スパインコレクター　9
スポーツ　15
スワン　196

成熟期　164
正中化　26, 158
脊柱管狭窄症　40
脊柱起立筋　95
脊柱の伸展を促すエクササイズ　173, 196
脊椎の分節的運動　32, 44
前鋸筋　90
前脛骨筋　101
選択的呼吸　35

ソウ　132, 194
足圧中心　135
足趾・足底を動かすエクササイズ　202
足部　137
足部アーチ　31, 109, 135, 172
足部痛　206
足部のエクササイズ　173, 200

■た行
ダート　130, 198
体幹の安定性　46
大腿四頭筋　97
大腿内転筋群　100
大殿筋　96
タクタイルキュー　86
多裂筋　94, 168
タワーバー　7, 78, 80, 208, 214, 221
短趾屈筋　102
ダンス　14
短腓骨筋　101

チェアー　8, 77, 208, 214, 221
チェストオープナー　184
チェストリフト　128
中殿筋　98
虫様筋　102

索　引

長腓骨筋　101
長母趾屈筋　101
腸腰筋　96
調和不全　18
直立姿勢　121

つま先立ち　112, 202

テーブルトップポジション　81
デッドバグス　118
デュシェンヌ跛行　159
デュシェンヌ様（徴候）　218

トラピズテーブル　7

■な行
内腹斜筋　92

二足歩行　104
日常動作　74
ニュートラルポジション　27, 169
尿失禁　165
尿生殖隔膜　166
妊娠　40, 165, 167, 171

ネックロール　122

■は行
発達　23
幅跳び　213
ハムストリング　97, 106
バランスディスク　11
バレーボール　208

ヒップエクステンション　107
ピラティスの基本原則　18, 20

ファジーズ　7
フィーマーアークス　35, 177
フォームローラー　9, 222
腹横筋　92, 168
腹直筋　92
腹直筋離開　172

不調　18
腹腔　168
ブックオープニングス　186
フットワーク　111
ブリッジング　180
フレックス　32
フロー　37
プローン　107
分娩　168
分離運動　34, 48

ヘルスプロモーション　16
ペルビッククロック　174
偏位　25, 206
ベントニーフォールアウト　178

ポイント　32, 137
ホームエクササイズ　161
ボール　11
歩行分析　159
母趾　134
母趾外転筋　102
母趾内転筋　102

■ま行
マーメイド　34, 124, 192
マジックサークル　11
マットエクササイズ　6, 210

■や行
腰椎前弯　114
腰痛　211, 217
予防　16

■ら行
ライフステージ　164
ラダーバレル　8
ランジ　108, 142

リズム　37
リフォーマー　7, 79, 208, 214, 221
菱形筋　90
緑内障　40

229

レッグサークル　138
連動性　85

老年期　164
ロコモティブシンドローム　16
ロッカーシステム　32
ローテーターディスク　11

■欧文索引
chair　8
COG：center of gravity　135
contrology　2
COP：center of pressure　135
Cカーブ　32

GRIPPONE　10

imprint　149

ladder barrel　8

PMA：Pilates Method Alliance　2, 4

reformer　7

spine corrector　9

trapeze table　7

Vポジション　81, 99, 111

■著者紹介
中村　尚人（なかむら　なおと）
株式会社 P3 代表取締役，一般社団法人日本ヘルスファウンデーション協会代表理事，理学療法士，温泉利用指導者，ピラティスインストラクター，ヨガインストラクター（E-RYT 500）（S-VYASA INTL YTIC）。ファンクショナルローラーピラティス®，側弯トレーニング®，アーサナ・アナトミカル・アプローチ®，エボリューションウォーキング®考案者。
1999 年　理学療法士免許取得。学校法人東京慈恵会医科大学附属第三病院，同柏病院，社団法人永生会永生クリニック，老人保健施設マイウェイ四谷勤務を経て，2011 年　東京都八王子市に studio「TAKT EIGHT」設立。ピラティス第 1 世代　ロリータ・サンミゲルワークショップへ参加。2012 年　株式会社 P3 設立。2014 年　一般社団法人日本ヘルスファウンデーション協会設立。2023 年　予防運動ジム「UPRIGHT」設立。
著書に『いちばんよくわかるピラティス・レッスン』（2019，学研プラス），『効かせるヨガの教科書』（2021，主婦の友社），DVD に『DVD ピラティスで最高の芯を作る』（2019，BAB）他多数。

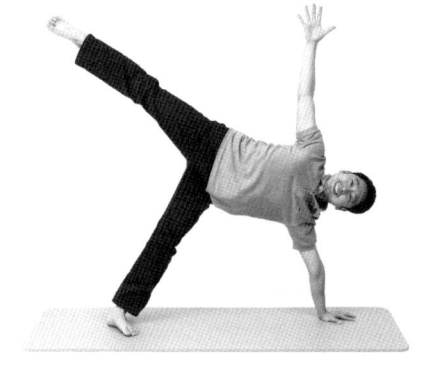

笠原可奈子（かさはら　かなこ）
理学療法士，ピラティスインストラクター（Polestar Pilates Rehabilitation Instructor）。
2006 年　理学療法士免許取得。総合病院，大学病院，外来主体のリハビリクリニックを経て，現在訪問看護ステーションに勤務。地域での療育，母子ケアを主体に勤務し，子どもの発達やウィメンズヘルス領域を担当している。株式会社 P3 にてマタニティ FRP 指導者養成コースの「運動生理学と妊娠中のコンディショニング」を担当。

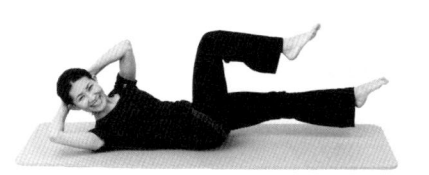

コメディカルのためのピラティスアプローチ

2014 年　8 月 28 日　第 1 版　第 1 刷
2016 年　5 月　3 日　　同　　第 2 刷
2018 年　9 月 13 日　　同　　第 3 刷
2020 年 11 月 16 日　　同　　第 4 刷
2023 年　9 月　7 日　　同　　第 5 刷
2025 年　2 月　8 日　　同　　第 6 刷

編著者　中村　尚人　Naoto Nakamura
発行者　腰塚　雄壽
発行所　有限会社ナップ
〒 111-0056　東京都台東区小島 1-7-13 NK ビル
TEL 03-5820-7522 ／ FAX 03-5820-7523
ホームページ　http://www.nap-ltd.co.jp/
印　刷　三報社印刷株式会社

Ⓒ 2014　Printed in Japan　　　　　　　　　　　　　　　　ISBN 978-4-905168-31-7

JCOPY 〈出版者著作権管理機構　委託出版物〉
本書の無断複写は著作権法上での例外を除き禁じられています。複写される場合は，そのつど事前に，出版者著作権管理機構（電話 03-5244-5088，FAX 03-5244-5089，e-mail: info@jcopy.or.jp）の許諾を得てください。